臨床薬学
テキストシリーズ

Clinical Pharmacy and Therapeutics

バイオ医薬品と再生医療

監　修　**乾　賢一**　京都薬科大学
担当編集　**赤池昭紀**　名古屋大学大学院創薬科学研究科
ゲスト編集　**長船健二**　京都大学iPS細胞研究所
　　　　　直江知樹　国立病院機構名古屋医療センター
　　　　　濱田哲暢　国立がん研究センター

中山書店

◉ 監修

乾　賢一　京都薬科大学

◉ 担当編集

赤池　昭紀　名古屋大学大学院創薬科学研究科

◉ ゲスト編集（50音順）

長船　健二　京都大学iPS細胞研究所
直江　知樹　国立病院機構名古屋医療センター
濱田　哲暢　国立がん研究センター

◉ 執筆者（執筆順）

石井　明子	国立医薬品食品衛生研究所生物薬品部	
橋井　則貴	国立医薬品食品衛生研究所生物薬品部	
日向　昌司	国立医薬品食品衛生研究所生物薬品部	
半田　誠	慶應義塾大学医学部	
木吉　真人	国立医薬品食品衛生研究所生物薬品部	
原園　景	国立医薬品食品衛生研究所生物薬品部	
直江　知樹	国立病院機構名古屋医療センター	
廣部　祥子	大阪大学大学院薬学研究科	
岡田　直貴	大阪大学大学院薬学研究科	
中川　晋作	大阪大学大学院薬学研究科	
中面　哲也	国立がん研究センター先端医療開発センター	
竹下　文隆	国立がん研究センター研究所	
落谷　孝広	国立がん研究センター研究所	
内田恵理子	国立医薬品食品衛生研究所遺伝子医薬部	
内藤　幹彦	国立医薬品食品衛生研究所遺伝子医薬部	
宮川　繁	大阪大学大学院医学系研究科	
澤　芳樹	大阪大学大学院医学系研究科	
八代　嘉美	京都大学iPS細胞研究所	
田埜　慶子	国立医薬品食品衛生研究所再生・細胞医療製品部	
佐藤　陽治	国立医薬品食品衛生研究所再生・細胞医療製品部	
松浦　桂司	山口大学大学院医学系研究科	
高見　太郎	山口大学大学院医学系研究科	
坂井田　功	山口大学大学院医学系研究科	
北野　滋久	国立がん研究センター中央病院	
長船　健二	京都大学iPS細胞研究所	
小坂田文隆	名古屋大学大学院創薬科学研究科	
髙橋　政代	理化学研究所多細胞システム形成研究センター	
菊地　哲広	京都大学iPS細胞研究所	
髙橋　淳	京都大学iPS細胞研究所	
名越　慈人	慶應義塾大学医学部	
中村　雅也	慶應義塾大学医学部	
福永　淳一	京都大学iPS細胞研究所	
江藤　浩之	京都大学iPS細胞研究所	
齋藤　潤	京都大学iPS細胞研究所	
中畑　龍俊	京都大学iPS細胞研究所	
水口　裕之	大阪大学大学院薬学研究科	
高山　和雄	大阪大学大学院薬学研究科	
梅澤　明弘	国立成育医療研究センター再生医療センター	
芳賀　純子	慶應義塾大学医学部	
小林　英司	慶應義塾大学医学部	
田畑　泰彦	京都大学ウイルス・再生医科学研究所	
山口　智之	東京大学医科学研究所幹細胞治療研究センター	

刊行にあたって

　2006年4月からスタートした6年制薬学教育では,「モノ」中心から「ヒト」指向へと大きく変革した．その後,文部科学省主導でモデル・コアカリキュラムの見直しに関する議論が重ねられ,2015年4月から改訂薬学教育モデル・コアカリキュラムに基づく教育が行われている．改訂版では,大学の教育と病院・薬局での実務実習とを体系的に関連づけ,基礎から臨床までの総合的な6年間の学習を求めている．そして,学習成果基盤型教育(outcome-based education)に力点を置き,「薬剤師として求められる基本的な資質」10項目が明示され,卒業時に必要とされる学習成果として位置づけられている．

　このような新しい薬学教育を推進するためには,優れた教科書が不可欠といえる．しかし臨床薬学の領域は,基礎薬学に比べてまだ歴史が浅く,実践的な臨床能力を有する薬剤師養成のためには,医師と薬剤師との連携による薬物治療の最前線を反映した,適切な教科書の刊行が望まれる．このような状況に鑑み,このたび臨床薬学のエキスパートを養成する全国薬系大学の教科書として,《臨床薬学テキストシリーズ》全10巻の刊行を企画した．

　本シリーズの編集方針は,以下の5点を主な特徴としている．
1) 薬学と医学のコラボレーションにより,構成内容を精選するとともに,従来の教科書にない医療・臨床的な視点,記述を充実させる．
2) 各巻の編集にあたっては,担当編集者(責任編集者)に加えて,薬学と医学からゲスト編集者を招き,内容の充実を図る．
3) 改訂薬学教育モデル・コアカリキュラムに準拠した内容とし,必要に応じて最新の知識を盛り込む．
4) 冒頭に項目ごとのSummary(ポイント)を明示し,また用語解説,コラム,トピックスなどを適宜組み入れ,理解の促進を図る．
5) 学習内容,理解度を知るために,国家試験問題の出題傾向をもとに作成した確認問題を掲載する．

　このような新しい編集方針のもとで刊行された本テキストシリーズが,臨床薬学を学ぶ薬学生の必携の書として,また医療現場で活躍する薬剤師の座右の書として,広く活用されることを願っている．

2016年11月

乾　賢一

序文

　新たな医薬品の開発を始めとするさまざまな検査・治療法の革新により，現代医療は大きく発展してきた．特に，20世紀は創薬の世紀と言ってもよく，画期的な医薬品が次々に創出された．それとともに，感染症を始めとする多くの疾患の治療が進み，わが国では男女ともに平均寿命が80歳を超えるようになった．さらに，20世紀後半にはゲノム科学が発展し，生命現象の分子レベルでの解明が大きく進んだ．その結果，疾患のメカニズムの解明が進むとともに，創薬の標的となる生体内分子，シグナル伝達系などの知識も飛躍的に増大した．その進歩に大きく貢献した科学技術は，何と言っても遺伝子組換え技術であろう．遺伝子組換え技術の発展は，生命現象，疾患の解明のみならず，バイオ医薬品や再生医療という新しい医療領域の発展をもたらした．それによりライフサイエンスや医療の分野に大きな変革がもたらされた．

　バイオ医薬品には，ホルモン，サイトカイン，酵素，抗体などの遺伝子組換えタンパク質，血漿分画製剤などの生体由来医薬品，ワクチン，核酸医薬品などが含まれ，さまざまな疾患に適用されている．一方，再生医療にかかわる細胞・組織などの製品は，平成26年より施行された改正薬事法（医薬品医療機器等法／薬機法）により，法律上，医薬品や医療機器から独立して再生医療等製品として取り扱われることになった．このような規制改革の背景の一つには，2012年に京都大学の山中伸弥教授が作製したiPS細胞の臓器再生や創薬応用などへの期待があると考えられる．

　本書は，バイオ医薬品と再生医療の二つの領域を対象としており，薬学教育モデル・コアカリキュラム（平成25年度改訂版）の「E2　薬理・病態・薬物治療」の中の「(8) バイオ・細胞医薬品とゲノム情報」を取り扱っている．この項目の一般目標は次の通りである．

　「医薬品としてのタンパク質，遺伝子，細胞を適正に利用するために，それらを用いる治療に関する基本的知識を修得し，倫理的態度を身につける．併せて，ゲノム情報の利用に関する基本的事項を修得する．」

　バイオ医薬品と再生医療は，薬学教育モデル・コアカリキュラムの中では決して大きな取り扱いとはなっていないが，今後の著しい発展が期待される領域であることから，本テキストシリーズでは，独立した1冊の本として取り扱うこととした．薬学教育モデル・コアカリキュラムに準拠しつつ，先進医療の代表例としてカッティング・エッジの内容も盛り込んでいる．そのために，執筆はバイオ医薬品と再生医療の領域で活躍する研究者の方々にお願いした．学生には難解と思われる箇所もあるかもしれないが，欄外に多くの語句や豆知識などの用語解説を記載するなどの工夫を行い，読み進めるうちに学習できるように努めた．

　本書を学ぶことにより，薬剤師，薬学者に求められる臨床薬学の基礎知識を修得するとともに，医療イノベーションの一角を担うバイオ医薬品，再生医療の研究現場の息吹に触れ，基礎および臨床薬学の進歩に参画するモチベーションにつながることを期待する．

2016年11月

赤池昭紀

CONTENTS

第1章 バイオ医薬品

① 総論 　　　　　　　　　　　　　　　　　石井明子　2

- **1** バイオ医薬品とは …………………………… 2
  - 1.1 バイオ医薬品の歴史─2
- **2** バイオ医薬品の一般的名称 ………………… 3
  - 2.1 国際一般名─3
  - 2.2 日本医薬品一般的名称─3
- **3** 代表的なバイオ医薬品 ……………………… 6
  - 3.1 ホルモン類─6
  - 3.2 サイトカイン・増殖因子類─7
  - 3.3 血液凝固線溶因子類など─7
  - 3.4 その他の酵素類─7
  - 3.5 抗体医薬品─8
  - 3.6 Fc融合タンパク質─9
  - 3.7 その他─9

② バイオ医薬品にかかわるレギュラトリーサイエンス 　　　　　石井明子　10

- **1** レギュラトリーサイエンスとは ………… 10
- **2** バイオ医薬品の品質 ……………………… 10
  - 2.1 バイオ医薬品の剤形─10
  - 2.2 バイオ医薬品の製造工程─11
  - 2.3 バイオ医薬品の品質に関する特徴─11
  - 2.4 バイオ医薬品の品質評価・管理─11
  - 2.5 バイオ医薬品の品質に関する国際調和ガイドライン（ICHガイドライン）─12
- **3** バイオ医薬品の非臨床評価 ……………… 12
  - 3.1 薬理作用評価─13
  - 3.2 薬物動態評価─13
  - 3.3 安全性評価─13
- **4** バイオ医薬品の臨床評価 ………………… 13
- **5** バイオ医薬品の安全性 …………………… 14
  - 5.1 バイオ医薬品の有害反応の特徴─14
  - 5.2 バイオ医薬品の有害事象の事例─14
- **6** リスクマネジメント ……………………… 15
  - 6.1 品質リスクマネジメント─15
  - 6.2 医薬品リスク管理計画：市販後安全性─16
- **7** バイオ後続品 ……………………………… 17
- **8** 薬剤師に期待される役割 ………………… 17

③ ホルモン 　　　　　　　　　　　橋井則貴, 石井明子　19

- **1** ホルモンとは ……………………………… 19
- **2** ホルモンの種類とその製剤 ……………… 20
  - 2.1 インスリン類─20
  - 2.2 成長ホルモン類─25
  - 2.3 ソマトメジンC（インスリン様成長因子I〈IGF-I〉）─27
  - 2.4 ナトリウム利尿ペプチド─27
  - 2.5 グルカゴン─29
  - 2.6 卵胞刺激ホルモン類─29
  - 2.7 グルカゴン様ペプチド-1（GLP-1）類─31
  - 2.8 副甲状腺ホルモン類─32
  - 2.9 レプチン類─34
- **3** 課題と展望 ………………………………… 34

④ サイトカイン・増殖因子　　　　日向昌司, 石井明子　36

1 サイトカイン・増殖因子の種類とその製剤 …36
- 1.1 インターフェロン類―36
- 1.2 インターロイキン類―43
- 1.3 エリスロポエチン類―44
- 1.4 コロニー刺激因子類―46
- 1.5 増殖因子類―47

2 課題と展望 ……48
- 2.1 増殖因子の医薬品化の鍵は―48
- 2.2 増殖因子に関連する医薬品―49

⑤ 血液製剤　　　　半田 誠　51

1 基礎 ……51
- 1.1 血液製剤の分類と遺伝子組換え製剤―51
- 1.2 血液製剤と規制・制度―53
- 1.3 血液製剤の管理体制―56

2 臨床 ……57
- 2.1 輸血の手順―57
- 2.2 輸血のリスクとそのレベル―57
- 2.3 血液製剤の適応―59

3 課題と展望 ……62
- 3.1 輸血用血液製剤―62
- 3.2 血漿分画製剤と薬剤師の役割―63

⑥ 酵素　　　　木吉真人, 原園 景, 石井明子　65

1 酵素の種類とその製剤 ……65
- 1.1 リソソーム酵素類―65
- 1.2 尿酸オキシダーゼ―73
- 1.3 DNA分解酵素(デオキシリボヌクレアーゼ)―74
- 1.4 アルカリホスファターゼ―75
- 1.5 コラゲナーゼ―75

2 課題と展望 ……76

⑦ モノクローナル抗体　　　　直江知樹　78

1 基礎 ……78
- 1.1 マウスモノクローナル抗体の誕生―78
- 1.2 キメラ型, ヒト化, さらにヒト型モノクローナル抗体へ―79
- 1.3 抗体の高機能化―80
- 1.4 抗体の作用機序―80

2 臨床 ……81
- 2.1 がんに対する抗体医薬品―81
- 2.2 自己免疫疾患に対する抗体医薬品―83
- 2.3 感染症に対する抗体医薬品―84

3 課題と展望 ……84

⑧ ワクチン　　　　廣部祥子, 岡田直貴, 中川晋作　86

1 基礎 ……86
- 1.1 現行のワクチン―86
- 1.2 次世代ワクチンの研究開発―87
- 1.3 新規剤形ワクチン―88

2 臨床 ……91
- 2.1 ワクチンギャップ：ワクチン後進国である日本―91
- 2.2 予防接種の制度―92
- 2.3 ワクチン接種スケジュール―93
- 2.4 ワクチンの副反応―93
- 2.5 薬剤師に期待される役割―93

3 課題と展望 ……94
- 3.1 課題―94
- 3.2 展望―94

⑨ がんワクチン　　　　　　　　　　　　　　中面哲也　96

1 基礎　96
- 1.1 従来のがん抗原の同定法─97
- 1.2 従来のがん抗原の分類およびその特性─98
- 1.3 がん免疫療法奏効におけるネオアンチゲンの関与─100
- 1.4 ペプチドワクチン療法の作用メカニズム─101

2 臨床　101
- 2.1 がんワクチン開発の経緯─101
- 2.2 共通自己抗原を標的としたがんワクチン療法の現状と課題：国立がん研究センターでの経験と研究結果から─102
- 2.3 抗原特異的免疫療法の免疫学的評価法─104
- 2.4 ネオアンチゲンを用いた個別化がんワクチン療法─106

3 課題と展望　106

⑩ 核酸医薬品　　　　　　　　　　　　　　竹下文隆，落谷孝広　108

1 基礎　108
- 1.1 核酸医薬品とは─108
- 1.2 核酸医薬品のドラッグデリバリーシステム（DDS）─114

2 臨床　114
- 2.1 アンチセンスオリゴヌクレオチド（ASO）─114
- 2.2 siRNA─115
- 2.3 miRNA─115
- 2.4 アプタマー─115
- 2.5 デコイオリゴヌクレオチド（デコイ）─118

3 薬剤師に期待される役割　118

4 課題と展望　118

⑪ 遺伝子治療　　　　　　　　　　　　　　内田恵理子，内藤幹彦　120

1 基礎　120
- 1.1 遺伝子治療の原理と方法─120
- 1.2 遺伝子治療の対象疾患と導入遺伝子─121
- 1.3 遺伝子治療に用いられるベクターの種類と特徴─122
- 1.4 倫理的問題点─125

2 臨床　125
- 2.1 遺伝子治療の臨床開発の歴史─125
- 2.2 欧米で承認された遺伝子治療用製品─126
- 2.3 臨床開発が進む主な遺伝子治療─128
- 2.4 薬剤師に期待される役割─131

3 課題と展望　131
- 3.1 課題─131
- 3.2 展望─132

第2章　再生医療等製品

① 再生医療総論　　　　　　　　　　　　　宮川　繁，澤　芳樹　136

1 はじめに：難治性疾患の克服に向けての再生医療への期待　136
2 組織工学から再生医療へ　136
3 組織工学　137
- 3.1 組織工学による功績と限界─137

4 遺伝子治療　138
5 創薬への応用　138
- 5.1 iPS細胞を用いた薬剤のスクリーニング─138
- 5.2 再生治療にヒントを得た新しい創薬概念の

提唱 —— 138
　6 循環器治療用細胞の発見と開発 —— 139
　　　6.1 細胞移植治療 —— 140
　7 おわりに —— 142

② 再生医療研究の倫理的・法的・社会的課題 (ELSI)　八代嘉美　144

1 はじめに —— 144
2 ELSI に関する重要な視点 —— 145
　2.1 ES 細胞の論点 —— 145
　2.2 患者保護の観点 —— 146
　2.3 生命のあり方をめぐる観点 —— 147
3 再生医療のルールをめぐる動き —— 148
　3.1 ヒト幹細胞を用いる臨床研究指針と市中における「再生医療」と称する行為 —— 148
　3.2 再生医療とセラピューティック・ミスコンセプション —— 149
　3.3 再生医療に関する法律の制定 —— 149
4 おわりに —— 150

③ 再生医療の実用化促進のための新たな法律とレギュラトリーサイエンス　田埜慶子, 佐藤陽治　152

1 日本における再生医療の実用化促進のための新たな規制 —— 152
　1.1 再生医療の実用化を促進するための規制の枠組みと関連法の成立 —— 152
　1.2 「医薬品医療機器等法」および「再生医療等安全性確保法」成立の背景 —— 153
　1.3 「医事トラック」から「薬事トラック」へ —— 158
2 再生医療等製品 (細胞加工物) の実用化のためのレギュラトリーサイエンス —— 159
　2.1 再生医療等製品 (細胞加工物) の実用化における科学的課題 —— 159
　2.2 再生医療等製品 (細胞加工製品) の特性をふまえたレギュラトリーサイエンス：造腫瘍性試験を例に —— 159
3 課題と展望 —— 161

④ 骨髄幹細胞を用いた再生療法の現状と展望　松浦桂司, 高見太郎, 坂井田功　162

1 はじめに —— 162
2 骨髄幹細胞を用いた再生療法への期待 —— 163
　2.1 多能性幹細胞と体性幹細胞 —— 163
　2.2 骨髄幹細胞の分化能 —— 163
3 骨髄幹細胞を用いた再生療法の現状 —— 164
　3.1 肝臓：著者らの経験と研究結果から —— 165
　3.2 神経系 —— 167
　3.3 心・血管系 —— 168
　3.4 骨・軟骨 —— 169
4 今後の課題 —— 169

⑤ がんに対する細胞免疫療法　北野滋久　171

1 はじめに —— 171
2 がんに対する細胞免疫療法とは —— 171
　2.1 非特異的エフェクター細胞療法 —— 172
　2.2 標的抗原特異的エフェクター T 細胞療法 —— 172
3 その他：非自己細胞を用いた細胞療法 —— 177
4 今後の展望 —— 178

⑥ iPS 細胞による再生医療：総論　長船健二　181

1 基礎 —— 181
　1.1 iPS 細胞とは —— 181
　1.2 iPS 細胞の誕生 —— 182
　1.3 iPS 細胞の利点 —— 183
　1.4 分化誘導研究の現状について —— 184
2 臨床 —— 184

- 2.1 iPS細胞を用いた臨床応用と実用化を目指した研究領域 ─ 184
- 2.2 再生医療 ─ 184
- **3** 課題と展望 ─ 186
- 3.1 課題 ─ 186
- 3.2 展望 ─ 186
- **4** iPS細胞を用いた再生医療において薬剤師に期待する役割 ─ 186

6-1 iPS細胞による再生医療：網膜
小坂田文隆, 髙橋政代　188

- **1** はじめに ─ 188
- **2** 基礎
  - 2.1 網膜の構造・機能と疾患 ─ 189
  - 2.2 医療応用に向けた展開 ─ 189
- **3** 臨床 ─ 192
  - 3.1 加齢黄斑変性の病態生理と疫学 ─ 192
  - 3.2 従来の治療 ─ 192
  - 3.3 iPS細胞による網膜再生医療 ─ 193
- **4** 課題と展望 ─ 194
  - 4.1 課題 ─ 194
  - 4.2 展望 ─ 195

6-2 iPS細胞による再生医療：神経（パーキンソン病）
菊地哲広, 髙橋 淳　196

- **1** はじめに：パーキンソン病の病態と治療 ─ 196
- **2** パーキンソン病に対する細胞移植治療 ─ 197
  - 2.1 ドパミン神経細胞移植 ─ 197
  - 2.2 幹細胞を用いた方法 ─ 197
  - 2.3 ダイレクトリプログラミングの開発 ─ 197
- **3** 細胞移植治療の細胞源 ─ 198
  - 3.1 ES細胞 ─ 198
  - 3.2 iPS細胞 ─ 198
  - 3.3 その他の細胞 ─ 198
- **4** 疾患動物モデルを用いた有効性および安全性の検証 ─ 198
- **5** 現在までの研究成果 ─ 199
- **6** 課題と展望 ─ 199
  - 6.1 治療適応の選択 ─ 199
  - 6.2 ドナー細胞の分化誘導，選別 ─ 199
  - 6.3 がん化の制御 ─ 200
  - 6.4 移植片-宿主間の免疫反応 ─ 201
  - 6.5 iPS細胞ストック ─ 201
- **7** おわりに ─ 201

6-3 iPS細胞による再生医療：神経（脊髄損傷）
名越慈人, 中村雅也　203

- **1** はじめに：脊髄損傷とその治療の現状 ─ 203
  - 1.1 脊髄損傷とは ─ 203
  - 1.2 治療の限界 ─ 203
  - 1.3 再生医療への期待 ─ 204
- **2** 脊髄損傷の病態 ─ 205
- **3** 脊髄損傷に対する神経幹細胞移植の歴史 ─ 206
  - 3.1 神経幹細胞の分化のメカニズム ─ 206
  - 3.2 ES細胞を利用した細胞移植 ─ 207
- **4** 胎児組織やES細胞を用いた研究に対する倫理的問題 ─ 207
- **5** iPS細胞を用いた細胞移植研究 ─ 208
  - 5.1 マウスiPS細胞の移植 ─ 208
  - 5.2 ヒトiPS細胞の移植 ─ 208
  - 5.3 特定の細胞に分化させ，移植 ─ 208
- **6** iPS細胞移植における安全性：移植後のがん化の問題 ─ 209
  - 6.1 がん化の機序 ─ 209
  - 6.2 免疫抑制薬使用との関連 ─ 209
- **7** iPS細胞の臨床応用へ向けた整備 ─ 210
- **8** おわりに ─ 210

6-4 iPS細胞による再生医療：心筋　　宮川　繁　212

- **1** はじめに：重症心不全治療の限界 ……… 212
- **2** iPS細胞由来心筋細胞シートの非臨床研究 … 213
  - 2.1 iPS細胞由来心筋細胞シートが示す多様な機能—213
  - 2.2 今後の検討課題—213
- **3** 臨床応用に向けた課題と展望 …………… 214
  - 3.1 課題—214
  - 3.2 展望—215

6-5 iPS細胞による再生医療：血小板　　福永淳一, 江藤浩之　218

- **1** 基礎 ……………………………………… 218
  - 1.1 生体における血小板造血・機能と疾患—218
- **2** 臨床 ……………………………………… 220
  - 2.1 血小板輸血の現状—220
  - 2.2 従来の治療—220
  - 2.3 再生医療が求められる背景—221
  - 2.4 iPS細胞由来血小板製剤の開発—221
- **3** 課題と展望 ……………………………… 223
  - 3.1 課題—223
  - 3.2 展望—223

6-6 iPS細胞による再生医療：疾患再現, 創薬スクリーニングへの応用　　齋藤　潤, 中畑龍俊　224

- **1** はじめに ………………………………… 224
- **2** ヒト疾患解析の手法 …………………… 225
  - 2.1 患者由来試料・細胞—225
  - 2.2 疾患モデル動物—225
  - 2.3 ヒト（不死化）細胞株—225
  - 2.4 ヒト化マウス—225
  - 2.5 疾患特異的iPS細胞—226
- **3** 疾患特異的iPS細胞を用いた研究 ……… 226
  - 3.1 研究の概略—226
  - 3.2 関連する指針とインフォームドコンセントの内容など—227
- **4** iPS細胞の樹立方法 …………………… 228
  - 4.1 ソースとなる細胞の種類—228
  - 4.2 遺伝子導入方法—228
  - 4.3 取得するクローン数とコントロール—228
- **5** ゲノム編集技術とiPS細胞技術の組み合わせ ………………………………………… 229
- **6** iPS細胞と分化系 ……………………… 229
- **7** 疾患特異的iPS細胞を用いた創薬スクリーニング ………………………………… 230
- **8** 課題と展望 ……………………………… 230
  - 8.1 疾患特異的iPS細胞研究の課題—230
  - 8.2 展望—231

6-7 iPS細胞による再生医療：薬物毒性評価　　水口裕之, 髙山和雄　233

- **1** 薬物誘発性肝障害の評価 ……………… 233
  - 1.1 疾患モデル動物やヒト初代培養（凍結）肝細胞を用いた評価—233
  - 1.2 iPS細胞から肝細胞を大量供給して行う毒性評価—234
- **2** ヒトiPS細胞由来肝細胞の作製法 ……… 234
  - 2.1 ヒトiPS細胞から肝細胞への分化誘導—234
  - 2.2 さらに高機能なヒトiPS細胞由来肝細胞の作製を目指した試み—235
- **3** ヒトiPS細胞由来肝細胞の毒性評価系への応用 ………………………………… 237
  - 3.1 反応性代謝物による毒性の検出—237
  - 3.2 個人差を反映した毒性評価—237
- **4** 課題と展望 ……………………………… 238
  - 4.1 課題—238
  - 4.2 展望—238

⑦ ES細胞による再生医療
梅澤明弘 240

- **1** ES細胞とは 240
- **2** ES細胞の特徴 241
  - 2.1 多分化能（多能性）と増殖性―241
  - 2.2 ES細胞を原料とした製剤開発―242
- **3** 国内で樹立されたヒトES細胞株 242
- **4** 主要先進国の取り組み 242
- **5** ヒトES細胞にかかる規制 243
  - 5.1 倫理的な規制―243
  - 5.2 再生医療等安全性確保法における規制―244
  - 5.3 医薬品医療機器等法における規制―245
- **6** 薬剤師に期待される役割 245
- **7** 課題と展望 245

⑧ 臓器移植
芳賀純子, 小林英司 247

- **1** 基礎 247
  - 1.1 免疫反応の基本的事項―247
  - 1.2 免疫抑制薬の分子機構―248
- **2** 臨床 250
  - 2.1 移植医療の歴史と現状―250
  - 2.2 免疫反応の調節―251
  - 2.3 感染症―252
  - 2.4 薬剤師に期待される役割―254
- **3** 課題と展望 254
  - 3.1 課題―254
  - 3.2 展望―254

⑨ バイオマテリアル技術を用いた再生医療
田畑泰彦 256

- **1** 再生医療におけるバイオマテリアル技術の重要性 256
  - 1.1 再生医療の発展とその背景―256
  - 1.2 バイオマテリアルの再生医療への応用―257
- **2** バイオマテリアル技術を活用した再生医療アプローチ 257
  - 2.1 細胞の局所周辺環境の整備―257
  - 2.2 ドラッグデリバリーシステム（DDS）の再生医療への応用―258
  - 2.3 外科的再生治療と内科的再生治療―259
  - 2.4 バイオ人工臓器の体内機能の向上―259
  - 2.5 体内幹細胞の動員・機能の増強―260
  - 2.6 今後の課題―261
- **3** 薬剤師に期待される役割 261
- **4** バイオマテリアル技術を活用した再生医療の未来に向けて 261

⑩ 将来展望
山口智之 263

- **1** はじめに 263
- **2** 体性幹細胞を用いた再生医療 263
  - 2.1 造血幹細胞―264
  - 2.2 間葉系幹細胞―264
- **3** 多能性幹細胞を用いた再生医療 ... 265
  - 3.1 ES細胞―265
  - 3.2 iPS細胞―266
- **4** 三次元組織の構築と次世代の再生医療 ... 266
- **5** 薬剤師に期待される役割 267

確認問題
赤池昭紀 270

付録｜日本の定期／任意予防接種スケジュール
廣部祥子, 岡田直貴, 中川晋作 276

索引 278

第1章

バイオ医薬品

1 総論

Summary
- バイオ医薬品とは，一般に，遺伝子組換え技術や細胞培養技術を用いて製造されるタンパク質医薬品をさす．
- 代表的なバイオ医薬品には，ホルモン，サイトカイン，酵素，モノクローナル抗体，Fc融合タンパク質がある．
- ヒト血液から精製される血漿分画製剤のような生体成分に由来する医薬品や，ワクチン，ペプチド，核酸医薬品などの生体成分に類似した特性をもつ医薬品も，バイオ医薬品とよばれることがある．
- 医薬品の有効成分には国際一般名（*INN*）が付けられており，日本で承認される医薬品の有効成分には，*INN*との整合性を考慮して決められた日本医薬品一般的名称（JAN）が付けられている．
- 遺伝子組換え技術を用いて製造される医薬品のJANには，（遺伝子組換え）が付される．

Keywords ▶ 遺伝子組換え，細胞培養，遺伝子組換えタンパク質，国際一般名（*INN*），日本医薬品一般的名称（JAN）

1 バイオ医薬品とは

　バイオテクノロジー応用医薬品（以下，バイオ医薬品）とは，遺伝子組換え（genetical recombination）技術や細胞培養（cell culture）技術などのバイオテクノロジーを応用して製造される医薬品であり，組換えタンパク質（recombinant protein）医薬品および細胞培養医薬品をさす．バイオテクノロジーの応用により，生理活性タンパク質を人工的に製造することが可能となり，今日では，糖尿病，がん，自己免疫疾患などのさまざまな疾病治療に，バイオ医薬品が不可欠な存在となっている．生体由来分子に関連の深い医薬品であるワクチンや核酸医薬品についても，バイオ医薬品と共通する特徴があることから，本章で取り扱う．

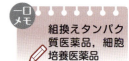

一口メモ　組換えタンパク質医薬品，細胞培養医薬品

バイオ医薬品の多くは，遺伝子組換えにより製造される組換えタンパク質医薬品である．品目は多くないが，インターフェロン類などには，遺伝子組換えによらず，細胞が生産するタンパク質を医薬品にしたものがあり，これらは細胞培養医薬品とよばれる．

1.1 バイオ医薬品の歴史

　生体内に存在する生理活性物質を疾病治療に用いる試みは古くからなされ，遺伝子組換え技術や細胞培養技術が実用化される前は，ヒトや動物の組織あるいは体液から精製されたタンパク質が医薬品として用いられていた．ウシやブタの膵臓由来インスリン，ヒト脳下垂体由来成長ホルモンなどがその例である．これらは，それまで治療が困難であった糖尿病や小人症に有用である一方で，残存する不純物や感染性物質混入に起因する有害反応が問題となる場合もあった．また，

生体内に微量しか存在しない生理活性タンパク質を精製して医薬品とすることは困難であり，タンパク質を医薬品として利用するための技術革新が待たれていた．タンパク質の構造解析技術，遺伝子組換え技術，細胞培養による組換えタンパク質発現技術，タンパク質精製技術などの開発が進み，1980年代以降，さまざまなバイオ医薬品が上市された．今日では，表1に示すようなバイオ医薬品が臨床応用されている．

　現在，用いられているバイオ医薬品は，その構造や機能に基づいて，ホルモン類，サイトカイン・増殖因子類，酵素類，抗体医薬品などに分類することができる．バイオテクノロジーが創薬に応用され始めた初期に開発されたホルモン類，サイトカイン類，酵素類の多くは，遺伝子組換え技術を用いてヒト生体内タンパク質と同じアミノ酸配列をもつ組換えタンパク質を製造し，医薬品としたものであり，第一世代のバイオ医薬品とよばれる．その後，アミノ酸配列の改変や化学修飾などを施し，有効性・安全性，利便性の向上を図った第二世代のバイオ医薬品の開発が進んだ．2000年以降は，抗体医薬品や融合タンパク質などの承認品目が増加しており，近年のバイオ医薬品開発の中心的存在となっている．

2 バイオ医薬品の一般的名称

2.1 国際一般名

　医薬品の国際一般名（international nonproprietary name：*INN*）は，構造や薬理作用に基づくステムを用いて定められている．バイオ医薬品のステムには，構造，由来，薬理作用や効能・効果，標的とする生体分子に関する情報などが含まれている．たとえば，*-poetin* というステムからは，エリスロポエチンに類似したアミノ酸配列と赤血球分化増殖作用をもつ医薬品であることがわかる[1]．表2には，バイオ医薬品の *INN* に含まれる主なステムを示している．

　糖タンパク質では，*epoetin alfa*，*epoetin beta* のような，二語式の命名法により，製造に用いる細胞による糖鎖の違いを区別することとなっている．ただし，抗体医薬品（*-mab*）や受容体類（*-cept*）などのように，糖タンパク質であっても，糖鎖が有効性や安全性に大きく影響しないと考えられた場合は，二語式の命名がなされていないので，注意が必要である．また，インターフェロン類の alfa，beta，gamma は学術名に由来するもので，糖鎖の違いを示すものではない．抗体医薬品の一般的名称には，*-mab* というステムのほかに，標的および由来する動物種を示すサブステムがそれぞれ含まれる．

2.2 日本医薬品一般的名称

　日本医薬品一般的名称（Japanese Accepted Names for Pharmaceuticals：JAN）は，*INN* との整合性を考慮して決定されており，多くの場合，JAN は

豆知識
-*mab*, -*cept*

-*mab*, -*cept* は，いずれも国際一般名に含まれるステムである．-*mab* は抗体に付けられるステムであり，JAN ではマブと字訳されているので，「〇〇マブ」という一般名の医薬品は，抗体医薬品であることがわかる．-*cept* は受容体に付けられるステムであり，「〇〇セプト」という一般名の医薬品は，受容体ドメインが含まれるタンパク質である．

表1 日本で承認されたバイオ医薬品（斜字体のアルファベットは，国際一般名のステムを示す）

ホルモン類	サイトカイン・増殖因子類	酵素類　-ase
インスリン類　*insulin*	インターフェロン類　*interferon*	リソソーム酵素類
インスリン　ヒト	インターフェロン　アルファ（NAMALWA）	イミグルセラーゼ
インスリン　リスプロ	インターフェロン　アルファ（BALL-1）	ベラグルセラーゼ　アルファ
インスリン　アスパルト	インターフェロン　アルファ-2b	アガルシダーゼ　アルファ
インスリン　グルリジン	インターフェロン　ベータ	アガルシダーゼ　ベータ
インスリン　グラルギン	インターフェロン　ベータ-1a	ラロニダーゼ
インスリン　デテミル	インターフェロン　ベータ-1b	イデュルスルファーゼ
インスリン　デグルデク	インターフェロン　ガンマ-1a	エロスルファーゼ　アルファ
	ペグインターフェロン　アルファ-2a	ガルスルファーゼ
成長ホルモン類　(-) *som-*	ペグインターフェロン　アルファ-2b	アルグルコシダーゼ　アルファ
ソマトロピン		セベリパーゼ　アルファ
ペグビソマント	エリスロポエチン類　-*poetin*	
	エポエチン　アルファ	アルカリホスファターゼ
卵胞刺激ホルモン類　*follitropin*	エポエチン　ベータ	アスホターゼ　アルファ　（*）
ホリトロピン　アルファ	ダルベポエチン　アルファ	
フォリトロピン　ベータ	エポエチン　ベータ　ペゴル	DNA分解酵素
		ドルナーゼ　アルファ
レプチン　-*leptin*	コロニー刺激因子類　-*stim*	
メトレレプチン	ロミプロスチム　（*）	尿酸オキシダーゼ
		ラスブリカーゼ
グルカゴン	顆粒球コロニー刺激因子類　-*glastim*	
グルカゴン	レノグラスチム	t-PA　-*teplase*
	フィルグラスチム	アルテプラーゼ
ペプチド　-*tide*	ペグフィルグラスチム	モンテプラーゼ
副甲状腺ホルモン	ナルトグラスチム	
テリパラチド		血液凝固因子類　-*cog*
心房性ナトリウム利尿ペプチド	インターロイキン　-*kin*	第VII因子　-*eptacog*
カルペリチド	IL-2	エプタコグ　アルファ（活性型）
グルカゴン様ペプチド-1	セルモロイキン	第VIII因子　-*octocog*
リラグルチド	テセロイキン	オクトコグ　アルファ
デュラグルチド　（*）		ルリオクトコグ　アルファ
	増殖因子類　-*ermin*	ツロクトコグ　アルファ
	IGF-1	エフラロクトコグ　アルファ　（*）
	メカセルミン	第IX因子　-*nonacog*
	bFGF	ノナコグ　アルファ
	トラフェルミン	ノナコグ　ガンマ
		エフトレノナコグ　アルファ　（*）
		第XIII因子　-*tridecacog*
		カトリデカコグ
		コラゲナーゼ
		コラゲナーゼ（クロストリジウム　ヒストリチクム）

HER2 (human epidermal growth factor receptor 2；ヒト上皮増殖因子受容体2型)，EGFR (epidermal growth factor receptor；上皮増殖因子受容体)，TNFα (tumor necrosis factor α；腫瘍壊死因子α)，IL-6R (interleukin-6 receptor；インターロイキン-6受容体)，IgE (immunoglobulin E；免疫グロブリンE)，CCR4 (CC chemokine receptor 4；CC ケモカイン受容体4)，PD-1 (programmed death 1)，CTLA-4 (cytotoxic T-lymphocyte associated antigen-4；細胞傷害性Tリンパ球抗原-4)，IL (interleukin；インターロイ

抗体医薬品　-mab	その他
抗腫瘍抗体　-t(u)- トラスツズマブ　<HER2> ペルツズマブ　<HER2> リツキシマブ　<CD20> オファツムマブ　<CD20> セツキシマブ　<EGFR> パニツムマブ　<EGFR> アレムツズマブ　<CD52> ゲムツズマブ　オゾガマイシン　<CD33> イブリツモマブ　チウキセタン　<CD20> トラスツズマブ　エムタンシン　<HER2> ブレンツキシマブ　ベドチン　<CD30> **免疫調節抗体　-l(i)-** インフリキシマブ　<TNFα> アダリムマブ　<TNFα> ゴリムマブ　<TNFα> セルトリズマブ　ペゴル　<TNFα> トシリズマブ　<IL-6R> オマリズマブ　<IgE> エクリズマブ　<C5> バシリキシマブ　<CD25> ナタリズマブ　<α4 integrin> モガムリズマブ　<CCR4> ニボルマブ　<PD-1> イピリムマブ　<CTLA-4> メポリズマブ　<IL-5> **抗インターロイキン抗体　-k(i)-** ウステキヌマブ　<IL-12/23-p40> カナキヌマブ　<IL-1β> セクキヌマブ　<IL-17A> **抗心血管系調節抗体　-c(i)-** ベバシズマブ　<VEGF> ラムシルマブ　<VEGFR-2> エボロクマブ　<PCSK9> **抗骨関連分子抗体　-s(o)-** デノスマブ　<RANKL> **抗ウイルス抗体　-v(i)-** パリビズマブ　<RS virus> **その他** ラニビズマブ　<VEGF>	**アルブミン** 人血清アルブミン **トロンボモジュリン** トロンボモデュリン　アルファ **アンチトロンビン** アンチトロンビン　ガンマ **組換えワクチン** 組換え沈降B型肝炎ワクチン（酵母由来） 組換え沈降2価ヒトパピローマウイルス様粒子ワクチン （イラクサギンウワバ細胞由来） 組換え沈降4価ヒトパピローマウイルス様粒子ワクチン （酵母由来） **受容体類　-cept** エタネルセプト　（＊） アバタセプト　（＊） アフリベルセプト　（＊） （＊）Fc融合タンパク質 ※組換えタンパク質医薬品の一般名に含まれる（遺伝子組換え）は省略して表記した． ※抗体医薬品の名称の横に付した< >内は，標的抗原を示す．

キン），VEGF (vascular endothelial growth factor；血管内皮増殖因子)，VEGFR-2 (VEGF receptor-2；血管内皮増殖因子受容体2)，PCSK9 (proprotein convertase subtilisin/kexin type 9；前駆体タンパク質転換酵素サブチリシン/ケキシン9)，RANKL (receptor activator of nuclear factor kappa-B ligand；RANKリガンド)．

表2 バイオ医薬品の一般的名称：代表的なステム

分類		ステム	INNの例	JANの例
ホルモン類	インスリン類	insulin	insulin human	インスリン ヒト（遺伝子組換え）
	成長ホルモン類	som-	somatropin	ソマトロピン（遺伝子組換え）
	卵胞刺激ホルモン類	follitropin	follitropin alfa	ホリトロピン アルファ（遺伝子組換え）
	グルカゴン	（なし）	glucagon	グルカゴン（遺伝子組換え）
増殖因子類	増殖因子類	-ermin	trafermin	トラフェルミン（遺伝子組換え）
	エリスロポエチン類	-poetin	epoetin alfa	エポエチン アルファ（遺伝子組換え）
	顆粒球コロニー刺激因子類	-grastim	filgrastim	フィルグラスチム（遺伝子組換え）
サイトカイン類	インターロイキン	-kin	celmoleukin	セルモロイキン（遺伝子組換え）
	インターフェロン類	interferon	interferon beta	インターフェロン ベータ
酵素類	酵素類	-ase	imiglucerase	イミグルセラーゼ（遺伝子組換え）
	血液凝固因子類	-cog	octocog alfa	オクトコグ アルファ（遺伝子組換え）
抗体医薬品	モノクローナル抗体	-mab	trastuzumab	トラスツズマブ（遺伝子組換え）
受容体	受容体類	-cept	etanercept	エタネルセプト（遺伝子組換え）
その他	ペプチド	-tide	liraglutide	リラグルチド（遺伝子組換え）

INN (international nonproprietary name；国際一般名), JAN (Japanese Accepted Names for Pharmaceuticals；日本医薬品一般的名称).

INNを字訳したものとなっている．JANでは，遺伝子組換えにより製造される医薬品には，（遺伝子組換え）を付けるルールとなっているため，たとえば*epoetin alfa*のJANは，エポエチン アルファ（遺伝子組換え）である（**表2**）．一般名に（遺伝子組換え）を付けるのは，日本独自のルールであり，化学合成により製造される医薬品とは区別されているが，本書では，紙面の都合により，各医薬品のJANに含まれる（遺伝子組換え）は省略して表記する．

3 代表的なバイオ医薬品

3.1 ホルモン類

これまでに，インスリン類，成長ホルモン類，卵胞刺激ホルモン類などが承認されている．生体内に存在するホルモンと同じアミノ酸配列をもつ医薬品のほか，一部の構造を改変した医薬品がある．生体内のタンパク質は，適時適所で適量が発現され機能しているが，タンパク質を医薬品として投与する場合は，これらの時空間的な制御が難しくなる．バイオテクノロジーの応用により生体内タンパク質を模倣した遺伝子組換えタンパク質を製造することに成功し，第一世代のバイオ医薬品が実用化された次の課題の一つは，体内動態の工夫であった．

これまでに，インスリン類では，アミノ酸置換により多量体形成を抑制し，皮下投与後にすみやかに血中に移行する超速効型インスリンアナログであるインス

語句 多量体

単量体が会合したもの．たとえば，インスリンは，単量体6つから成る多量体（六量体）を形成することが知られている（⇒本章3〈p.20の語句〉参照）．

超速効型インスリンアナログ

皮下投与後の吸収速度が最も速いインスリン類縁体をさす．インスリン アスパルト，インスリン グルリジン，インスリン リスプロがこれに属する（⇒本章3〈p.23〉参照）．

リン リスプロ，インスリン アスパルト，インスリン グルリジンのほか，安定的な多量体を形成し皮下からの吸収を持続化したインスリン グラルギン，アルブミン結合性のアシル鎖を付加して持効型としたインスリン デテミルなど，第二世代の製品が多数承認されている．（⇒本章「3　ホルモン」〈p. 19〉参照）

3.2 サイトカイン・増殖因子類

代表的な医薬品として，インターフェロン類，エリスロポエチン類，顆粒球コロニー刺激因子類などがある．ホルモン類と同様，サイトカイン・増殖因子類の血中半減期は短いものが多く，有効血中濃度を維持するには頻回の投与が必要となる場合が少なくない．分子量の増大やプロテアーゼからの保護，免疫原性の低減などにより血中半減期を延長した第二世代の製品として，ポリエチレングリコール（polyethylene glycol：PEG）修飾体（PEG 化改変体）が開発されており，ペグインターフェロン アルファ-2a，ペグインターフェロン アルファ-2b，ペグフィルグラスチム，エポエチン ベータ ペゴルなどが承認されている．ダルベポエチン アルファは，ヒトエリスロポエチンのアミノ酸配列の改変により N-結合型糖鎖を 2 か所増やし，血中半減期を延長して投与頻度の低減を図った医薬品である．（⇒本章「4　サイトカイン・増殖因子」〈p. 36〉参照）

3.3 血液凝固線溶因子類など

遺伝子組換え技術を用いて製造された血液凝固因子類として，第 VII 因子，第 VIII 因子，第 IX 因子，第 XIII 因子，およびこれらの類縁体が承認されている．線溶系酵素類では組織プラスミノーゲンアクチベーター（tissue-plasminogen activator：t-PA），その他の血清タンパク質ではアルブミンが承認されている．ヒト血液から精製した血液凝固因子類，アルブミン，グロブリンなど，遺伝子組換え技術が実用化される前から利用されていた医薬品は現在も用いられており，血漿分画製剤とよばれる．血液凝固因子類は，ヒト血液由来血漿分画製剤で懸念されていた感染性因子混入による有害反応発生リスクを低減することに貢献している．（⇒本章「5　血液製剤」〈p. 51〉参照）

3.4 その他の酵素類

血液凝固線溶系以外に医薬品として用いられている酵素類には，リソソーム酵素類，アルカリホスファターゼ，DNA（deoxyribonucleic acid；デオキシリボ核酸）分解酵素，尿酸オキシダーゼなどがある．リソソーム病に用いられるリソソーム酵素類は，他のバイオ医薬品と異なり，細胞内でその機能を発揮する点が特徴である．静脈内投与されたリソソーム酵素は，マンノース-6-リン酸を認識する受容体に結合してエンドサイトーシスにより標的細胞内に取り込まれ，リソソーム内に蓄積した基質を分解することで奏功する．（⇒本章「6　酵素」〈p. 65〉参照）

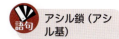

アシル鎖（アシル基）

アシル基は，R-CO- の構造をもつ．バイオ医薬品の中には，組換えタンパク質にアシル基を結合させたものがあり，インスリン デテミルが一例である．

エンドサイトーシス

細胞膜が陥没し小胞を形成して細胞内に移行する過程で，細胞表面の物質を細胞内に取り込むこと．受容体とそのリガンドなどがエンドサイトーシスにより細胞内に移行する．

3.5 抗体医薬品

抗体は元来，異物からの生体防御を担う分子であるが，医薬品となっている抗体の多くは，疾患に関連するヒトタンパク質を標的抗原とする分子である．抗体医薬品は，動物への抗原の免疫や，ヒト抗体ライブラリーのスクリーニングにより得られたモノクローナル抗体を，必要に応じてさらに改変し，組換えタンパク質として製造したものである．

抗体医薬品は，抗悪性腫瘍薬あるいは免疫調節薬として用いられるものが多く，抗悪性腫瘍薬では，抗HER2（human epidermal growth factor receptor 2；ヒト上皮増殖因子受容体2型）抗体（トラスツズマブ，ペルツズマブ），抗CD20抗体（リツキシマブ，オファツムマブ），抗EGFR（epidermal growth factor receptor；上皮増殖因子受容体）抗体（セツキシマブ，パニツムマブ）などが承認されている．

抗腫瘍抗体

抗腫瘍抗体に関する最近の特徴の一つは，抗体薬物複合体（antibody-drug conjugate：ADC）の開発が増えている点である．表1にあげた既承認抗体のうち，ゲムツズマブ オゾガマイシン，イブリツモマブ チウキセタン，トラスツズマブ エムタンシン，ブレンツキシマブ ベドチンがADCである．ADCはがんミサイル療法への応用が古くから期待されていた医薬品であるが，これまでに成功例は少なかった．細胞傷害活性の高い薬物と，生体内安定性の高いリンカーの組み合わせにより，有効性・安全性の観点から，医薬品となり得るものを作製できるようになり，近年の開発に至っていると思われる．

免疫調節抗体

免疫調節抗体では，代表的な製品として抗TNF（tumor necrosis factor；腫瘍壊死因子）α抗体が4品目（インフリキシマブ，アダリムマブ，ゴリムマブ，セルトリズマブ ペゴル）あり，関節リウマチの治療に劇的な変化をもたらしたといわれている．

表1において免疫調節抗体に分類されている抗CCR4（CC chemokine receptor 4；CCケモカイン受容体4）抗体モガムリズマブおよび抗PD-1（programmed death 1）抗体ニボルマブの適応疾患はそれぞれ，成人T細胞白血病および悪性黒色腫であるが，いずれも，免疫機能の調節を介して抗腫瘍効果を発揮する．

モガムリズマブは，フコシル型N-結合型糖鎖含量を低減した糖鎖改変抗体であり，Fcγ受容体IIIa（FcγRIIIa）結合親和性の上昇により抗体依存性細胞傷害（antibody-dependent cell-mediated cytotoxicity：ADCC）活性が増強されている．モガムリズマブは，標的となるCCR4に結合し，さらに，免疫エフェクタ

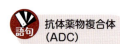

抗体薬物複合体（ADC）

抗体に低分子薬物を共有結合させたもの．これまでに承認されているADCは，いずれも抗腫瘍効果を期待したもので，細胞傷害活性をもつ低分子薬物と抗体が共有結合したものである．ADCは，がん細胞に結合した後に細胞内に取り込まれ，主として細胞内で放出された低分子薬物により細胞が傷害される．

がんミサイル療法

がんに特異的に結合する抗体により，がんを攻撃する治療法として，モノクローナル抗体作製法が開発された当時，新しい治療法として期待された．

リンカー

2つの機能ドメインをつなぐ構造．融合タンパク質に含まれる複数の機能ドメインをつなぐアミノ酸配列や，タンパク質と低分子化合物をつなぐ構造がその例である．

一細胞として機能するナチュラルキラー（natural killer：NK）細胞を活性化することにより，CCR4発現細胞を傷害する．ニボルマブは，T細胞などに発現し，負の補助刺激受容体として機能するPD-1に対する抗体であり，PD-1とそのリガンドであるPD-L1の結合を阻害することにより免疫機能の抑制を解除し，免疫系の賦活化を介して抗腫瘍効果を発揮する．（⇒本章「7　モノクローナル抗体」〈p. 78〉参照）

3.6　Fc融合タンパク質

　Fc融合タンパク質は，ペプチドあるいはタンパク質と，免疫グロブリンG（immunoglobulin G：IgG）由来Fcを融合させたタンパク質である．遺伝子上で配列をつなぐもので，発現後にタンパク質の融合反応を行うものではない．IgG由来Fcドメインは，受容体部分の二量体化やIgGの体内動態制御にかかわる受容体FcRn（neonatal Fc receptor）を介したリサイクリングに寄与するため，単独では十分な血中濃度が得られないペプチドあるいはタンパク質をFc融合タンパク質とすることで，血中半減期の延長が図られる．既承認のFc融合タンパク質の代表的なものとして，エタネルセプト，アバタセプト，アフリベルセプトのほかに，トロンボポエチン受容体作動性ペプチドとFcの融合タンパク質であるロミプロスチムがある．血液凝固因子類であるエフラロクトコグ　アルファおよびエフトレノナコグ　アルファは，いずれも血液凝固因子とFcの融合タンパク質である．低分子抗体なども含め，さまざまなタンパク質とFcを融合させた遺伝子組換えタンパク質が開発されており，今後，新たな一群となる可能性がある．

3.7　その他

　組換えタンパク質医薬品や細胞培養医薬品のほか，ヒト血液から精製される血漿分画製剤のような生体成分に由来する医薬品や，ワクチン，核酸医薬品などの生体成分に類似した特性をもつ医薬品も，バイオ医薬品とよばれることがある．（⇒本章「8　ワクチン」〈p. 86〉，「9　がんワクチン」〈p. 96〉，「10　核酸医薬品」〈p. 108〉参照）

（石井明子）

Fcドメイン

IgGをパパインで消化すると残る部分で，おおよそYの字の下半分のIの部分である．結晶化しやすい性質をもつことから，Fc crystallizableの意味で名づけられた．Fc受容体との結合により，抗体の体内動態や免疫反応などにかかわるため，抗体医薬品の有効性・安全性において重要な役割を果たすドメインである．（⇒本章7の図3〈p. 80〉参照）．

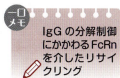

IgGの分解制御にかかわるFcRnを介したリサイクリング

IgGは，Fcドメインを介してFcRn（⇒本章3の語句〈p. 32〉参照）に結合する性質をもち，FcRn発現細胞に取り込まれた場合，分解されずに，細胞外に再び放出（リサイクリング）される．この性質は，IgGの血中半減期が約2週間ときわめて長いことの主な要因となっている．Fc融合タンパク質の体内動態制御にも，FcドメインとFcRnの結合がかかわっていると考えられる．

● 引用文献
1）宮田直樹編著．医薬品の名前　ステムを知ればクスリがわかる．じほう；2013．p.3．

● 参考資料
1．国立医薬品食品衛生研究所　生物薬品部，バイオ医薬品の情報箱．http://www.nihs.go.jp/dbcb/index.html

2 バイオ医薬品にかかわるレギュラトリーサイエンス

Summary
- 医薬品に求められる3つの重要な要素は，品質，有効性，安全性である．
- レギュラトリーサイエンスとは，「科学技術の成果を人と社会に役立てることを目的に，根拠に基づく的確な予測，評価，判断を行い，科学技術の成果を人と社会との調和の上で最も望ましい姿に調整するための科学」である．
- バイオ医薬品は，先端的な科学技術を駆使して開発，製造，品質管理がなされたものであり，その品質・有効性・安全性の確保には，レギュラトリーサイエンスが重要である．
- バイオ医薬品の品質・有効性・安全性の確保には，バイオ医薬品の特徴（品質特性，作用機序，有害事象）を理解し，それに基づく適切な対応を講じることが重要である．
- 独占的販売期間が終了したバイオ医薬品と同等／同質の特性をもつ医薬品は，バイオ後続品とよばれる．

Keywords▶ レギュラトリーサイエンス，品質，有効性，安全性，ICHガイドライン，リスクマネジメント

1 レギュラトリーサイエンスとは

　レギュラトリーサイエンス（regulatory science）とは，「科学技術の成果を人と社会に役立てることを目的に，根拠に基づく的確な予測，評価，判断を行い，科学技術の成果を人と社会との調和の上で最も望ましい姿に調整するための科学」と定義されている[1]．バイオ医薬品は，遺伝子組換え技術や細胞培養技術を含め，その時代の最先端の科学技術を用いて開発されており，バイオ医薬品の実用化には，必然的にレギュラトリーサイエンスの進展が伴っている．本項では，バイオ医薬品に関するレギュラトリーサイエンスとして，バイオ医薬品の品質（quality）・有効性（efficacy）・安全性（safety）を確保するうえで，考慮すべき事項について，国際調和ガイドライン（ICHガイドライン）[2]を含めて概説する．

2 バイオ医薬品の品質

2.1 バイオ医薬品の剤形

　これまでに承認されているバイオ医薬品のほとんどは注射剤であり，静脈内，皮下，あるいは筋肉内に投与される．例外は，吸入剤であるドルナーゼ　アルファ製剤，およびスプレー剤であるトラフェルミン製剤である．

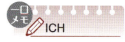

ICH

International Council for Harmonization of Technical Requirements for Pharmaceuticals for human use（医薬品規制調和国際会議）の略称．2015年に新法人となり，改称された．

2.2 バイオ医薬品の製造工程

遺伝子組換えタンパク質を製造するためには，まず，目的遺伝子を挿入した発現ベクターを細胞に導入し，製造に適した細胞株を樹立する．次に，樹立した細胞を培養することにより，目的タンパク質を発現させる．実生産での培養は，製品により異なるが，数十L～1万Lを超える規模となる．目的タンパク質が含まれる細胞抽出物あるいは細胞培養上清から，カラムクロマトグラフィーなどにより，目的タンパク質が精製される．一部の製品では，さらにポリエチレングリコール（polyethylene glycol：PEG）や薬物による修飾などの工程を経て，原薬が製造される．製造された原薬は，製剤化工程により最終処方に成分が調整され，市販される容器に充填され，臨床現場に届けられる最終製品となる．

2.3 バイオ医薬品の品質に関する特徴

バイオ医薬品の分子量は，約3,000～30万程度であり，いずれも高分子である．一般に，バイオ医薬品の構造は，アミノ酸配列でその主な部分が示されるが，糖鎖付加などのさまざまな修飾が生じるため，有効成分は種々の分子変化体から成る不均一性を有する．バイオ医薬品原薬には，図1のように，目的物質，目的物質関連物質，目的物質由来不純物，製造工程由来不純物，とよばれるものが含まれる．製造工程由来不純物には，宿主細胞由来タンパク質や宿主細胞由来DNA（deoxyribonucleic acid；デオキシリボ核酸）があり，これらの不純物にも不均一性がある．混入汚染物質は本来，製造工程に含まれてはならないものであり，ウイルス，プリオン，マイコプラズマなどが該当する．

2.4 バイオ医薬品の品質評価・管理

バイオ医薬品の品質評価では，製造された原薬あるいは製剤について，種々の分析手法を用いて，構造，物理的化学的性質，免疫化学的性質，生物学的性質，純度，不純物，含量などが明らかにされる．開発過程で，種々の分析により明らかにされる品質特性（アミノ酸配列，ジスルフィド結合，糖鎖などの翻訳後修飾構造，切断体，凝集体，その他の不純物など）に関して，有効性・安全性への影

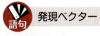

発現ベクター
目的遺伝子を細胞に導入する際に使う運び屋のこと．遺伝子組換えタンパク質製造用の細胞を構築する際には，環状のDNAから成るプラスミドベクターが用いられる．

豆知識　製造に適した細胞株
バイオ医薬品の製造には，大腸菌，酵母，昆虫細胞，動物細胞，ヒト細胞などが用いられている．最もよく用いられているものは，チャイニーズハムスター卵巣（Chinese hamster ovary：CHO）細胞である．数は少ないが，海外では遺伝子組換えヤギ乳汁や遺伝子組換えウサギ乳汁に目的タンパク質を発現させ，精製して医薬品として用いられている例もある．日本でも2016年（平成28年）に，遺伝子組換えニワトリにより製造される遺伝子組換え酵素が承認された．

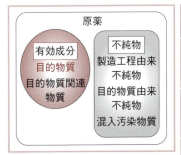

図1 バイオ医薬品原薬の構成成分

目的物質関連物質	目的物質の分子変化体のうち目的物質に匹敵する特性をもつもの
目的物質由来不純物	目的物質の分子変化体のうち目的物質に匹敵する特性をもたないもの（例：前駆体，切断体，脱アミド体，ジスルフィド結合ミスマッチ体，酸化体，凝集体）
製造工程由来不純物	細胞基材，細胞培養液，抽出・分離・加工・精製工程に由来する不純物（例：宿主細胞由来タンパク質，核酸，血清由来成分，抗生物質，クロマトグラフ用担体）
混入汚染物質	製造工程に本来存在しないはずの外来性物質（例：外来性の化学物質，生化学的な物質，微生物類）

表1 バイオ医薬品の品質安全性に関する主なガイドライン

通知など	名称
ICH-Q5A	ヒト又は動物細胞株を用いて製造されるバイオテクノロジー応用医薬品のウイルス安全性評価
ICH-Q5B	組換えDNA技術を応用したタンパク質生産に用いる細胞中の遺伝子発現構成体の分析
ICH-Q5C	生物薬品（バイオテクノロジー応用製品／生物起源由来製品）の安定性試験
ICH-Q5D	生物薬品（バイオテクノロジー応用医薬品／生物起源由来医薬品）製造用細胞基材の由来，調製及び特性解析
ICH-Q5E	生物薬品（バイオテクノロジー応用医薬品／生物起源由来医薬品）の製造工程の変更に伴う同等性／同質性評価
ICH-Q6B	生物薬品（バイオテクノロジー応用医薬品／生物起源由来医薬品）の規格及び試験方法の設定
ICH-Q7	原薬GMPのガイドライン
ICH-Q8（R2）	製剤開発に関するガイドラインの改定
ICH-Q9	品質リスクマネジメントに関するガイドライン
ICH-Q10	医薬品品質システムに関するガイドライン
ICH-Q11	原薬の開発と製造（化学薬品及びバイオテクノロジー応用医薬品／生物起源由来医薬品）ガイドライン
ICH-S6（R1）	バイオテクノロジー応用医薬品の非臨床における安全性評価
厚労省告示	生物由来原料基準

GMP（Good Manufacturing Practice；医薬品の製造管理および品質管理に関する基準）．

響を考慮して，管理範囲が設定される．市販開始後は，製造された製品が，あらかじめ設定した規格に適合することを試験により確認したうえで，出荷されている．

2.5 バイオ医薬品の品質に関する国際調和ガイドライン（ICHガイドライン）

　バイオ医薬品の品質に特化した国際調和ガイドライン（ICHガイドライン）として，ICH-Q5シリーズおよびQ6Bが策定されている（表1）．バイオ医薬品と化学薬品に共通する品質管理戦略に関する考え方は，ICH-Q7～11に記載があり，近年では，QカルテットともよばれるQ8～11の4つのガイドラインに述べられた品質リスクマネジメントを中心とする手法を活用して管理戦略が構築される．

3 バイオ医薬品の非臨床評価

　バイオ医薬品は作用の標的特異性が高く，動物の標的タンパク質に結合しない場合があるため，非臨床評価に際しては，試験動物種の選択を含め，評価系の妥当性を示したうえで試験を行い，種差を理解したうえで結果を解釈することが重要となっている．後に述べる臨床試験での事故の教訓もあり，ヒトでの反応をより的確に予測できる評価系の開発が求められている．

> **詰句　製造用細胞基材**
> バイオ医薬品の製造に用いる細胞で，細胞の増殖能や生産される目的物質の特性，ウイルス汚染などに関して適格性が確認されたものである．通例，増殖させた均一な細胞を小分けして，セルバンクを作製し，凍結保存しておく．製造の際には，必要量の細胞を溶かして，培養を開始する．

3.1 薬理作用評価

効力を裏付ける試験，副次的薬理試験，および安全性薬理試験が行われる．

効力を裏付ける試験においては，ヒトタンパク質との結合性やヒト細胞の応用性を指標とする *in vitro* 評価系が活用される．副次的薬理試験においても，細胞との結合性などの評価系が活用されることがある．安全性薬理試験は，毒性試験の一部と位置づけられることが少なくない．

> **語句 効力を裏付ける試験**
> 期待した治療標的に関連した被験物質の作用もしくは効果の機序に関する試験．

> **副次的薬理試験**
> 期待した治療標的に関連しない被験物質の作用もしくは効果の機序に関する試験．

3.2 薬物動態評価

単回投与や反復投与時の血中濃度推移や生体内分布に関する評価が行われる．バイオ医薬品の代謝はアミノ酸への分解であるため，毒性のある代謝物が生じることは考えにくいこともあり，代謝に関する評価は実施されないことが多い．排泄経路は評価される．

3.3 安全性評価

非臨床における安全性評価の主な目的は，1) ヒトに適用する際の安全な初回投与量とその後の増量計画を設定すること，2) 毒性の標的となる恐れのある臓器を特定し，その毒性が可逆的なものであるかの検討を行うこと，3) 臨床でのモニタリングを実施する際の安全性の評価項目を見出すことである[3]．

重要な点は，被験薬に応答性のある動物種を用いることであり，評価するバイオ医薬品が動物の標的分子との結合性を有するか否かを事前に評価し，試験に用いる動物種の妥当性の検証が必要である．

通例，げっ歯類のほか，非ヒト霊長類を用い，単回あるいは反復投与毒性試験，生殖発生毒性試験，局所刺激性試験などが行われる．

遺伝毒性試験は，タンパク質であるバイオ医薬品が核内に入ることは想定されないため，実施されないことが一般的である．がん原性試験は，バイオ医薬品は動物にとって異物であるため，抗体が産生されて長期にわたって作用させることが難しいと考えられる場合は，実施されない．抗体薬物複合体のように，化学物質を含むものでは，がん原性試験なども実施される．バイオ医薬品の非臨床における安全性評価については，ICH-S6 に定められている．

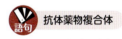

> **語句 抗体薬物複合体**
> ⇒本章1の語句〈p. 8〉参照．

4 バイオ医薬品の臨床評価

臨床評価に関して，バイオ医薬品に特有の規制要件はなく，臨床に関するICHガイドラインは，いずれもバイオ医薬品に特化したものではない．臨床試験は，第Ⅰ相（初期の安全性および忍容性の推測，薬物動態・薬力学的な評価，初期の薬効評価），第Ⅱ相（患者における治療効果の探索，用量設定），第Ⅲ相（治療上の利益の証明または確認）の順に実施される．

各相にわたって実施される試験で，バイオ医薬品に特徴的な試験としては，免疫原性に関する試験があげられる．投与されたバイオ医薬品の免疫原性により抗薬物抗体が産生されると，薬物の血中半減期の短縮や中和による有効性の低下，生体内分子との交叉反応により生じる重篤副作用，過敏症反応などが生じうるため，臨床試験の際には，抗薬物抗体が生じる患者の割合や，生じた抗薬物抗体の性質に関する試験が行われる．抗薬物抗体の陽性率が高い場合，品質管理手法の見直しが行われる場合や，製品の開発が中止される場合もある．

> **語句　免疫原性**
> 生体内で免疫応答を誘導する性質をさす．

5 バイオ医薬品の安全性

5.1 バイオ医薬品の有害反応の特徴

バイオ医薬品の投与後に生じる有害反応の原因として，①投与されたバイオ医薬品の過剰な薬理作用，②バイオ医薬品の複数の薬理作用，③標的分子の複数の生理機能，④抗薬物抗体産生，⑤不純物など，が特徴的なものとしてあげられる．

過剰な薬理作用による有害反応の例として，糖尿病治療に用いられるインスリンによる低血糖，血栓溶解のために用いられる組織プラスミノーゲンアクチベーター（tissue-plasminogen activator：t-PA）による出血傾向などがあげられる．バイオ医薬品の複数の薬理作用による有害反応としては，抗ウイルス作用を期待するインターフェロンによる発熱が典型的な例である．標的分子が複数の生理機能をもつことによる有害反応の例として，抗TNFα（tumor necrosis factor α；腫瘍壊死因子α）抗体による結核再燃（TNFαの肉芽形成阻害作用の抑制），抗EGFR（epidermal growth factor receptor；上皮増殖因子受容体）抗体による皮膚障害（正常上皮細胞におけるEGFシグナルの抑制）などがある．抗薬物抗体産生による有害反応として，後述するエポエチン製剤投与による赤芽球癆の例がある．不純物による有害反応として，宿主細胞由来タンパク質に対するアレルギー反応が生じた例が知られている．そのほか，抗体医薬品で生じる間質性肺炎のように，発症機構が不明な有害反応も少なくなく，有害反応の発症予測などに向けて，メカニズム解明が望まれている．

5.2 バイオ医薬品の有害事象の事例

抗CD28抗体TGN1412の初回臨床試験での事故

TGN1412は，T細胞に存在する補助シグナル伝達分子CD28を活性化するアゴニスト抗体であり，2006年にイギリスでヒト初回投与試験が行われた．実薬を投与された6人全員が多臓器不全に陥るという重篤な事故となり，非臨床試験結果からは予想されなかったサイトカイン放出症候群（cytokine release syndrome：サイトカインシンドローム）を生じたことが原因とされている．

初回試験での投与量が適切でなかったことが指摘され，この事故を機に，従来

> **間質性肺炎**
> 肺胞の壁や周辺に炎症が起こり，動脈に酸素が取り込みにくくなる疾患で，低酸素血症となり，息切れ，空咳，発熱などの症状が出る．進行すると線維化を起こし，肺線維症になる場合がある．原因となるのは，関節リウマチなどの膠原病，アスベスト吸入などのほか，抗悪性腫瘍薬，抗リウマチ薬，インターフェロン製剤，漢方薬といった医薬品など，多くのものが知られている．

> **サイトカイン放出症候群（CRS）**
> 炎症性サイトカイン濃度の上昇に起因する一連の症状を伴う病状．医薬品の投与やウイルス感染など，さまざまな原因で生じうる．

の無毒性量（no-observed adverse effect level：NOAEL）のほかに，最小予測生物学的影響量（minimal anticipated biological effect level：MABEL）をもとに初回臨床試験での投与量を設定するアプローチが提唱された．TGN1412事故を機に欧州で策定されたガイドラインを参考に，日本においてもヒト初回投与臨床試験に関するガイダンスが策定されている[4]．

エポエチン製剤により生じた貧血

エポエチン製剤は，腎性貧血などの治療に国内外で広く用いられている．海外では1980年代後半から用いられているが，1998年から2001年にかけて，エポエチン製剤投与に関連する赤芽球癆（再生不良性貧血の一種）が急増した．この原因として，エポエチンに対する抗薬物抗体が誘導され，その中和活性により内在性のエリスロポエチンの活性も阻害された結果，重篤な貧血が生じたとされている．製剤添加物を人血清アルブミンからポリソルベート80に変更したことにより，シリンジストッパーからの免疫原性増強作用をもつ溶出物が製剤中に混入したことが原因と考えられており，品質問題が臨床安全性に影響した例である．

無毒性量（NOAEL）
非臨床試験において，毒性変化が認められない最高投与量のこと．

最小予測生物学的影響量（MABEL）
生体に対して薬理作用が生じると予想される最少用量のこと．

6 リスクマネジメント

バイオ医薬品の有効性・安全性は，ほかの医薬品と同様，適切な品質管理と臨床での適正使用により確保される．承認申請までの開発過程で確立された品質管理戦略に基づき，臨床試験で確認された有効性・安全性が市販後も継続して得られるよう，品質が保証された医薬品が臨床現場に供給される．しかし，市販後は，さまざまな背景をもつ多数の患者に医薬品が投与されるため，臨床試験で見いだされなかった有害反応も含め，さまざまな有害事象が生じる可能性がある．品質や使用方法に起因する健康被害を回避するため，品質および市販後安全性に関するリスクマネジメント（risk management）が重要である．

6.1 品質リスクマネジメント

品質リスクマネジメントの概略

上記で述べたように，バイオ医薬品の種々の品質特性は，臨床での有効性・安全性に影響しうる．一方で，各品質特性は製造工程により変動する可能性がある．したがって，バイオ医薬品の開発過程では，品質評価試験や臨床試験から得られる知見に基づき，有効性・安全性に悪影響が生じないために，重要な品質特性が適切な限度内・範囲内・分布内に収まるよう，原薬・製剤の品質管理戦略を構築し，目標とする製品品質を保証することが必要である．品質管理戦略には，原材料の管理，適切な製造方法の構築と検証，製造工程パラメータの管理，工程内試験，出荷試験などが含まれる．このような考え方は，ICH-Q8～11に記載されている．

生物由来原料基準[5]

バイオ医薬品の製造には，遺伝子組換えタンパク質を発現させる細胞を含め，種々の生物由来原料が使用されることがある．生物由来原料からの最終製剤への感染性因子混入を回避するため，医薬品製造に用いられる原料に求められる基準として日本では，生物由来原料基準が定められている．また，製造に用いられている哺乳動物細胞については，バイオ医薬品添付文書の「組成・性状」の欄に記載されている．

生物由来製品の指定

生物由来原料を用いて製造される医薬品では，原料の品質を確認したうえでもなお感染性物質の混入が完全には否定できないことから，生物由来製品に指定し，その特性に応じた安全確保の措置がとられている．生物由来製品とは，医薬品医療機器等法により「人その他の生物（植物を除く．）に由来するものを原料又は材料として製造される医薬品，医薬部外品，化粧品又は医療機器のうち，保健衛生上特別な注意を要するものとして，厚生労働大臣が薬事・食品衛生審議会の意見を聴いて指定するもの」[6]と定められている．具体的な措置として，製造販売企業に対しては，製造時における生物由来原料の安全性確保，市販後における製品・添付文書への適切な表示，販売記録の保管，感染症の定期報告が義務づけられ，医療機関には，感染症が起こった際の厚生労働省への報告が義務づけられている．

バイオ医薬品のなかで，哺乳動物細胞や昆虫細胞を用いて製造されるもの，あるいは，製剤中にヒト血液由来成分を含むものは，生物由来製品に指定されている．

6.2 医薬品リスク管理計画：市販後安全性

「医薬品リスク管理計画」(risk management plan：RMP)は，個々の医薬品について安全性上の検討課題を特定し，使用成績調査，市販直後調査等による調査・情報収集や，医療関係者への追加の情報提供などの医薬品のリスクを低減するための取り組みを，医薬品ごとに文書化したものである[7]．2013年（平成25年）4月1日以降に承認される医薬品及びバイオ後続品では，承認時にRMPの提出が求められている[8]．

RMPには，「安全性検討事項」「医薬品安全性監視計画」「リスク最小化計画」が含まれる．「安全性検討事項」には，臨床試験等を通じて得られた情報をもとに，重要な特定されたリスク，重要な潜在的リスク，重要な不足情報が記載される．「医薬品安全性監視計画」とは，特定された「安全性検討事項」をふまえて，情報を収集するために市販後に実施される調査・試験の計画である．「リスク最小化計画」には，開発段階で得られた情報や市販後の副作用報告などから明らかとなったリスクを最小に抑えるための安全対策の計画対応が述べられている[7]．

一口メモ

医薬品医療機器等法

正式名称は「医薬品，医療機器等の品質，有効性及び安全性の確保等に関する法律（昭和三十五年八月十日法律第百四十五号）」．最終改正：平成二七年六月二六日法律第五〇号．薬機法ともいわれる．

哺乳動物細胞や昆虫細胞を用いて製造されるもの

バイオ医薬品のうち，リソソーム酵素，血液凝固因子，抗体，Fc融合タンパク質などの多くは高分子量の糖タンパク質であり，哺乳動物細胞を用いて製造される．昆虫細胞を用いて製造されている医薬品として，HPV (human papillomavirus：ヒトパピローマウイルス) ワクチンがある．これらの細胞を用いて製造されるバイオ医薬品では，製造工程で製品へのウイルス混入を回避する方策がとられるとともに，生物由来製品に指定され，そのリスクを周知している．

新薬が承認される際に，RMP が公表されるので，添付文書とともにこれを参照することで，市販後の臨床現場で注意すべき有害反応を知ることができる．

7 バイオ後続品

「バイオ後続品（biosimilar）とは，国内で既に新有効成分含有医薬品として承認されたバイオテクノロジー応用医薬品（以下『先行バイオ医薬品』という）と同等／同質の品質，安全性，有効性を有する医薬品として，異なる製造販売業者により開発される医薬品である」[9]．ジェネリック医薬品と異なり，バイオ後続品の臨床試験では，血中濃度推移の比較のほかに，薬理作用，有効性，および安全性の比較がなされている．これは，化学薬品と異なり，バイオ医薬品の有効成分には不均一性があり，品質比較，および血中濃度推移の同等性を示すデータのみで，有効性・安全性を含めた同等性／同質性を判断することが難しいからである．「『同等性／同質性』とは，先行バイオ医薬品に対して，バイオ後続品の品質特性がまったく同一であるということを意味するのではなく，品質特性において類似性が高く，かつ，品質特性に何らかの差異があったとしても，最終製品の安全性や有効性に有害な影響を及ぼさないと科学的に判断できることを意味する」[8]．

バイオ医薬品では，化学薬品と異なり，有効成分の構造が複雑で，先行品との同一性を示すことが困難であることから，化学薬品の後発品（ジェネリック医薬品）とは別に，バイオ後続品という区分が設けられた．バイオ後続品と先行バイオ医薬品の同等／同質性は，品質・非臨床・臨床での比較試験により，評価される．バイオ後続品では，一般的名称が先行バイオ医薬品と異なっており，たとえば，フィルグラスチム（遺伝子組換え）のバイオ後続品は，フィルグラスチム［フィルグラスチム後続1］である．

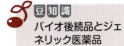

豆知識
バイオ後続品とジェネリック医薬品

化学薬品では，先発医薬品と同一の有効成分を同一量含み，同一経路から投与する製剤で，効能・効果，用法・用量が原則的に同一であり，先発医薬品と同等の臨床効果・作用が得られる医薬品は，後発医薬品（ジェネリック医薬品）とよばれる．バイオ医薬品では有効成分に不均一性があり，同一性を示すことが困難であることから，化学薬品の先発品，後発品とは別の枠組みとして，バイオ後続品という枠が設けられている．

8 薬剤師に期待される役割

RMP が策定され，医薬品の承認時に，有害事象に関するリスクが広く公表・共有されることとなった．薬剤師は，各医薬品の特徴とともに，RMP に記載されたリスクとその要因について，医薬品の専門知識に基づいて深く理解し，患者に適切に伝えるとともに，併用薬の影響なども含め，リスク低減のための方策を医師と共有することが重要であろう．従来から，医薬品の使用による副作用について，保健衛生上の危害の発生または拡大を防止する観点から報告の必要があると判断した情報（症例）については，規制当局への医薬品安全性情報報告書の提出が求められているが，市販後安全性評価の充実のため，RMP を参考に活用しつつ，医薬品に関連する安全性情報の収集，報告へのいっそうの貢献が望まれる．

（石井明子）

● 引用文献

1) 内閣府，第4期科学技術基本計画．平成23年8月19日閣議決定．p.15.
2) 厚生労働省，ICHガイドライン．http://www.pmda.go.jp/int-activities/int-harmony/ich/0070.html
3) 厚生労働省医薬食品局審査管理課長．「バイオテクノロジー応用医薬品の非臨床における安全評価」について．平成24年3月23日．薬食審査発0323第1号．https://www.pmda.go.jp/files/000156471.pdf
4) 厚生労働省医薬食品局審査管理課長．「医薬品開発におけるヒト初回投与試験の安全性を確保するためのガイダンス」について．平成24年4月2日．薬食審査発0402第1号．http://www.mhlw.go.jp/topics/bukyoku/isei/chiken/dl/120412_3.pdf
5) 厚生労働省，生物由来原料基準．https://www.pmda.go.jp/files/000205388.pdf
6) 医薬品，医療機器等の品質，有効性及び安全性の確保等に関する法律（昭和三十五年八月十日法律第百四十五号）．最終改正：平成二七年六月二六日法律第五〇号.
7) 厚生労働省，医薬品リスク管理計画（RMP：Risk Management Plan）．https://www.pmda.go.jp/safety/info-services/drugs/items-information/rmp/0002.html
8) 厚生労働省，「医薬品リスク管理計画」の実施について．http://www1.mhlw.go.jp/kinkyu/iyaku_j/iyaku_j/anzenseijyouhou/300-1.pdf
9) 厚生労働省医薬食品局審査管理課長．バイオ後続品の品質・安全性・有効性確保のための指針．平成21年3月4日．薬食審査発0304007号．http://www.nihs.go.jp/dbcb/TEXT/yakusyokushinsahatu-0304007.pdf

● 参考資料

1. 国立医薬品食品衛生研究所　生物薬品部，バイオ後続品．http://www.nihs.go.jp/dbcb/biosimilar.html

3 ホルモン

> **Summary**
> - ホルモンとは，生体内の恒常性を維持するため，組織の内分泌細胞により産生・分泌され，血流によって標的細胞へ輸送され，標的細胞の機能を調節する物質である．
> - ホルモンは，下垂体，消化管，膵臓および心臓などから分泌され，さまざまな生体機能の調節にかかわっている．
> - 内因性ホルモンと同一のアミノ酸配列をもつ遺伝子組換えタンパク質のほか，アミノ酸配列の置換や，ポリエチレングリコールなどによる修飾を施した改変型の組換えペプチド・タンパク質が，バイオ医薬品として開発されている．
> - わが国では，インスリン，成長ホルモン，IGF-I，グルカゴン，卵胞刺激ホルモン，GLP-1およびレプチン関連のバイオ医薬品が上市されている．
>
> **Keywords ▶** 下垂体ホルモン，消化管ホルモン，副甲状腺ホルモン，心臓・血管系ホルモン，Fc融合タンパク質

1 ホルモンとは

ホルモン（hormone）とは，組織の内分泌細胞により産生・分泌され，血流によって標的細胞へ輸送され，標的細胞の機能を調節する物質の総称である．タンパク質・ペプチドホルモン，ステロイドホルモンおよびアミンホルモン（アミノ酸より生成されるホルモン）に分類される．ホルモンは，生体内成分や神経の影響により下垂体，消化管，膵臓，心臓などのさまざまな組織から分泌され，成長・性成熟・生殖および消化機能の調節，ならびに代謝調節などの個体の恒常性（ホメオスタシス）維持に必要な生体調節の多くに関係している．

生体内で分泌されるホルモン（内因性ホルモン）と同一のアミノ酸配列をもつ組換えペプチド・タンパク質や，ホルモンの構造の一部を改変した（アミノ酸配列の置換やポリエチレングリコール〈polyethylene glycol：PEG〉などによる修飾）類縁体（アナログ）の組換えペプチド・タンパク質が，バイオ医薬品として開発されている（**表1**）．

表1 本項で取り上げるホルモン

分類	一般名	主な適応疾患	投与経路
速効型インスリン（ヒトインスリン）	インスリン ヒト	インスリン療法が適応となる糖尿病	皮下注射
超速効型インスリンアナログ	インスリン リスプロ		
	インスリン アスパルト		
	インスリン グルリジン		
持効型インスリンアナログ	インスリン グラルギン		
	インスリン デテミル		
	インスリン デグルデク		
成長ホルモン	ソマトロピン	低身長症	筋肉内注射，皮下注射
PEG化成長ホルモンアナログ	ペグビソマント	先端巨大症	皮下注射
ソマトメジンC (IGF-I)	メカセルミン	高血糖，成長障害の改善	皮下注射
心房性ナトリウム利尿ペプチド	カルペリチド	急性心不全	静脈内注射
グルカゴン	グルカゴン	X線および内視鏡検査の前処置，低血糖時の救急処置など	筋肉内注射，静脈内注射
卵胞刺激ホルモン	ホリトロピン アルファ	排卵誘発，精子形成の誘導	皮下注射
	フォリトロピン ベータ	排卵誘発	筋肉内注射，皮下注射
GLP-1アナログ	リラグルチド	2型糖尿病における血糖値改善	皮下注射
Fc融合GLP-1アナログ	デュラグルチド	2型糖尿病における血糖値改善	皮下注射
副甲状腺ホルモンアナログ	テリパラチド	骨折の危険性の高い骨粗鬆症	皮下注射
レプチンアナログ	メトレレプチン	脂肪萎縮症	皮下注射

PEG (polyethylene glycol；ポリエチレングリコール), IGF-I (insulin-like growth factor I；インスリン様成長因子I), GLP-1 (glucagon-like peptide-1；グルカゴン様ペプチド-1).

2 ホルモンの種類とその製剤

2.1 インスリン類

構造と作用

ヒトインスリンは，21個のアミノ酸残基から成るA鎖，および30個のアミノ酸残基から成るB鎖で構成されており，2組の鎖間ジスルフィド結合と1組のA鎖内ジスルフィド結合をもつ分子量約5,800のペプチドである．インスリンは膵臓のβ細胞で産生され，分泌顆粒内に貯蔵される．分泌顆粒内でインスリン分子は高濃度に濃縮され，亜鉛と結合した六量体の形で存在する．分泌後，血中では希釈されて解離して単量体になり，血中グルコース濃度（血糖値）を下げる作用を発揮する．

膵臓β細胞からのインスリン分泌を制御する重要な要因は血糖値であり，健常人ではグルコース濃度約5 mMから濃度依存的に分泌が亢進する．β細胞がグルコースを取り込むと，K^+チャネルの閉口，細胞膜の脱分極，Ca^{2+}チャネルの開口と細胞内Ca^{2+}濃度の上昇が起こり，その結果として分泌顆粒に貯蔵された

> **語句　ジスルフィド結合**
> 2つのスルフヒドリル基（チオール基，SH基）が酸化されることで形成される結合．S-S結合ともよばれる．タンパク質に生じるジスルフィド結合は，2つのシステイン残基のSH基が酸化されることにより生じる．ジスルフィド結合は高次構造の安定化などにおいて重要な役割を担っている．

六量体
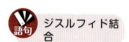
⇒本章1の語句「多量体」〈p.6〉参照．

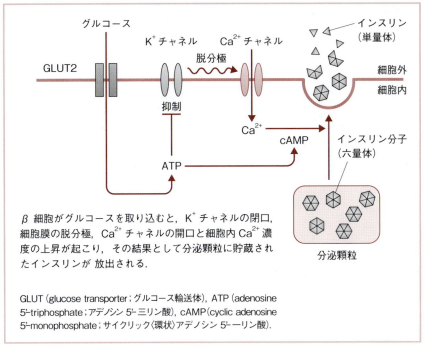

図1 インスリンの分泌

インスリンが放出される（図1）．健常人においてインスリンの濃度は，摂食時に分泌される追加分泌に加えて，絶食時にも少量が持続的に分泌される基礎分泌により制御されており，これにより血糖値の調節と維持が図られている．

インスリンは，標的臓器のインスリン受容体に結合し，①筋肉・脂肪組織におけるグルコースの取り込み促進，②肝臓における解糖系（グルコースの代謝経路）の促進，③肝臓における糖新生（空腹時にグルカゴンなどを介するシグナルによりグルコースがつくられる）の抑制，④肝臓・筋肉におけるグリコーゲン合成の促進，⑤脂肪組織における脂肪合成促進を促し，それらの結果として血糖降下作用を発現する．

インスリン関連医薬品

現在，大腸菌あるいは酵母で製造された遺伝子組換えヒトインスリン，および投与後の作用発現時間と持続時間が調節された種々の遺伝子組換えインスリンアナログが上市されている（表2）．

インスリンを用いた糖尿病治療においては，血糖値に応じた血中インスリン濃度制御を実現するため，健常人における「基礎分泌」と同様の状況を再現することを目的として，作用時間の長い持効型インスリン製剤を投与する．また，「追加分泌」と同様の状況の再現を目的として，作用発現時間の短い速効型あるいは超速効型インスリン製剤を食事前に投与する．

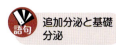

追加分泌と基礎分泌

インスリンは摂食時に分泌されるほか，絶食時にも少量分泌され続ける．インスリンが摂食時に分泌されることを追加分泌，絶食時の分泌を基礎分泌という．

豆知識 ヒトインスリンとインスリンアナログの違い

ヒトインスリンとはヒトの遺伝子にコードされているインスリンであり，表2に示す構造をもつ．インスリンアナログとは，ヒトインスリンの一部のアミノ酸の置換，C末端へのアミノ酸の追加，およびアミノ酸側鎖への脂肪酸の付加などが人工的に施されたヒトインスリンの類縁体である．

表2 インスリン関連医薬品の構造

速効型	インスリン ヒト	A: GIVEQCCTSICSLYQLENYCN (1-21) B: FVNQHLCGSHLVEALYLVCGERGFFYTPKT (1-30)
超速効型	インスリン リスプロ	A: GIVEQCCTSICSLYQLENYCN (1-21) B: FVNQHLCGSHLVEALYLVCGERGFFYT<u>KP</u>T (1-30)
	インスリン アスパルト	A: GIVEQCCTSICSLYQLENYCN (1-21) B: FVNQHLCGSHLVEALYLVCGERGFFYT<u>D</u>KT (1-30)
	インスリン グルリジン	A: GIVEQCCTSICSLYQLENYCN (1-21) B: FV<u>K</u>QHLCGSHLVEALYLVCGERGFFYTP<u>E</u>T (1-30)
持効型	インスリン グラルギン	A: GIVEQCCTSICSLYQLENYC<u>G</u> (1-21) B: FVNQHLCGSHLVEALYLVCGERGFFYTPKT<u>RR</u> (1-32)
	インスリン デテミル	A: GIVEQCCTSICSLYQLENYCN (1-21) B: <u>F</u>VNQHLCGSHLVEALYLVCGERGFFYTPK (1-29) B29 側鎖 N^6 にミリストイル基（H_3C–(CH$_2$)$_{12}$–C(=O)–）が結合
	インスリン デグルデク	A: GIVEQCCTSICSLYQLENYCN (1-21) B: FVNQHLCGSHLVEALYLVCGERGFFYTPK (1-29) B29 側鎖 N^6 に γ-Glu を介した脂肪酸（HO$_2$C–(CH$_2$)$_{14}$–C(=O)–NH–CH(CO$_2$H)–CH$_2$CH$_2$–C(=O)–）が結合

note アミノ酸の略号（3文字と1文字の対応表）

英名	3文字	1文字	英名	3文字	1文字	英名	3文字	1文字
Alanine	Ala	A	Glycine	Gly	G	Phenylalanine	Phe	F
Arginine	Arg	R	Histidine	His	H	Proline	Pro	P
Asparagine	Asn	N	Isoleucine	Ile	I	Serine	Ser	S
Aspartic acid	Asp	D	Leucine	Leu	L	Threonine	Thr	T
Cysteine	Cys	C	Lysine	Lys	K	Tryptophan	Trp	W
Glutamine	Gln	Q	Methionine	Met	M	Tyrosine	Tyr	Y
Glutamic acid	Glu	E				Valine	Val	V

●速効型インスリン

インスリン ヒト

遺伝子組換えヒトインスリンであり，内因性ヒトインスリンと同じアミノ酸配列を有する．「レギュラーインスリン（速効型インスリン）」ともよばれている．

インスリン ヒトは，「インスリン療法が適応となる糖尿病」の治療に用いられ，通常，成人では，初期は1回4～20単位を一般に毎食前に皮下注射する．維持

量は1日4〜100単位である．重大な副作用として，低血糖，アナフィラキシーショック，血管神経性浮腫などが報告されている．低血糖症状が認められた場合には，血糖値を回復させるため，通常はショ糖を経口摂取する．経口糖尿病治療薬であるαグルコシダーゼ阻害薬との併用により低血糖症状が認められた場合には，二糖類から単糖類への変換が阻害されているため，単糖であるグルコースを経口摂取する．

●超速効型インスリンアナログ

インスリン　リスプロ

ヒトインスリンのB鎖28番目のProをLysに，29番目のLysをProに置換した遺伝子組換えインスリンアナログであり，51個のアミノ酸残基から成るペプチドである（表2）．アミノ酸改変により，インスリン六量体の安定性が低下していることが特徴である．

インスリン　アスパルト

ヒトインスリンB鎖28番目のProをAspに置換した遺伝子組換えインスリンアナログであり，51個のアミノ酸残基から成るペプチドである（表2）．インスリン　リスプロと同様に，アミノ酸改変により，インスリン六量体の安定性が低下している．

インスリン　グルリジン

ヒトインスリンのB鎖3番目のAsnをLysに，また，B鎖29番目のLysをGluに置換した遺伝子組換えインスリンアナログであり，51個のアミノ酸残基から成るペプチドである（表2）．製剤中で単量体としてより安定するように設計されており，かつ単量体から二量体へ，さらに二量体から六量体への会合形成も抑制されている．

インスリン　リスプロおよびインスリン　アスパルトは，製剤中では六量体として存在するが，皮下注射後は体液で希釈され，六量体から急速に二量体，単量体へと解離してすみやかに血中に移行することにより，短時間で血糖降下作用を発現する．インスリン　グルリジンは，製剤中において単量体として存在する割合が大きいため，皮下投与後，これらの単量体がそのまますみやかに血流に到達し，血糖降下作用を示す．

超速効型インスリンアナログ製剤は，インスリン　ヒトと同様に，「インスリン療法が適応となる糖尿病」の治療に用いられる．通常，成人では1回2〜20単位を毎食直前に皮下注射する．維持量は通常1日4〜100単位とされている．持効型インスリン製剤を併用する場合は，その投与量および投与スケジュールの調節が必要となる場合がある．重篤な副作用および低血糖時の処置は，インスリン　ヒトと同様である．

血管神経性浮腫

血管性浮腫，Quinke（クインケ）浮腫ともいい，急に，皮膚が腫れる病態のことをさす．血管が腫れるわけではなく，多くの場合，瞼，唇，頬にみられ，突然腫れ，その後，跡形なく消える点は，蕁麻疹と類似している．原因としては，遺伝と後天性に分けられる．薬剤性では，非ステロイド性抗炎症薬（NSAIDs），アンジオテンシン変換酵素阻害薬などの降圧薬なども原因医薬品として知られている．

会合

2個以上の分子が水素結合などの分子間力により結合して，一つの分子を形成すること．二量体，三量体などの多量体は，会合により生じた分子である．

●持効型インスリンアナログ

インスリン　グラルギン

　ヒトインスリンのA鎖21番目のAsnがGlyに置換され，B鎖C末端にArgが2分子付加した遺伝子組換えインスリンアナログであり，53個のアミノ酸残基から成るペプチドである（**表2**）．ヒトインスリンの等電点は約5.5であるが，2個の塩基性アミノ酸残基（Arg）が追加されたインスリン　グラルギンの等電点は，約6.7と高くなっている．酸性に調製された製剤中では溶解しているが，皮下組織内では等電点沈殿により沈殿物が形成される．その沈殿物からの単量体の遊離に時間がかかるため，毛細血管への吸収が緩やかとなり，インスリン　グラルギンは持続的な作用を示す．

インスリン　デテミル

　ヒトインスリンのB鎖30番目のThrを欠失し，B鎖29番目のLysの側鎖アミノ基がミリストイル化された遺伝子組換えインスリンアナログであり，50個のアミノ酸残基から成る修飾ペプチドである（**表2**）．投与後，ミリストイル基に皮下組織あるいは血中のアルブミンが結合することで，血中への移行が遅くなり，また，血中の遊離型インスリン　デテミルの濃度が一定に保たれることで持続的な作用を発揮する．

インスリン　デグルデク

　ヒトインスリンB鎖30番目のThrを欠失し，B鎖29番目のLysの側鎖アミノ基にGluを介してヘキサデカン二酸が結合した遺伝子組換えインスリンアナログであり，50個のアミノ酸残基から成る修飾ペプチドである（**表2**）．製剤中では六量体として存在するが，投与後，皮下組織において沈殿物が形成される．

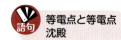

語句　等電点と等電点沈殿

等電点とは，酸性・塩基性の両方の性質を有する物質の電荷の総和がゼロとなるpHの値である．
等電点沈殿とは，タンパク質の溶解度は等電点の近傍において最小となるために生じる沈殿現象である．

ミリストイル化

ミリスチル化ともいう．タンパク質のアミノ基に，炭素数14個の飽和脂肪酸であるミリスチン酸が共有結合すること．

Column

単位について

　バイオ医薬品のなかには，インスリンのように，投与量が「単位」で表示されているものがある．遺伝子組換えタンパク質の大量生産技術が確立される以前は，生体から抽出したタンパク質が医薬品として用いられており，有効成分の構造が確定していない場合や，微量であるために測定が難しいといった問題もあり，有効成分の物質量を測定することが困難であった．このような医薬品では，生物学的な活性（力価）を指標に有効成分の含量が測定され，有効成分の量は「単位」で表された．「単位」は各医薬品に固有のものであり，たとえばインスリンでは，当初，「健康な体重約2 kgのウサギを24時間絶食状態にし，そのウサギにインスリンを注射して，3時間以内に痙攣を起こすレベル（血糖値約45 mg/dL）にまで血糖値を下げうる最小の量」として定義された．今日では，インスリンの理化学的特性と力価の相関が明らかになっており，インスリンの定量には，生物学的な試験ではなく，標準品を対照とした液体クロマトグラフィーを用いた試験が用いられている．ちなみに，インスリン1単位は約6 nmolに相当する．

インスリン グラルギンと同様，徐々に単量体が遊離するため，持続的に血中に吸収され，長い作用持続時間を発現する．また，皮下注射部位と血中におけるアルブミンとの結合も作用持続化に寄与する．

　上述した3種類の持効型インスリンアナログは，インスリン ヒトおよび超速効型インスリンアナログと同様に，「インスリン療法が適応となる糖尿病」の治療に用いられる．通常，成人では，初期は1日1回4～20単位を皮下注射するが，ほかのインスリン製剤を併用する場合は，投与量および投与スケジュールの調節が必要となる．その他のインスリン製剤の投与量を含めた維持量は，通常1日4～80単位である．重篤な副作用と低血糖時の処置は，インスリン ヒトおよび超速効型インスリンアナログと同様である．

2.2 成長ホルモン類

構造と作用

　成長ホルモンは，下垂体前葉で産生されるタンパク質である．ヒト成長ホルモンは，191個のアミノ酸残基から成るタンパク質であり，2組の分子内ジスルフィド結合を有する．内因性成長ホルモンには，長鎖型のほかに，10%程度の短鎖型が存在する．血中の成長ホルモンの約30～40%は，成長ホルモン結合タンパク質（growth hormone-binding protein：GHBP）と複合体を形成して，標的臓器に運ばれる．

　成長ホルモンの最も重要な役割は骨成長作用である．成長ホルモンは2か所の成長ホルモン受容体結合部位を有しており，成長ホルモン受容体への結合と受容体の二量体化を介して，ソマトメジンCともよばれるインスリン様成長因子-I（insulin-like growth factor：IGF）-1を分泌させる（⇒本項「2.3 ソマトメジンC〈インスリン様成長因子Ⅰ[IGF-Ⅰ]〉」〈p. 27〉参照）．IGF-Ⅰは骨端線（成長線）部の軟骨細胞の分化を促進することで骨成長を促す．成長ホルモンによる骨成長は，骨局所で産生されるIGF-Ⅰを介した間接的な作用によるものともいえる（図2）．

成長ホルモン関連医薬品

　現在，遺伝子組換えヒト成長ホルモン，およびポリエチレングリコール（polyethylene glycol：PEG）を結合させたPEG化成長ホルモンアナログが上市されている．

ソマトロピン

　内因性ヒト成長ホルモンと同じアミノ酸配列を有する遺伝子組換えヒト成長ホルモンである．主に大腸菌により産生されるが，C127細胞（マウス細胞株）により産生されるソマトロピンも承認されている．ソマトロピンは，身体成長促進作用，IGF-Ⅰ増加作用および体組成改善作用を有する．

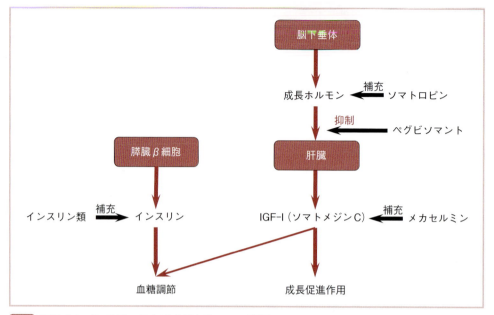

図2 IGF-Iとインスリンおよび成長ホルモンの関係

現在，日本では7製品が承認されており，「骨端線閉鎖を伴わない成長ホルモン分泌不全低身長症や，ターナー症候群等の治療」に用いられる．投与量および投与経路は疾患により異なるが，骨端線閉鎖を伴わない成長ホルモン分泌不全低身長症の場合，通常1週間に体重1kgあたり，ソマトロピンとして0.175〜0.35 mgを筋肉内または皮下に注射する．

重篤な副作用として，痙攣，甲状腺機能亢進症，ネフローゼ症候群，糖尿病などが報告されている．ソマトロピンを，成長抑制効果を有する糖質コルチコイドと併用すると，ソマトロピンの成長促進作用が抑制されることがある．ソマトロピンは，抗インスリン作用を有するため，インスリンと併用するとインスリンの血糖降下作用を減弱させることがある．

ペグビソマント

ヒト成長ホルモンの18，21，120，167，168，171，172，174および179番目のアミノ酸残基が，それぞれAsp，Asn，Lys，Asn，Ala，Ser，Arg，SerおよびThrに置換され，平均5分子のPEG（平均分子量約5,000）が付加した遺伝子組換え成長ホルモンアナログである．PEG化により腎糸球体でろ過されにくくなるので半減期が長いことが特徴である．

ペグビソマントは成長ホルモン受容体拮抗薬であり，成長ホルモン受容体に結合して，成長ホルモンの受容体への結合を阻害する．「先端巨大症（外科的処置，他剤による治療で効果が不十分な場合又は施行が困難な場合）」の治療薬として用いられる．

通常，成人には，初日に40 mg（タンパク質部分に換算）を1日1回皮下投与する．2日目以降は1日1回10 mg（タンパク質部分に換算）を投与する．

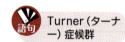

Turner（ターナー）症候群

低身長および性ホルモン低下を主徴とする染色体異常症．

主な副作用としては，注射部位反応，肝機能マーカー（AST〈asparate aminotransferase；アスパラギン酸アミノトランスフェラーゼ〉，ALT〈alanine aminotransferase；アラニンアミノトランスフェラーゼ〉）の上昇，腹痛などが報告されている．

2.3 ソマトメジン C（インスリン様成長因子I〈IGF-I〉）

作用

　IGF-Iと同一物質である．IGF-Iは糖代謝促進や血糖低下などのインスリン様代謝作用を有するが，正常状態における血糖調節は主としてインスリンによりインスリン受容体を介して行われるため，IGF-Iの関与は小さい．一方，インスリン受容体異常症においては，インスリンが血糖調節作用を発揮できないため，IGF-I受容体を介するIGF-Iの血糖調節作用が主経路となる．IGF-Iは，身長・体重増加などの成長促進作用も有する．脳下垂体から分泌される成長ホルモンは主として肝臓の成長ホルモン受容体を介してIGF-Iの産生を促し，このIGF-Iが標的臓器で成長促進作用を発揮する．

ソマトメジンC関連医薬品

メカセルミン

　大腸菌を用いて製造される遺伝子組換えヒトIGF-Iであり，分子内に3組のジスルフィド結合を有する70個のアミノ酸残基から成るタンパク質である．

　メカセルミンは，インスリン受容体を介さずにインスリン様作用を示すことから，インスリン受容体が機能不全となっているインスリン受容体異常症などにおける「高血糖，高インスリン血症，黒色表皮腫，多毛の改善」に用いられる．また成長促進作用も有し，「成長障害の改善」にも用いられる．

　高血糖，高インスリン血症，黒色表皮腫，多毛の改善に使用する場合，1回0.1〜0.4 mg/kgを1日1〜2回食前皮下に注射する．成長障害の改善に使用する場合は，1回0.05〜0.2 mg/kgを1日1〜2回食前皮下に注射する．

　副作用として，低血糖，嘔吐などの過敏症，下垂体などの臓器腫大などが報告されている．

語句　黒色表皮腫

高インスリン血症に関連した疾患であり，インスリン受容体異常症でみられる皮膚変化である．

2.4 ナトリウム利尿ペプチド

作用

　ナトリウム利尿ペプチドは，主に心臓や血管から分泌されるペプチドホルモンであり，利尿，血管平滑筋拡張および降圧作用を示す．ナトリウム利尿ペプチドには，主に心房から分泌される心房性ナトリウム利尿ペプチド（atrial natriuretic peptide：ANP），主として心室から分泌される脳性ナトリウム利尿ペプチドと，主に血管内皮細胞から分泌されるC型ナトリウム利尿ペプチドの3種類がある．ヒトANPには，α，β，γ型の3種類が存在する．ヒトANPのなかで最も強

Column

ホルモン製剤の不正使用（スポーツ選手のドーピング）

　1985年に，日本初のバイオ医薬品として，ヒトインスリンが承認されて以降，さまざまなホルモン製剤が開発されているが，それとともに社会問題となっているのがスポーツ選手による薬物不正使用（ドーピング）である．本項で取り上げたホルモンのなかでは，タンパク質合成を促進させる作用（タンパク質同化作用）を有し，内因性ホルモンと同じアミノ酸配列をもつ成長ホルモンやIGF-Iが，「見えないドーピング」として，しばしばニュースとなってきた．当然のことながら，内因性ホルモンと遺伝子組換えタンパク質を識別するための分析手法の開発も進んでおり，たとえば，成長ホルモン（GH）については，GH isoform differential immunoassay法とよばれる免疫化学的手法が開発され，すでに世界アンチ・ドーピング機構（World Anti-Doping Agency：WADA）により承認されている．本法では，遺伝子組換えGH（recGH）にのみ結合する抗体と，一部の配列が欠失した分子を含む内因性GH（pitGH）と結合する抗体を利用する．それぞれの抗体を用いて，免疫化学的手法によりrecGHおよびpitGHの濃度を測定し，recGH/pitGH値が基準値を下回ることを確認する試験である．今後も，ドーピング検査技術は，バイオ医薬品の解析技術の進歩とともに向上することが予想される．

　ドーピングは，スポーツの基本理念であるフェアプレーに反するだけではなく，人体への悪影響を考慮すると，きわめて危険な行為であることは明白であり，さらに医薬品の適正使用の観点からも看過できるものではない．医薬品の副作用を熟知し，安全かつ安定な供給を担う薬剤師だからこそ，ドーピングの撲滅に向けた活動への貢献は非常に重要なものとなる．

力な利尿・血管平滑筋拡張・降圧作用を示すのはα型である．

ナトリウム利尿ペプチド関連医薬品

カルペリチド

　遺伝子組換えα型ヒト心房性ナトリウム利尿ペプチドであり，28個のアミノ酸残基から成る分子量約3,000のペプチドである．7～23番目のジスルフィド結合により形成された環状構造部分のアミノ酸配列が，受容体との結合や活性発現に重要である．

　カルペリチドは，ナトリウム利尿ペプチド受容体への結合を介して，さまざまな作用を発現する．最も特徴的な作用は腎に対する作用であり，利尿効果を引き起こし体液量と電解質量を減少させる．また，血管平滑筋の拡張およびレニン-アンギオテンシン系と拮抗することにより降圧作用を示す．

　また，「慢性心不全の急性増悪期を含む急性心不全」の治療に用いられ，1分間あたり0.1 μg/kgを持続静脈内投与する．なお，投与量は血行動態をモニターしながら適宜調節することとされている．

重大な副作用として，血圧低下，低血圧性ショック，徐脈などが報告されている．これらの症状がみられたときは減量または投与を中止するが，血圧などの回復が不十分な場合あるいは徐脈を伴う場合には，輸液，アトロピン硫酸塩水和物の静脈内注射などの適切な処置を行う必要がある．

2.5 グルカゴン

構造と作用

グルカゴンは29個のアミノ酸残基から成るペプチドであり，膵臓のランゲルハンス島α細胞で前駆体のプログルカゴンから産生される．グルカゴンはインスリンと逆の働きをするホルモンであり，血糖値が低下すると分泌され血糖値を上昇させる．グルカゴンは，グルカゴン受容体への結合を介して，グリコーゲン合成酵素を不活性化することで，肝臓や筋肉におけるグリコーゲンの分解を促進すると同時に，解糖系を阻害し糖新生を促進する．産生されたグルコースは血中に放出される．さらに，グルカゴンは脂肪組織での脂肪の分解を促進する．ほかに，心筋の収縮力を増加させる作用，消化管を弛緩させる作用をもつ．

グルカゴン関連医薬品

グルカゴン

ヒトグルカゴンと同じアミノ酸配列を有する遺伝子組換えヒトグルカゴンであり，29個のアミノ酸残基から成る分子量約3,500のペプチドである．酵母を用いて製造される．

グルカゴンは，血糖上昇作用のほかに，平滑筋に直接作用することで消化管運動抑制作用を示す．

また，「消化管のX線及び内視鏡検査の前処置，低血糖時の救急処置，成長ホルモン分泌機能検査，糖代謝経路に関与する酵素の異常によりグリコーゲンの蓄積を引き起こす糖原病の検査，胃の内視鏡的治療の前処置」に用いられる．通常，筋肉注射および静脈内注射により投与する．

重大な副作用として，ショック，アナフィラキシーショック，低血糖症状が報告されている．

2.6 卵胞刺激ホルモン類

構造と作用

卵胞刺激ホルモン（follicle-stimulating hormone：FSH）は，αサブユニットとβサブユニットのヘテロダイマー構造をとる糖タンパク質であり，黄体形成ホルモン（lutenizing hormone：LH）およびヒト絨毛性性腺刺激ホルモン（human chorionic gonadotropin：hCG）と共通するαサブユニットと，特徴的な生物活性を有するβサブユニットから成る．αサブユニットは，92個のアミノ酸残基から成り，52番目および78番目のAsn残基にN-結合型糖鎖が結合している．β

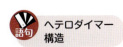

語句 ヘテロダイマー構造

異なる分子が会合することにより形成された二量体のこと．

サブユニットは111個のアミノ酸残基から成り、7番目および24番目のAsn残基にN-結合型糖鎖が結合している。分子量は約31,000である。

FSHは、下垂体前葉の性腺刺激細胞で合成・分泌され、血液循環により標的臓器である卵巣や精巣に到達し、FSH受容体を介して作用を発現する。女性では、FSHは未成熟な卵胞の発育・成熟に関与するとともに、卵胞の顆粒膜細胞に作用してLH受容体の発現を誘導する。成熟した卵胞に対しては、大量のLH分泌（LHサージ）との協力作用により排卵を誘発する。男性では、FSHは精細管の発育と精子形成を促進する。

FSH関連医薬品

ホリトロピン　アルファ

チャイニーズハムスター卵巣（Chinese hamster ovary：CHO）細胞により産生される遺伝子組換えヒトFSHであり、203個のアミノ酸残基から成る糖タンパク質である。

ホリトロピン　アルファは、FSH受容体への結合を介して、卵胞成熟に関する作用および精子形成に対する作用を有し、「視床下部-下垂体機能障害又は多嚢胞性卵巣症候群に伴う無排卵及び希発排卵における排卵誘発」、ならびに「低ゴナドトロピン（性腺刺激ホルモン）性男子性腺機能低下症における精子形成の誘導」に用いられる。

排卵誘発には、通常1回75国際単位を連日皮下投与する。卵胞の発育の程度を観察しながら適宜用量を調節し、主席卵胞（排卵に向けて成熟していく卵胞）の十分な発育が確認された後、hCG製剤を投与し排卵を誘起する。精子形成の誘導には、hCG製剤を併用投与する。hCG製剤の投与により、血中テストステロン値が正常範囲内にあることおよび無精子であることを確認した後に、ホリトロピン　アルファとして1回150国際単位を1週3回皮下投与する。

女性に対する重大な副作用として、腹水や胸水が貯留する卵巣過剰刺激症候群、血栓塞栓症、アナフィラキシー反応が、男性に対する重大な副作用としては、アナフィラキシー反応が報告されている。

フォリトロピン　ベータ

遺伝子組換えヒトFSHであり、ヒトFSHと同じアミノ酸配列を有し、CHO細胞により産生される。またホリトロピン　アルファと同様に、FSH受容体を介して、卵胞発育の初期から胞状卵胞を経て排卵前卵胞に至るまでの成熟過程に関与し、「複数卵胞発育のための調節卵巣刺激」、「視床下部-下垂体機能障害に伴う無排卵及び希発排卵における排卵誘発」に用いられている。

排卵誘発の場合、通常1日50国際単位を7日間皮下または筋肉内投与し、その後、卵胞の発育を観察しながら用量を調整し、平均径18mm以上の卵胞を超音波断層法により確認した後に、hCG製剤により排卵を誘起する。

重大な副作用として、卵巣過剰刺激症候群、血栓塞栓症、流産・子宮外妊娠・

LHサージ

排卵が近づいたときにみられる急激かつ多量にLHが分泌される現象のことである。排卵検査薬は、LHサージに伴う尿中LH濃度の上昇を測定している。

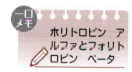

ホリトロピン　アルファとフォリトロピン　ベータ

同じアミノ酸配列をもつが、製造に用いる細胞株が異なっていることから、糖鎖の違いを想定して、一般的名称の中にアルファ、ベータを付して、別の医薬品として区別されている。

多胎妊娠，アレルギー反応が報告されている．

2.7 グルカゴン様ペプチド-1（GLP-1）類

構造と作用

　グルカゴン様ペプチド-1（glucagon-like peptide-1：GLP-1）は，グルカゴンと同様にプログルカゴンから生成される分子量約3,300のペプチドであり，小腸，大腸および直腸のL細胞で産生されるインクレチンホルモン（消化管ホルモン）の一つである．全長のGLP-1（1-37）は生理活性をもたない前駆体であり，分泌される際にN末端の6アミノ酸残基が切断されて，活性を有するGLP-1となる．GLP-1には，プログルカゴンの78～108番目のアミノ酸配列に相当するGLP-1（7-37）と，プログルカゴンの78～107番目のアミノ酸配列に相当しC末端がアミド化されたGLP-1（7-36）amideの2種類がある（表3）．

　GLP-1はβ細胞表層に存在するGLP-1受容体に結合して細胞内のcAMP（adenosine 5'-monophosphate；サイクリック〈環状〉アデノシン5'-一リン酸）濃度を増加させることで，分泌顆粒からのインスリン分泌を増強する（インスリン分泌促進作用）．そのほかに，GLP-1はグルカゴンの分泌抑制作用や，胃酸分泌・胃排泄の抑制作用や食欲を抑制する作用により体重を減少させる効果もある．

　腸管より分泌されたGLP-1は，ジペプチジルペプチダーゼ-IV（dipeptidyl peptidase-IV：DPP-IV）により，N末端から2番目のAla残基のC末端側が切断され，すみやかに不活性化される．

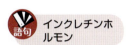

語句 インクレチンホルモン

食事の摂取後に消化管より分泌され，インスリン分泌を増強させる消化管ホルモンの総称．GLP-1およびグルコース依存性インスリン分泌刺激ポリペプチド（glucose-dependent insulinotropic polypeptide：GIP）が含まれる．

GLP-1関連医薬品

　わが国では，DPP-IVによる分解を避けるために構造改変したGLP-1アナロ

表3 GLP-1およびGLP-1アナログの構造

GLP-1	GLP-1（7-36）amide	HAEGTFTSDV SSYLEGQAAK EFIAWLVKGR-NH₂
	GLP-1（7-37）	HAEGTFTSDV SSYLEGQAAK EFIAWLVKGR G
リラグルチド		HAEGTFTSDV SSYLEGQAAK EFIAWLVRGR G（構造図）
デュラグルチド		1～31 アミノ酸改変されたGLP-1／リンカー配列／48～275 アミノ酸改変されたIgG4のFcドメイン

GLP-1（glucagon-like peptide-1；グルカゴン様ペプチド-1），IgG（immunoglobulin G；免疫グロブリンG）．

グとして，リラグルチドとデュラグルチドが承認されている．

リラグルチド

遺伝子組換え GLP-1 アナログであり，ヒト GLP-1（7-37）の 34 番目の Lys を Arg に置換し，26 番目の Lys 残基の側鎖アミノ基に Glu を介してパルミチン酸を結合させた修飾ペプチドである．パルミチン酸によるアシル化と，Glu 付加によるマイナス荷電の増加により，血中アルブミンとの結合力が増強されているため，DPP-IV により分解されにくくなり，作用が持続する．

リラグルチドは，血糖降下作用および糖代謝改善作用を有し，「2 型糖尿病における血糖値改善薬」として利用されている．通常，成人には，0.9 mg を 1 日 1 回朝または夕に皮下注射する．ただし，1 日 1 回 0.3 mg から開始し，1 週間以上の間隔で 0.3 mg ずつ増量する．リラグルチドはインスリンの代替薬ではない．投与の際は，患者のインスリン依存状態を確認し，投与の可否を判断する必要がある．

インスリン依存状態の患者で，インスリンから切り替えた際に急激な高血糖および糖尿病性ケトアシドーシスが発現した症例が報告されている．また，スルホニルウレア剤やインスリン製剤と併用する場合，低血糖のリスクが増加するおそれがある．重大な副作用として，低血糖，膵炎，腸閉塞が報告されている．

デュラグルチド

遺伝子組換え Fc 融合糖タンパク質であり，1～31 番目は GLP-1 アナログ，また 48～275 番目は改変型ヒト IgG（immunoglobulin G；免疫グロブリン G）4 の Fc ドメインから成り，2, 16, 30, 57, 63 および 64 番目のアミノ酸残基がそれぞれ Gly, Glu, Gly, Pro, Ala および Ala に置換されている．

デュラグルチドは，CHO 細胞を用いて製造され，275 個のアミノ酸残基から成るサブユニット 2 個から構成される糖タンパク質（分子量：約 63,000）である．GLP-1 に相当する部分のアミノ酸置換により DPP-IV による分解に抵抗性を示し，また，Fc 融合による分子量の増加により吸収速度および腎クリアランスが低下するとともに，IgG リサイクリングにかかわる受容体 FcRn に結合し血中からの消失が減少することで作用が持続する．

デュラグルチドは，血糖降下作用およびグルコース応答性インスリン分泌作用，グルカゴン分泌抑制作用，胃内容排出遅延作用を有し，リラグルチドと同様に「2 型糖尿病における血糖値改善薬」として利用されている．通常，成人には，0.75 mg を週に 1 回，皮下注射する．

重大な副作用としては低血糖が報告されており，類薬の重大な副作用として急性膵炎，腸閉塞があげられている．

2.8 副甲状腺ホルモン類

構造と作用

副甲状腺ホルモン（parathyroid hormone：PTH）は，84 個のアミノ酸から成

アシル化

ヒドロキシル基，アミノ基，およびスルフヒドリル基などの水素をアシル基（R-CO-）で置換することをいう．タンパク質のパルミトイル化，ミリストイル化などの飽和脂肪酸による修飾もアシル化に含まれる．

Fc ドメイン

⇒本章 1 の語句〈p. 9〉参照．

FcRn

新生児型 Fc 受容体（neonatal Fc receptor）の略語である．FcRn は IgG の Fc ドメインに結合することにより，IgG の細胞内でのリソソームによる分解の抑制，および IgG の細胞外へのリサイクリングに関与する．抗体医薬品など，Fc ドメインをもつ医薬品の場合，FcRn との親和性が血中半減期に関係する場合がある．

る分子量約9,500のタンパク質である．PTHは，副甲状腺の主細胞で産生されるプレプロPTHを前駆体として，プロPTHへのプロセシングを経て産生される（図3）．PTHはN末端の29個のアミノ酸残基が活性部位であり，血中では34と35番目のアミノ酸残基のあいだが容易に切断され，血中半減期は短いが活性を有するフラグメント（1〜34，N末端）と，半減期は長いが活性を有さないフラグメント（35〜84，C末端）に分解される．

PTHの分泌は，主細胞のカルシウム感知受容体への血中Ca^{2+}の結合により調節される．血中Ca^{2+}の受容体への結合を介して細胞内Ca^{2+}濃度が上昇するとPTHの合成と分泌が抑制される．逆に受容体への結合率が低下すると合成・分泌は促進される．つまり，血中Ca^{2+}濃度とPTHの合成・分泌は直接的なフィードバックの関係にある．

PTHは，「骨芽細胞前駆細胞の骨芽細胞への分化」を介して骨形成（骨をつくる作用）を促進するが，その一方で，「破骨細胞前駆細胞の破骨細胞への分化」を介して骨吸収（骨を壊す作用）も促進する．内因性PTHは，骨吸収と骨形成に関与することで骨代謝回転を促進しているが，一般に骨形成よりも骨吸収を促進する作用が強いために，血中Ca^{2+}濃度の上昇を引き起こす．

外部からPTHを投与する場合，その作用は投与法により変わる．PTHを間欠的に（低用量，あるいは期間を空けて）皮下投与すると，骨芽細胞の機能が活性化され，破骨細胞の機能を上回るため，骨形成を促進することができる．

PTH関連医薬品
テリパラチド

大腸菌を用いて製造される遺伝子組換えヒトPTHであり，ヒトPTHの1〜

```
プレプロPTH
MIPAKDMAKV  MIVMLAICFL  TKSDGKSVKK  RSVSEIQLMH  NLGKHLNSME  50
RVEWLRKKLQ  DVHNFVALGA  PLAPRDAGSQ  RPRKKEDNVL  VESHEKSLGE  100
ADKADVNVLT  KAKSQ

            ↓

プロPTH
                        TKSDGKSVKK  RSVSEIQLMH  NLGKHLNSME  50
RVEWLRKKLQ  DVHNFVALGA  PLAPRDAGSQ  RPRKKEDNVL  VESHEKSLGE  100
ADKADVNVLT  KAKSQ

            ↓

PTH
                                    SVSEIQLMH   NLGKHLNSME  50
RVEWLRKKLQ  DVHNFVALGA  PLAPRDAGSQ  RPRKKEDNVL  VESHEKSLGE  100
ADKADVNVLT  KAKSQ
```

図3 副甲状腺ホルモン（PTH）の産生過程（PTH前駆体のプロセシング）
赤字配列はプロセシングされる配列．

34番目のアミノ酸に相当する．テリパラチドは，間欠的に投与することにより，前駆細胞の骨芽細胞への分化を促進する作用および骨芽細胞のアポトーシスを抑制する作用により，骨形成を優先して活性化させることができる．一方，持続的に投与すると骨吸収が骨形成を上回り，骨量減少が生じることに留意する必要がある．

テリパラチドの適応症は，「骨折の危険性の高い骨粗鬆症」である．低用量を一定間隔で投与することが重要であり，通常，成人には間欠的すなわち1日1回の頻度で，20 μgを皮下注射する．投与期間は24か月間までとされている．

重大な副作用として，ショック，アナフィラキシーが報告されている．

2.9 レプチン類

作用

レプチンは，主に脂肪細胞が分泌するホルモンであり，エネルギーの蓄積に関する情報を中枢神経系へ伝達することに関与している．また，視床下部に存在するレプチン受容体に作用することにより，強力な摂食抑制シグナルを伝達し，エネルギー消費亢進，インスリン感受性亢進，脂質代謝亢進をもたらす．糖代謝および脂質代謝において重要な役割を担っている．

レプチン関連医薬品

メトレレプチン

大腸菌を用いて製造される，N末端がメチオニル化された遺伝子組換えヒトレプチンであり，147個のアミノ酸残基から成るタンパク質である．

メトレレプチンは「脂肪萎縮症」の治療に用いられる．脂肪萎縮症では，脂肪組織の消失・血中レプチンの欠乏がみられ，その結果として，肝臓や骨格筋などにトリグリセリドが蓄積して高度な脂肪肝，高トリグリセリド血症，糖尿病の症状を示す．脂肪萎縮症は指定難病の一つであり，原因療法はなく，対症療法（補充療法）として血糖調節のためにメトレレプチンが使用されている．

通常，男性には0.04 mg/kg，18歳未満の女性には0.06 mg/kg，18歳以上の女性には0.08 mg/kgを1日1回皮下注射する．

重大な副作用として，過敏症が報告されている．

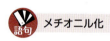

メチオニル化

タンパク質のN末端がメチオニンで修飾されること．

3 課題と展望

ホルモン製剤を用いた治療の際に，内因性ホルモンと同一のアミノ酸配列を有する製剤，あるいはアナログ製剤のいずれにおいても，投与後に抗薬物抗体が出現することがある．たとえば，抗インスリン抗体の出現は，薬効発現の遅延や投与量の増加を迫られるなど，血糖調節を難しくする要因となっている．また，抗インスリン抗体は交差反応性を示すこともあり，ほかのインスリン製剤への変更

を難しくするケースもみられる．ホルモン製剤のように，内因性分子と同じ構造を有する医薬品に対して，なぜ，抗薬物抗体が出現するのか，そのメカニズムについては，遺伝的要因や添加物の影響など諸説あるものの，いまだに不明な点が多い．ほかのバイオ医薬品と同様，免疫原性の克服が課題の一つとなっている．

免疫原性
⇒本章2の語句〈p. 14〉参照．

ホルモン製剤では，ほかのバイオ医薬品と比較して製剤化技術の開発が活発化している．とくに，皮下・筋肉内注射を主投与経路とするホルモン製剤に対して，経肺吸収を投与ルートとするドラッグデリバリーシステム（drug delivery system：DDS）の開発が進んでおり，アメリカでは2006年および2014年に，粉末化技術を用いた吸入型インスリンが承認されている．非侵襲的投与を可能とするDDSの実用化は，定期的・長期的な注射による投与を余儀なくされていた患者のQOL（quality of life；生活の質）の改善につながる，きわめて重要な製剤化技術であり，さらなるホルモンDDS製剤開発の進展が望まれる．

（橋井則貴，石井明子）

● 参考資料
1. WORLD ANITI-DOPING AGENCY. World Anti-Doping Program GUIDELINES FOR APPLICATION OF hGH ISOFORM DIFFERENTIAL IMMUNOASSAYS, version 2.1；2014.

4 サイトカイン・増殖因子

Summary
- サイトカインは，主に免疫系の細胞が免疫応答によって産生するタンパク質の総称である．
- 代表的なサイトカインは，免疫系細胞の働きを制御するインターロイキンや，ウイルスの増殖や腫瘍細胞の増殖を抑制する作用を有するインターフェロンなどである．
- 血球系細胞の分化・増殖を引き起こすエリスロポエチンや顆粒球コロニー刺激因子も，サイトカインの一種であり，赤血球や白血球の細胞数を増加させる作用を有する．
- 増殖因子は，標的細胞の分化・増殖を引き起こす作用を有するタンパク質で，組織修復などにおいて，重要な役割を果たしている．
- 遺伝子組換えヒトインターロイキン-2，インターフェロンα・β・γ，エリスロポエチン，G-CSF，bFGF，およびそれらの類縁体が，医薬品として用いられている．

Keywords▶ 抗ウイルス作用，肝炎，腎がん，多発性硬化症，腎性貧血，好中球減少症，褥瘡

1 サイトカイン・増殖因子の種類とその製剤

　サイトカイン（cytokine）や増殖因子（growth factor）は，受精卵から始まる個体形成，ウイルス感染，血中酸素濃度の低下あるいは創傷の形成など，細胞の増殖・分化が必要な状況に応じて分泌されるタンパク質である．サイトカインや増殖因子は，標的となる細胞の受容体に結合し，細胞内に伝達されるシグナルによって，さまざまな遺伝子の発現やタンパク質の分泌を制御し，その結果，細胞の増殖・分化，細胞機能の活性化などを引き起こす（図1）．遺伝子組換え技術を応用して製造されたサイトカインや増殖因子は，抗ウイルス薬，抗悪性腫瘍薬，造血薬，創傷治癒促進薬などとして利用されている．

1.1 インターフェロン類

構造と作用

　インターフェロンの発見は，長野と小島がワクチン研究の過程で見いだした「ウイルスの接種後の抗体産生に先立ち産生されるウイルス感染抑制因子」[1]に始まる．Isaacsらは，異なるウイルスが感染を干渉し合う現象の研究から干渉作用（interference）にかかわる因子を発見し，インターフェロン（interferon：IFN）と名づけた[2]．その後の研究で，これらの因子は，同一のタンパク質であることが明らかになっている．これまでに，構造が異なる8種類のインターフェ

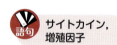

語句　サイトカイン，増殖因子

主に免疫系の細胞が産生するものをサイトカイン，組織を形成する細胞が産生するものを増殖因子と称するが，産生細胞や標的細胞の組み合わせは多様で，厳密に分類できないものもある．たとえばインターフェロンは，通常サイトカインに分類されるが，タイプによっては産生細胞が免疫細胞だけでなく，線維芽細胞や上皮細胞においても産生され，標的細胞も免疫細胞に限定されない．

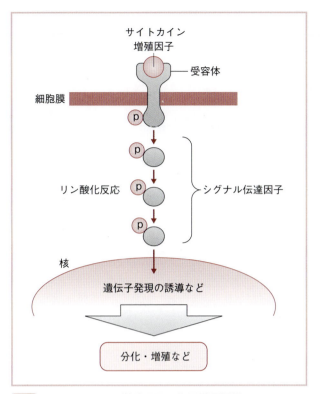

図1 サイトカイン・増殖因子の作用発現機構

ロンが見いだされ，それぞれギリシャ文字を付して命名されている（タイプⅠ：α，β，ε，κ，τ，ω，タイプⅡ：γ，タイプⅢ：λ）．また，インターフェロンαについては，わずかに構造が異なる複数のサブタイプの存在が確認されている．

インターフェロンはウイルス感染した細胞から分泌され，その細胞自身（オートクリン）や周囲の細胞（パラクリン）に作用し，ウイルスの産生を阻害することで抗ウイルス作用を示す（図2）．インターフェロンは，ウイルス感染細胞に対して，①2'-5'-オリゴアデニル酸合成酵素を誘導し，エンドヌクレアーゼであるRNase L（ribonuclease L；リボヌクレアーゼL）を活性化させ，ウイルスRNA（ribonucleic acid；リボ核酸）の分解によりウイルスの遺伝子複製を抑制，②プロテインキナーゼを活性化し，翻訳開始因子eIF-2（eukaryotic initiation factor-2）をリン酸化することでウイルスのタンパク質の翻訳開始を抑制，③2'-ホスホジエステラーゼを活性化し，tRNA（transfer RNA；転移RNA）のCCA末端を分解させることでタンパク質合成を阻害し，ウイルス増殖を相乗的に阻止する（図3）．さらにナチュラルキラー（natural killer：NK）細胞を活性化することで，ウイルス感染細胞の除去を促進させる．一方，ウイルス非感染細胞に対してはNK細胞の過剰な攻撃を軽減させるため，主要組織適合遺伝子複合体（major histocompatibility complex：MHC）class Ⅰ分子の発現を高める作用を有する．

またインターフェロンは，抗腫瘍作用を有しており，とくにタイプⅡで活性

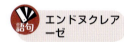

エンドヌクレアーゼ

DNAやRNAの鎖の途中（内部；エンド）で切断する核酸分解酵素．なお，末端（外側；エキソ）から削る核酸分解酵素は，エキソヌクレアーゼである．

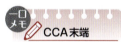

CCA末端

tRNAの3'末端の構造．タンパク質合成が行われる際，tRNAの3'末端（CCA末端）に，ペプチド鎖に新たに転移されるアミノ酸が付加される．インターフェロンで誘導された2'-ホスホジエステラーゼがCCA末端を分解することで，タンパク質合成が阻害される．

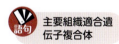

主要組織適合遺伝子複合体

抗原提示に関与するタンパク質をコードする遺伝子の総称である．これらの遺伝子群によりコードされるタンパク質は，2本のポリペプチド鎖から成る二量体タンパク質（MHC分子）で，構成分子の違いによりclass Ⅰとclass Ⅱに分類される．ヒトMHCは，ヒト白血球抗原（human leukocyte antigen：HLA）と同一の分子である．

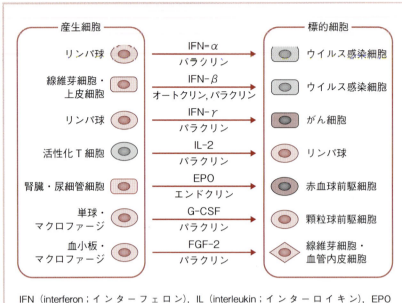

図2 サイトカイン・増殖因子の産生細胞と標的細胞

IFN（interferon；インターフェロン），IL（interleukin；インターロイキン），EPO（erythropoietin；エリスロポエチン），G-CSF（granulocyte-colony stimulating factor；顆粒球コロニー刺激因子），FGF-2（fibroblast growth factor-2；線維芽細胞増殖因子2）．

> **エンドクリン，パラクリン，オートクリン**
>
> 細胞から分泌されたタンパク質の標的細胞への送達様式は，体外に放出する外分泌（エキソクリン）と体液や血流に放出する内分泌（エンドクリン）に分類される．内分泌されたタンパク質が，分泌した細胞のごく近傍の細胞に対して作用することをパラクリン（側；パラ），分泌した細胞自身に作用することをオートクリン（自身；オート）という．

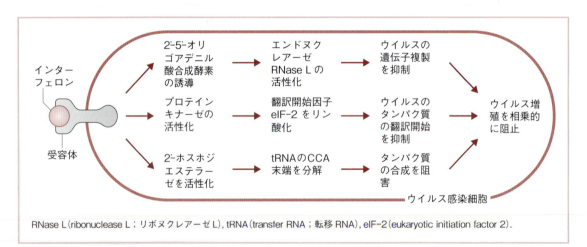

RNase L（ribonuclease L；リボヌクレアーゼL），tRNA（transfer RNA；転移RNA），eIF-2（eukaryotic initiation factor 2）．

図3 インターフェロン類のウイルス増殖阻止機構

が高い．抗腫瘍作用については，ナチュラルキラー細胞（NK細胞）やマクロファージを活性化させるなど，免疫系の賦活によるBRM（biological response modifiers）作用が明らかとなっている．また腫瘍細胞に直接作用し，増殖抑制を引き起こすことも知られているが，その分子機構は十分に解明されていない．

　日本で承認され，現在上市されているインターフェロン製剤は，インターフェロンα類5品目，インターフェロンβ類3品目，インターフェロンγ1品目である（**表1**）．

> **BRM作用**
>
> ナチュラルキラー細胞（NK細胞）活性の増強作用，抗体依存性細胞傷害活性の増強作用，マクロファージの活性化などの免疫反応を介した間接的な腫瘍細胞傷害作用のこと．

表1 わが国で認可されているサイトカイン・増殖因子製剤

分類		一般名	主な適応疾患	投与経路
インターフェロン類				
	インターフェロンα	インターフェロン　アルファ（NA-MALWA）	腎がん，多発性骨髄腫，ヘアリー細胞白血病，B型肝炎，C型肝炎	皮下，筋肉内
		インターフェロン　アルファ（BALL-1）	B型肝炎，C型肝炎，慢性骨髄性白血病，腎がん	皮下，筋肉内
		インターフェロン　アルファ-2b	B型肝炎，C型肝炎，胃がん，慢性骨髄性白血病，多発性骨髄腫	筋肉内
	PEG化インターフェロンα	ペグインターフェロン　アルファ-2a	B型肝炎，C型肝炎	皮下
		ペグインターフェロン　アルファ-2b	C型肝炎	皮下
	インターフェロンβ	インターフェロン　ベータ	膠芽腫，髄芽腫，星細胞腫，皮膚悪性黒色腫，B型肝炎，C型肝炎	髄腔内，腫瘍内とその周辺部，静脈内
		インターフェロン　ベータ-1a	多発性硬化症の再発予防	筋肉内
		インターフェロン　ベータ-1b	多発性硬化症の再発予防および進行抑制	皮下
	インターフェロンγ	インターフェロン　ガンマ-1a	腎がん，慢性肉芽腫症に伴う重症感染症	静脈内
インターロイキン類				
	インターロイキン-2	セルモロイキン	血管肉腫	静脈内，腫瘍周縁部
		テセロイキン	血管肉腫，腎がん	静脈内
エリスロポエチン類				
	エリスロポエチン	エポエチン　アルファ	腎性貧血，自己血貯血	皮下
		エポエチン　カッパ［エポエチンアルファ後続1］	透析施行中の腎性貧血，未熟児貧血	静脈内，皮下
		エポエチン　ベータ	透析導入前及び施行中の腎性貧血，未熟児貧血，自己血貯血	静脈内，皮下
	エリスロポエチンアナログ	ダルベポエチン　アルファ	腎性貧血，骨髄異形成症候群に伴う貧血	静脈内，皮下
	PEG化エリスロポエチン	エポエチン　ベータ　ペゴル	腎性貧血	静脈内，皮下
コロニー刺激因子類				
	G-CSF	フィルグラスチム	造血幹細胞の末梢血中への動員，好中球数の増加促進，好中球減少症	皮下，静脈内
		レノグラスチム	造血幹細胞の末梢血中への動員，好中球数の増加促進，好中球減少症	皮下，静脈内
	G-CSF類縁体	ナルトグラスチム	好中球数の増加促進，好中球減少症	皮下，静脈内
		ペグフィルグラスチム	がん化学療法による発熱性好中球減少症の発症抑制	皮下
増殖因子類				
	bFGF	トラフェルミン	褥瘡，皮膚潰瘍（熱傷潰瘍，下腿潰瘍）	表皮局所（噴霧）

PEG（ポリエチレングリコール），bFGF（塩基性線維芽細胞増殖因子）．

インターフェロンα

インターフェロンαは，生体では主にリンパ球などの免疫系の細胞から産生され（図2），B型あるいはC型肝炎ウイルスの増殖を阻害する作用や抗腫瘍作用を有する．抗腫瘍作用については，NK細胞やマクロファージを活性化させるなど，免疫系の賦活によるBRM作用が明らかとなっている．また，腫瘍細胞に直接作用し，増殖抑制を引き起こすことも知られているが，その分子機構は十分に解明されていない．

医薬品として，インターフェロン アルファ（NAMALWA）およびインターフェロン アルファ（BALL-1），インターフェロン アルファ-2b，ペグインターフェロン アルファ-2aおよびペグインターフェロン アルファ-2bが使用されている．

インターフェロン製剤に共通する，とくに注意喚起を要する副作用として間質性肺炎，自殺企図がある．間質性肺炎の初期症状（発熱，咳嗽，呼吸困難など），患者の精神状態（不眠，不安，焦燥など）には十分に留意し，患者に対し副作用発現の可能性について十分説明する[3,4]．

● インターフェロンの関連医薬品

インターフェロン アルファ（NAMALWA）

ヒトリンパ性白血病細胞由来のNAMALWA細胞をセンダイウイルスで誘発して製造されるヒトインターフェロンαであり，有効成分には，アミノ酸配列が異なるサブタイプや修飾糖鎖の異なる複数の分子種（分子量17,000～30,000）が含まれる．

腎がん，多発性骨髄腫，ヘアリー細胞白血病，慢性骨髄性白血病に用いる．ウイルス感染にかかわる疾患としては，HBe抗原陽性でかつDNA（deoxyribonucleic acid；デオキシリボ核酸）ポリメラーゼ陽性のB型慢性活動性肝炎のウイルス血症の改善，C型慢性肝炎におけるウイルス血症の改善（血中HCV RNA量が高い場合を除く），C型代償性肝硬変におけるウイルス血症の改善（セログループ1の血中HCV RNA量が高い場合を除く），亜急性硬化性全脳炎におけるイノシン プラノベクスとの併用による臨床症状の進展抑制，HTLV-1（human T lymphotropic virus type 1；ヒトT細胞白血病ウイルス）脊髄症（HTLV-1 associated myelopathy：HAM）に用いる．通常，1日1回，皮下または筋肉内に投与する．

インターフェロン アルファ（BALL-1）

ヒトリンパ芽球細胞をセンダイウイルスで誘発して製造されるヒトインターフェロンαであり，有効成分には，アミノ酸配列が異なるサブタイプや修飾糖鎖の異なる複数の分子種（分子量13,000～21,000）が含まれる．

HBe抗原陽性でかつDNAポリメラーゼ陽性のB型慢性活動性肝炎のウイルス血症の改善，C型慢性肝炎におけるウイルス血症の改善（血中HCV RNA量が高い場合を除く），慢性骨髄性白血病，腎がんに用いる．通常，1日1回，皮

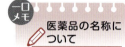

医薬品の名称について

本書では紙面の都合により，各医薬品の日本医薬品一般的名称（JAN）に含まれる（遺伝子組換え）の記載を省略する．バイオ医薬品のアミノ酸配列は，そのほとんどがヒトに由来するが，各医薬品等の本質を明確にするために，本質を説明する部分では，ヒト由来であることを記載する（ヒトインターフェロンαなど）．

糖タンパク質の一般的名称について

JANの命名において，アミノ酸配列が同一でも産生細胞が異なり，糖鎖構造の差異が予想されるタンパク質は，アルファ，ベータ等を付した二語式の名称により区別する（エポエチン アルファ，エポエチン ベータなど）．ただし，インターフェロン類の一般名に含まれるアルファ，ベータは，学術名に由来し，糖鎖の違いを示すものではないので注意が必要である．

センダイウイルス

パラインフルエンザ1型ウイルスの一種である．仙台市でウイルスが発見されたことに因んで命名された．HVJ（hemagglutinating virus of Japan）ともよばれる．

下または筋肉内に投与する.

インターフェロン　アルファ-2b

遺伝子組換えヒトインターフェロンαであり，大腸菌で産生される 165 個のアミノ酸残基から成るタンパク質（分子量 19,269）である．

C 型慢性肝炎におけるウイルス血症の改善に用いられている．本剤単独で使用する場合は，血中 HCV RNA 量が高値ではない患者に限られ，リバビリンと併用する場合は，血中 HCV RNA 量が高値の患者にも用いる．また，HBe 抗原陽性でかつ DNA ポリメラーゼ陽性の B 型慢性活動性肝炎のウイルス血症の改善，腎がん，慢性骨髄性白血病，多発性骨髄腫にも用いる．通常，1 日 1 回，筋肉内に投与する.

ペグインターフェロン　アルファ-2a

遺伝子組換えヒトインターフェロンα類縁体であり，大腸菌で製造されたヒトインターフェロン　アルファ-2a の 1 か所のアミノ酸残基に分枝ポリエチレングリコール（polyethylene glycol：PEG）が共有結合している PEG 化改変体である．分子量は約 60,000（インターフェロン　アルファ-2a 部分：約 20,000, 分岐 PEG：約 40,000）である．

C 型慢性肝炎に対するウイルス血症の改善を目的とし，HCV RNA が陽性であることを確認したうえで使用する．また，B 型慢性活動性肝炎におけるウイルス血症の改善を目的とし，HBV DNA 量の測定などによりウイルスの増殖を確認したうえで使用する．通常，週 1 回，皮下に投与する.

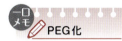

PEG化

PEG 化することによって，主に高分子化による腎クリアランスの遅延が生じ血中半減期が延長するため，投与回数を減らすことができる．インターフェロン　アルファ-2b においては，PEG 化により血中半減期が約 6 倍となり，投与回数が 1 日 1 回から週 1 回と少なくなっている.

ペグインターフェロン　アルファ-2b

遺伝子組換えヒトインターフェロンα類縁体であり，大腸菌で製造されたヒトインターフェロン　アルファ-2b のアミノ酸残基（Cys1, His7, Lys31, His34, Lys49, Lys83, Lys112, Lys121, Tyr129, Lys131, Lys133, Lys134, Ser163 および Lys164）のうち 1 か所に PEG 1 分子が共有結合している PEG 化改変体である．分子量は，約 32,000（インターフェロン　アルファ-2b 部分：約 20,000, PEG：約 12,000）である．

C 型慢性肝炎におけるウイルス血症の改善を目的とし，リバビリンとの併用のみ適用条件となっている．また，血中 HCV RNA 量が高値の患者，あるいは，インターフェロン製剤単独療法で無効の患者またはインターフェロン製剤単独療法後再燃した患者が対象となる．通常，週 1 回，皮下に投与する.

インターフェロンβ

インターフェロンβは，線維芽細胞や上皮細胞から産生される糖タンパク質である（図 2）．インターフェロンタイプ I に属し，インターフェロンαと同様に，抗ウイルス作用や抗腫瘍作用を有する．医薬品として，3 品目が使用されている.

●インターフェロンβ関連医薬品

インターフェロン　ベータ

　ヒト正常二倍休線維芽細胞から産生される天然型のインターフェロンβで，アミノ酸166個から成る糖タンパク質（分子量約22,000）である．

　膠芽腫，髄芽腫，星細胞腫，皮膚悪性黒色腫の治療に用いる．また，HBe抗原陽性でかつDNAポリメラーゼ陽性のB型慢性活動性肝炎のウイルス血症の改善，C型慢性肝炎におけるウイルス血症の改善に用いる．通常，1日1回，髄腔内，腫瘍内またはその周辺部，静脈内に投与する．

インターフェロン　ベータ-1a

　遺伝子組換えヒトインターフェロンβであり，ヒト白血球細胞株（K-562）由来のインターフェロンβの遺伝子の発現によりチャイニーズハムスター卵巣（Chinese hamster ovary：CHO）細胞で産生される166個のアミノ酸残基から成る糖タンパク質（分子量約25,300）である．

　多発性硬化症の再発予防に用いられる．作用機序は明確になっていないが，免疫調節作用や抗ウイルス作用が関与していると考えられている．通常，週1回，筋肉内に投与する．

インターフェロン　ベータ-1b

　遺伝子組換えヒトインターフェロンβであり，165個のアミノ酸から成るタンパク質（分子量19,877.57）で，大腸菌で製造される．

　多発性硬化症の再発予防および進行抑制に用いられるが，免疫調節作用，抗ウイルス作用，細胞増殖抑制作用など，他のインターフェロンと同様にさまざまな生理活性をもつ．多発性硬化症発症に対する作用機序については，末梢におけるT細胞活性化の抑制，活性化T細胞の血液脳関門通過の抑制，中枢におけるT細胞の再活性化の抑制と炎症性サイトカイン分泌抑制などの免疫調節作用が関与すると考えられている．

　通常，皮下に隔日投与する．注射部位反応（壊死，紅斑，疼痛，硬結，瘙痒感，腫脹，発疹など）が報告されているので，投与ごとに注射部位を変える．

インターフェロンγ

　インターフェロンγは，主にリンパ球などの免疫系の細胞から産生される（図2）．インターフェロンαより抗ウイルス作用は弱いが，マクロファージを活性化するため高い抗腫瘍作用を有する．医薬品として，インターフェロン　ガンマ-1aが使用されている．

●インターフェロンγ関連医薬品

インターフェロン　ガンマ-1a

　遺伝子組換えヒトインターフェロンγであり，146個のアミノ酸残基から成るタンパク質（分子量17,145.41）で，大腸菌で製造される．インターフェロンαやインターフェロンβと同様の活性を有するが，抗ウイルス作用は弱く，高い抗腫

瘍作用を有することが特徴である．腎がん，慢性肉芽腫症に伴う重症感染症に用いられる．腫瘍細胞に作用し，増殖抑制を引き起こすほか，BRM 作用が関与していると考えられている．通常，1 日 1 回，静脈内に投与する．

1.2 インターロイキン類

インターロイキン（interleukin：IL）は，白血球（leukocyte）の細胞−細胞間（inter）のコミュニケーション因子である．主にリンパ球，単球，マクロファージが産生する．これまでに，構造が類似した 38 種のインターロイキンが発見されており，発見順に番号が付されて命名されている．

現在日本で承認されているインターロイキン製剤は，インターロイキン-2 製剤 2 品目のみである（表1）．

インターロイキン-2

インターロイキン-2 は，主に抗原提示により活性化した T 細胞が産生するタンパク質で，他のリンパ球に作用して分化・増殖・活性化させる作用，すなわち，免疫系を賦活化する作用を有する（図2）．医薬品として，セルモロイキンとテセロイキンが使用されている．

主な副作用として，半数以上の患者で発熱を生じ，悪寒，倦怠感などのインフルエンザ様の症状を呈することがあるが，鎮痛薬（非ステロイド性抗炎症薬）投与などの対症療法により対処可能である．インターロイキン-2 自体，あるいはその刺激により単球から産生されたプロスタグランジン E_2 が原因と考えられている．

●インターロイキン-2 関連医薬品
セルモロイキン
遺伝子組換えヒトインターロイキン-2 であり，133 個のアミノ酸残基から成

> **語句　慢性肉芽腫症**
> 白血球の食作用に必要な活性酸素の産生障害を示す遺伝性免疫不全症の一つである．反復性の細菌・真菌感染症による感染巣において，肉芽を形成する（⇒本章 11 の語句〈p.129〉参照）．

> **語句　分泌タンパク質**
> 細胞外に放出されるタンパク質の総称である．細胞外に分泌されるタンパク質は，細胞内の小胞体上のリボソームで合成されながら，小胞体内に入り，Golgi（ゴルジ）体に輸送される．さらに，分泌顆粒に移行し，分泌顆粒の膜が細胞膜と融合することで細胞外に放出される．

Column
開始コドン

遺伝子から転写・翻訳され，タンパク質が合成される際，最初のアミノ酸は必ずメチオニン（Met）であり，このメチオニンをコードする塩基配列（ATG）は開始コドンとよばれる．真核生物の分泌タンパク質は，N 末端にシグナルペプチドとよばれる 10 残基程度の疎水性のアミノ酸配列をもち，粗面小胞体上での合成と同時に小胞体の膜を貫通する際に使われ，シグナルペプチダーゼで切断される．したがって，分泌タンパク質の N 末端には，Met は残っていない．しかし，大腸菌などの原核生物は，タンパク質の細胞外分泌機構をもたないため，通例，遺伝子組換えタンパク質は細胞内に発現され，N 末端に開始コドンに由来する Met が残存する．発現後に N 末端 Met を人為的に除去する工程が取り入れられる場合もあるが，除去されずに目的物質の一部として N 末端 Met が含まれる場合がある．テセロイキンやフィルグラスチムがその例である．

るタンパク質（分子量15,415.82）である．大腸菌を用いて製造される．

血管肉腫の治療に用いる．抗原特異的キラーT細胞，NK細胞，リンホカイン活性化キラー（lymphokine-activated killer：LAK）細胞などの活性化によって抗腫瘍作用を示すと考えられている．通常，1日1回，静脈内あるいは腫瘍周縁部に投与する．

テセロイキン

遺伝子組換えヒトインターロイキン-2であり，N末端がメチオニル化された134個のアミノ酸残基から成るタンパク質（分子量15,547.01）である．大腸菌を用いて製造される．N末端のメチオニン（Met）は，開始コドン（⇒ Column「開始コドン」〈p.43〉参照）に由来する．

血管肉腫および腎がんの治療に用いる．通常，1日1〜2回に分けて静脈内に投与する．

> **一口メモ　腎がんの治療**
>
> 腎がんに対して従来の抗悪性腫瘍薬での治療は有効でなかったが，テセロイキンやインターフェロンで効果が確認されるようになった．近年では，ソラフェニブなどの分子標的治療薬で有効なものが多数開発されており，標準的な治療戦略も，日々変化しつつある．

1.3 エリスロポエチン類

エリスロポエチン（erythropoietin）は，腎臓で産生される糖タンパク質で，血流を介して骨髄まで運ばれ，骨髄の造血幹細胞から生じた未分化な前駆細胞や赤芽球に作用し，その増殖と分化を促進させることで，赤血球数を増加させる作用を有する（図4）．

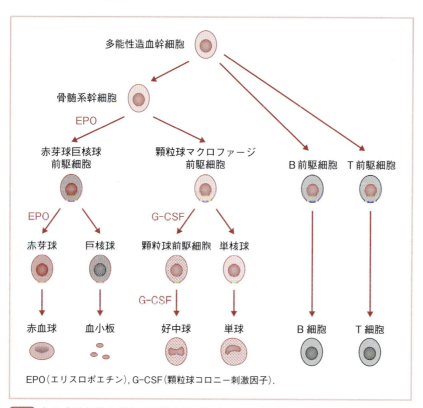

図4　主な血液細胞の分化の系譜とサイトカイン・増殖因子

●エリスロポエチン関連医薬品

医薬品として，エポエチン　アルファ，エポエチン　カッパ［エポエチンアルファ後続1］，エポエチン　ベータ，ダルベポエチン　アルファ，エポエチン　ベータ　ペゴルの5品目が使用されており（表1），いずれもCHO細胞で産生させた遺伝子組換え糖タンパク質である．N-結合型糖鎖の付加部位を追加した改変体（ダルベポエチン　アルファ）やPEG化改変体（エポエチン　ベータ　ペゴル）は，血中半減期を延長することを目的に開発されたものである．

いずれのエポエチン類も本質的な作用の違いはなく，いずれも赤血球数を増加させ，貧血を改善させる効能を有する．ただし，効能・効果において，品目ごとに承認された適応疾患に差異がある．

赤血球数が増加しすぎないように，用量は適宜増減する必要がある．とくに，血栓症の発症リスクの高い心筋梗塞，肺梗塞，脳梗塞などの患者や既往歴がある患者については，慎重に投与する必要がある．

エポエチン　アルファ（図5）

遺伝子組換えヒトエリスロポエチンであり，165個のアミノ酸残基から成る糖タンパク質（分子量約37,000〜42,000）である．CHO卵巣細胞で産生される．

腎性貧血および自己血貯血に用いる．通常，週1回，皮下に投与する．

エポエチン　ベータ（図5）

遺伝子組換えヒトエリスロポエチンであり，165個のアミノ酸残基から成る糖タンパク質（分子量約30,000）である．CHO細胞で産生される．

透析導入前及び施行中の腎性貧血，未熟児貧血および自己血貯血に用いる．通常，週1〜3回静脈内，あるいは1〜2週に1回皮下に投与する．

ダルベポエチン　アルファ

遺伝子組換えヒトエリスロポエチン類縁体であり，エリスロポエチンの5か所のアミノ酸残基を置換した165個のアミノ酸残基から成る糖タンパク質（分子量

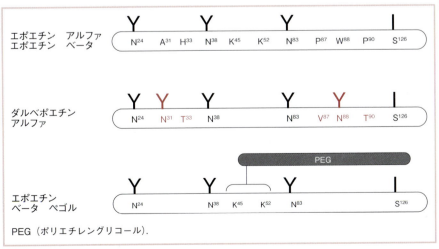

PEG（ポリエチレングリコール）．

図5　エポエチン類の構造

後続品の表記について

エポエチン　アルファのバイオ後続品であるエポエチン　カッパ［エポエチンアルファ後続1］は，物質としてはエポエチン　アルファとは区別され，「エポエチン　カッパ（遺伝子組換え）」と命名されたが，エポエチン　アルファの後続品として承認されたため，このような一般名となっている．

エポエチン　アルファとエポエチン　ベータ

エリスロポエチンは，N-結合型糖鎖を有するため，宿主細胞の違いで糖鎖構造に差異が生じることがある．またN-結合型糖鎖中のシアル酸含量は，血中半減期などに影響することが知られている．したがって，糖鎖が有効性・安全性に影響する可能性を考慮し，タンパク質部分は同一の構造であっても，製造に用いる細胞株が異なる場合は，エポエチンにアルファ，ベータを付した一般名として，区別される．

約36,000）である．CHO細胞で産生される．

　血液透析患者においてエポエチンは有効な治療薬となったが，十分な効果を得るためには週1回の皮下投与，あるいは透析回路からの静脈内投与であっても週2〜3回の投与が必要で，患者の大きな負担となっていた．さらに，医療事故防止の観点からも，注射回数の削減が望まれ，効果が持続するタイプのエリスロポエチンとして開発された．

　エリスロポエチンはN-結合型糖鎖をもつ糖タンパク質で，その糖鎖の構造にはバリエーションがあり，N-結合型糖鎖の末端のシアル酸の数が多いアイソフォームは，より血中半減期が長いことが知られていた．ダルベポエチン　アルファは，遺伝子組換え技術によって，エリスロポエチンに新たなN-結合型糖鎖付加部位を付加させるようにアミノ酸を置換した分子で，新たに2本のN-結合型糖鎖が付加され，計5本のN-結合型糖鎖を有する（図5）．N-結合型糖鎖の付加数を増加させたことで，血中半減期を延長させることを期待したもので，実際，血中半減期は，エポエチン　アルファの約3倍に延長している．

　人工透析による腎性貧血および骨髄異形成症候群に伴う貧血に用いる．通常，1〜4週に1回，静脈内または皮下に投与する．

エポエチン　ベータ　ペゴル

　エポエチン　ベータ（分子量約30,000）の1アミノ酸残基（主な結合位置：Ala1，Lys45またはLys52）に1分子のPEG（分子量約30,000）がアミド結合した糖タンパク質（分子量約60,000）である（図5）．

　PEG化により血中半減期は，エポエチン　ベータの約5〜10倍に延長している．腎性貧血に用いる．通常，2もしくは4週に1回，静脈内または皮下に投与する．

1.4 コロニー刺激因子類

顆粒球コロニー刺激因子

　顆粒球コロニー刺激因子（granulocyte-colony stimulating factor：G-CSF）は，骨髄中の顆粒球前駆細胞に作用し好中球への分化・増殖を特異的に促進する因子として見いだされた（図4）．主に，単球やマクロファージから産生される（図2）．

● G-CSF関連医薬品

　医薬品として，フィルグラスチム，レノグラスチム，ナルトグラスチムおよびペグフィルグラスチムの4品目が使用されている（表1）．主に，がん化学療法に伴う好中球減少症の治療に用いられる．投与時には，血液中の好中球数の測定や症状の観察を行いながら，適宜調整する．

フィルグラスチム

　遺伝子組換えヒトG-CSFであり，175個のアミノ酸残基から成るタンパク質（分子量18,798.61）である．ヒトG-CSFのN末端に，開始コドンに由来するメチオニン（Met）1残基が付加している．大腸菌を用いて産生される．ジスルフィド結合様式はヒトG-CSFと同一である．

メモ：CHO細胞とバイオ医薬品の関係

チャイニーズハムスター卵巣（CHO）細胞は，古くから実験に用いられていた培養細胞で，遺伝子組換えタンパク質の発現技術が蓄積されていたことから，バイオ医薬品の黎明期から宿主細胞として採用されている．糖鎖の付加能力があり，エリスロポエチンなど糖タンパク質医薬品の製造に汎用されている．遺伝子組換えタンパク質の高発現を可能とする培養液などの改良が進み，より効率良くバイオ医薬品を産生することが可能となっている．

造血幹細胞の末梢血中への動員，造血幹細胞移植時の好中球数の増加促進，がん化学療法による好中球減少症，ヒト免疫不全ウイルス（human immunodeficiency virus：HIV）感染症の治療に支障をきたす好中球減少症，骨髄異形成症候群に伴う好中球減少症，再生不良性貧血に伴う好中球減少症，先天性・特発性好中球減少症に用いる．通常，1日1回，皮下あるいは静脈内に投与する．

レノグラスチム

遺伝子組換えヒト G-CSF であり，174 個のアミノ酸残基から成る糖タンパク質（分子量約 20,000）である．133 番目の Thr 残基に O-結合型糖鎖が付加している．CHO 細胞を用いて産生される．O-結合型糖鎖は Galβ1→3GalNAc を共通構造とし，この二糖に結合するシアル酸数が異なる2種類（モノシアロおよびジシアロ）の糖鎖構造を有する．

造血幹細胞の末梢血中への動員，造血幹細胞移植時の好中球数の増加促進，がん化学療法による好中球減少症，骨髄異形成症候群に伴う好中球減少症，再生不良性貧血に伴う好中球減少症，先天性・特発性好中球減少症，HIV 感染症の治療に支障をきたす好中球減少症，免疫抑制療法（腎移植）に伴う好中球減少症に用いる．通常，1日1回，皮下あるいは静脈内に投与する．

ナルトグラスチム

遺伝子組換えヒト G-CSF 類縁体であり，175 個のアミノ酸残基から成るタンパク質（分子量 18,905.65）である．大腸菌を用いて産生される．N 末端に Met 残基が付加，ヒト G-CSF のアミノ酸の1番目 Thr 残基が Ala 残基，3番目 Leu 残基が Thr 残基，4番目 Gly 残基が Tyr 残基，5番目 Pro 残基が Arg 残基，および 17 番目 Cys 残基が Ser 残基にそれぞれ改変されており，大腸菌で産生させたヒト G-CSF より比活性が約3倍高く，血漿中での安定性が向上している．

骨髄移植時の好中球数の増加促進，がん化学療法による好中球減少症，小児再生不良性貧血に伴う好中球減少症，先天性・特発性好中球減少症に用いる．通常，1日1回，皮下あるいは静脈内に投与する．

ペグフィルグラスチム

遺伝子組換えヒト G-CSF 類縁体であり，フィルグラスチムの N 末端の Met 残基に1分子の PEG（分子量約 20,000）を結合したタンパク質（分子量約 40,000）である．フィルグラスチムの血中濃度半減期が2時間程度であるのに対し，PEG 化によってペグフィルグラスチムの血中半減期は 15〜80 時間に延長されている．

がん化学療法による発熱性好中球減少症の発症抑制に用いる．通常，抗悪性腫瘍薬投与終了後の翌日以降，化学療法1サイクルあたり1回皮下に投与する．

1.5 増殖因子類

線維芽細胞増殖因子（FGF）

線維芽細胞増殖因子（fibroblast growth factor：FGF）は，線維芽細胞の増殖

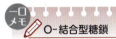

O-結合型糖鎖

タンパク質に付加する糖鎖は，Asn 残基の中のアミド窒素原子（N）に結合する N-結合型糖鎖と Ser 残基あるいは Thr 残基の酸素原子（O）に結合する O-結合型糖鎖に分類される．遺伝子組換え G-CSF であるレノグラスチムには，Thr 残基に N-アセチルガラクトサミン（GalNAc）が付加しており，さらにガラクトース（Gal）やシアル酸などが結合した構造を有する．

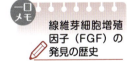

線維芽細胞増殖因子（FGF）の発見の歴史

FGF は，脳下垂体の抽出物から線維芽細胞の増殖を促進する物質として発見された．その後の研究で，構造が類似したものが数多く見いだされており，また，線維芽細胞以外にもさまざまな細胞種の増殖を促進することが明らかになっている．

を促進する分子量約24,000のタンパク質で，電荷が異なるサブタイプとして，塩基性FGF (basic FGF；bFGF) と酸性FGF (acidic FGF；aFGF) が発見された．その後の研究で，構造が類似した18種がFGFファミリーとして番号を付して整理され，aFGFとbFGFは，それぞれFGF-1，FGF-2とされた．

FGF-2 (bFGF) は，創傷部位で血小板からの放出やマクロファージからの分泌により，線維芽細胞や血管内皮細胞に作用することで，肉芽の形成を促進させる．また，線維芽細胞以外にも，血管内皮細胞，血管平滑筋細胞，表皮細胞などの増殖を促進する（図2）．また，骨形成や中枢神経に対する作用も見いだされている．これまでに発見されている増殖因子は数百を優に超えるが，bFGFが唯一医薬品として使用されている（表1）．

● **FGF関連医薬品**

トラフェルミン

遺伝子組換えヒトbFGFであり，154個（N末端，Ala-Ala，65％以上）あるいは153個（N末端，Ala，35％以下）のアミノ酸残基から成るタンパク質（分子量17,122.67および17,051.59）である．大腸菌を用いて産生される．

褥瘡，熱傷による潰瘍，糖尿病性の下腿潰瘍を適応症としている．ほかのバイオ医薬品のように全身性の投与ではなく，専用の噴霧器で患部に直接噴霧することで，局所での限定的な作用発現を実現している．

血中移行性は低いが細胞増殖促進作用を有するため，安全性を考慮し，投与部位に悪性腫瘍，または，その既往歴のある患者には投与しない．また，悪性腫瘍による難治性潰瘍の可能性のある患者については，事前に生検などにより投与部位に悪性腫瘍のないことを確認する．また，投与部位以外に悪性腫瘍，または，その既往歴のある患者に投与する場合には，治療上の有益性が判断される場合にのみ十分に観察しながら用いる．

2 課題と展望

サイトカインや増殖因子に関する膨大な基礎研究が行われており，数百種が発見されている．それぞれの生理的な機能についても，詳細が明らかになっているが，医薬品として応用されているものは，その一部にとどまっている．一方で，さまざまな病態においてサイトカインや増殖因子の働きを抑制することが治療効果につながることから，サイトカインや増殖因子を標的とする抗体医薬品が多数承認されている．

2.1 増殖因子の医薬品化の鍵は

ホルモン類やエリスロポエチンなどは，産生細胞から分泌された後，血流を介して標的細胞に到達する「エンドクリン」によって作用する．たとえばエリスロポエチンは，腎臓から分泌され，血流を介して骨髄の赤血球前駆細胞に作用する

> **Column**
>
> ### 細胞に号令をかける：サイトカインや増殖因子の作用機序
>
> ヒトの個体は，さまざまな分化形質（differentiation phenotype）をもつ約60兆個の細胞の組織的集合体である．1つの受精卵から始まり，分化（differentiation）と細胞増殖（cell growth）を繰り返すことで組織立った個体が形成される．また，個体が形成された後も個々の細胞がさまざまな環境要因に応答し，それぞれ適切な役割を果たすことで個体の健康が維持される．これらの現象は，細胞同士がコミュニケーションをとることで成立しており，その分子的実態の一つがサイトカインや増殖因子である．
>
> たとえば，1つの細胞を1人の人間，個体を社会になぞらえると，サイトカインや増殖因子は「細胞の言葉」であり，受容体は「細胞の耳」とみなせる．すなわち，医薬品としてサイトカインや増殖因子を投与することは，細胞の働きを統制させるために「号令」を発することであるといえる．なお，インスリンや卵胞刺激ホルモン（follicle-stimulating hormone：FSH）などは，内分泌組織から分泌され血流により標的組織に運ばれて作用するためホルモンに分類されているが，細胞間のコミュニケーションツール（分泌タンパク質と受容体による制御機構）という点で，ホルモン類とサイトカイン類は基本的な作用機序が共通するタンパク質と位置づけられる．本項で紹介したエリスロポエチン類は，造血ホルモンとよばれることもある．

ことで，赤血球の産生を高めているので，エポエチンを投与することで，生理的な応答と同様に促進させることができる．

一方，多くの増殖因子は組織内の局所で産生され，近傍の細胞に作用する「パラクリン」，あるいは，その細胞自身に作用する「オートクリン」によって作用する．このように，適時適量が適切な場所で分泌されることで作用発現する増殖因子においては，全身性に投与した場合であっても，標的細胞において，適切なタイミングで適切な濃度に達するような工夫（構造改変あるいは新規の製剤化）が可能となれば，医薬品としての応用が拡大するものと期待される．

2.2 増殖因子に関連する医薬品

遺伝子組換えにより製造される増殖因子類が医薬品化された例は，本項で紹介したものが代表例であり，非常に限られている．一方で，増殖因子の作用を阻害する医薬品には多くの種類があり，バイオ医薬品のカテゴリーでは増殖因子類やその受容体を標的とした抗体医薬品，化学医薬品のカテゴリーでは増殖因子類の受容体やそのシグナル伝達にかかわるさまざまなキナーゼに対する阻害薬が医薬品となっている．

たとえば，EGF（epidermal growth factor；上皮成長因子）については，さまざまな上皮細胞の増殖を制御するタンパク質で，白血病の化学療法における口内炎の治療薬として遺伝子組換え EGF（nepidermin）の開発が進められている．

一方，EGFの作用を阻害する医薬品としては，抗EGF受容体抗体（セツキシマブ），EGFシグナル阻害薬（ゲフィチニブ，エルロチニブなど）が，抗悪性腫瘍薬として用いられている．これらの治療薬は，正常細胞のEGFの働きも抑制するため，副作用として皮膚障害を引き起こす．増殖因子の作用を理解することは，増殖因子の作用を阻害する医薬品の有効性・安全性を考えるうえでも重要である．

（日向昌司，石井明子）

◉引用文献

1) Nagano Y, Kojima Y. Immunizing property of vaccinia virus inactivated by ultraviolets rays. C R Seances Soc Biol Fil 1954 ; 148 (19-20) : 1700-1702.
2) Isaacs A , Lindenmann J . Virus interference. I. The interferon. Proc R Soc Lond B Biol Sci 1957 ; 147 (927) : 258-267.
3) 厚生労働省. 重篤副作用疾患別対応マニュアル, 間質性肺炎（肺臓炎, 胞隔炎, 肺線維症）. 平成18年11月.
4) 厚生労働省. 重篤副作用疾患別対応マニュアル, 薬剤惹起性うつ病. 平成20年6月.

5 血液製剤

> **Summary**
> - 献血された血液を原料として製造される血液製剤には，輸血用血液製剤と血漿分画製剤がある．
> - 感染性を有する血液製剤は，安全性の担保と安定供給の確保を目的とした血液関連法（改正薬事法と血液法）に基づき厳しく規制されている．
> - 感染症スクリーニング法の進歩により輸血用血液製剤の感染リスクは格段に低下したが，重症の副作用である急性呼吸障害や循環過負荷による急性心不全は残存したリスクである．一方，血漿分画製剤はきわめて安全であるが感染リスクはゼロではない．
> - 血液製剤の使用目的は，欠如した血液成分や血漿因子の補充による健康の維持や病態の改善である．血漿成分のうち，とくに血液凝固因子では遺伝子組換え製剤が血漿分画製剤にとって代わり汎用されている．

Keywords▶ 血液製剤，輸血，血漿分画製剤，血液法，血液感染症

1 基礎

1.1 血液製剤の分類と遺伝子組換え製剤（表1）

血液製剤（blood product）はヒト血液を主たる原料として製造される医薬品であり，輸血用血液製剤と血漿分画製剤（human plasma derivative）に大別され，生物学的製剤基準に準拠した品質保証のもとで製造される．リスクを可及的に除外する目的の問診をクリアした献血適格者から採取した血液は，感染症の一次スクリーニング（抗原・抗体検査：HIV〈human immunodeficiency virus；ヒト免疫不全ウイルス〉，HCV〈hepatitis C virus；C型肝炎ウイルス〉，HBV〈hepatitis B virus；B型肝炎ウイルス〉，HTLV-1〈human T lymphotropic virus type 1；ヒトT細胞白血病ウイルス〉，梅毒，パルボウイルスB19）を経て，さらにHIV，HCV，HBVに限定した二次スクリーニング（核酸増幅検査：NAT）が施される．さらに，製造過程でフィルターなどを使用して白血球が可及的に除かれる（保存前白血球除去）（図1）[1]．最後に，赤血球および血小板製剤の二次製剤として，放射線照射（照射血）あるいは洗浄（洗浄血）が行われる．前者は血液バッグの中にごくわずかに残存した白血球の増殖能力を完全に削ぐことで輸血後GVHD（graft-versus-host disease；移植片対宿主病）の予防を，後者はアレルギーなどの原因となる血漿を除去する目的で製造される．

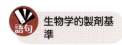

生物学的製剤基準

医薬品医療機器等法（薬機法）に基づき，血液製剤やワクチン等のヒトまたは動物の生物由来原料を用いた製剤の製法，性状，品質，貯法等について必要な基準として厚生労働省が告示したものである．この基準には製剤の品質を確保するための試験法が品目ごとに定められており，各製造業者は製剤ごとに自家試験を行い，その製品が試験に適合することを確認しなければならない．

表1　血液製剤および血液関連の遺伝子組換え製剤

輸血用血液製剤	・人全血液 ・赤血球：人赤血球液，洗浄人赤血球液，解凍人赤血球液 ・血漿：新鮮凍結人血漿 ・血小板：人血小板濃厚液 ・合成血液
血漿分画製剤	・アルブミン：人血清アルブミン ・血液凝固因子：乾燥人フィブリノゲン，人フィブリノゲン加第XIII因子，乾燥濃縮人血液凝固第VIII因子，乾燥濃縮人血液凝固第IX因子，乾燥人血液凝固第IX因子複合体，活性化プロトロンビン複合体，乾燥人血液凝固因子抗体迂回活性複合体，乾燥濃縮人血液凝固第XIII因子，人トロンビン ・人免疫グロブリン ・特殊人免疫グロブリン：乾燥抗D（Rho）人免疫グロブリン，抗破傷風人免疫グロブリン，抗HBs人免疫グロブリン ・その他の血漿因子：乾燥濃縮人アンチトロンビンIII，乾燥濃縮人活性化プロテインC，人ハプトグロビン，乾燥濃縮人C1-インアクチベーター
遺伝子組換え製剤	・アルブミン ・血液凝固因子：第VIII因子，第IX因子，第VII因子，第XIII因子 ・その他の血漿因子：アンチトロンビン，プロテインC，C1-インアクチベーター

語句　核酸増幅検査（NAT）

献血者の検体を使用して，そこに含まれているごく微量のウイルス本体の核酸をPCR（polymerase chain reaction）法で増幅して検出する検査法である．1997年10月から世界に先がけてすべての献血検体の二次スクリーニングに導入された．当初は，500人分の検体をプールして検査を行っていたが，その後，検査感度を上げるためにプール検体数を50，20と減じ，2014年8月からは献血者一人ひとりの検体を検査することとなった（個別NAT）．

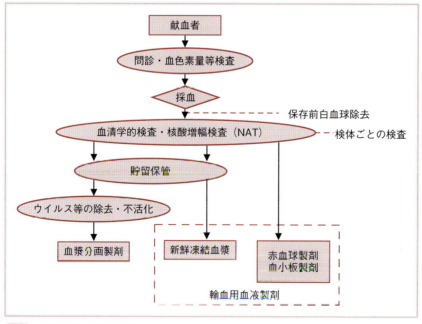

図1　血液製剤の製造工程

（厚生労働省医薬・生活衛生局血液対策課．血液事業報告　平成27年．2016．p.20[1]）より一部改変）

献血によって得られた血液は，感染症スクリーニングを経て，白血球を除去されてから，輸血用血液製剤および血漿分画製剤用にプールした原料血漿に分けられる．

輸血用血液製剤

　輸血用血液製剤は，すべて日本赤十字社血液センター（日赤）で採取・製造・販売されている．血液の全部（全血）あるいは赤血球，血小板，血漿といった成分を機器（遠心分離器，成分採血装置）によって物理的に分離・調整した製剤（成分製剤）があり，現在は主に成分製剤が使われている（成分輸血）．

　原料となる血液はすべて献血によって賄われ，200 mL（1単位）および 400 mL（2単位）の全血より遠心分離されて製造される製剤を全血由来製剤（全血献血），成分採血装置を使用した血液アフェレーシスで分離・生成される製剤を成分由来製剤（成分献血）という．日本では，赤血球製剤はすべて全血由来で，血漿製剤は両者，そして血小板製剤はすべて成分由来である．

血漿分画製剤

　血漿分画製剤は，プールしたヒト血漿から，アルブミン，免疫グロブリン，血液凝固因子などの治療に必要な血漿タンパク質を，エタノールや酸などを使用した物理化学的手法（コーン分画法）を用いて種類ごとに分離・生成したものである（図2）[1]．製剤は国内製造と輸入品があり，前者では原料血漿はすべて日赤から購入し，製薬企業が製造・販売している．一方，後者は国外で献血あるいは非献血（売血）によって集められた原料血漿を使用している．

遺伝子組換え製剤

　限りある資源であるヒトの血液から製造し，かつ現在ではきわめて安全とはいえ感染リスクもゼロではない血漿分画製剤の代替として，血友病治療薬として汎用されている血液凝固因子（第VIII因子，第IX因子，第VII因子など）やアルブミンなどの遺伝子組換え製剤が続々と開発・承認され，この分野は新薬で活況を呈している．

1.2 血液製剤と規制・制度[1,2]

　1980年代前半までにアメリカから輸入された非加熱凝固第VIII因子製剤によってもたらされた血友病患者の薬害エイズ災禍をきっかけとして，生物由来製品に含まれる血液製剤の安全性向上を目的とした法令整備が進められた．1986年から1999年にかけて「輸血療法の実施に関する指針」及び「血液製剤の使用指針」（以下，指針）が発出され（厚生労働省医薬食品局長通知），2002年7月にはその基盤となる，①採血及び供血あつせん業取締法を改正した「安全な血液製剤の安定供給の確保等に関する法律」（以下，血液法），および②改正薬事法「医薬品，医療機器等の品質，有効性及び安全性の確保等に関する法律」（医薬品医療機器等法，薬機法ともいう）が制定され，翌年の2003年に施行された．

　改正薬事法は血液製剤や遺伝子組換え製剤が含まれる特定生物由来製品を，一方，血液法は血液製剤を対象とし（図3），前者は安全性の向上と市販後対策の

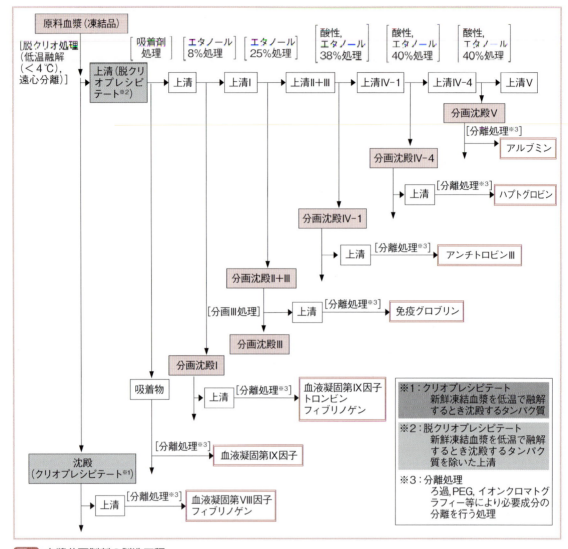

図2 血漿分画製剤の製造工程
(厚生労働省医薬・生活衛生局血液対策課．血液事業報告　平成27年．2016．p.37[1])より)
血漿分画製剤は連産品であり，原料血漿からコーン分画法により物理化学的に各成分に分離・生成される．

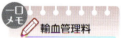 **輸血管理料**

充実強化を，後者は国内自給の原則，安定供給の確保および適正使用の推進が目的とされた．

両法律の法的根拠を受けて，2004年4月に「生物由来製品感染等被害救済制度」の業務が開始され，2005年に「血液製剤等に係る遡及調査ガイドライン」(局長通知)が施行，2006年に診療報酬制度で「輸血管理料」が設定されるなど[3]，現状に即した法令の改正などが順次行われてきている．

血液法

1980年代に輸血に大量に使用されたために原料となる血漿の不足により，主

血液法の基本理念である血液製剤の安全性確保と適正使用を推進する目的で，厚生労働省の指針に準じた一定の基準を満たし，それを実行できる管理体制が構築されている医療機関にホスピタル・フィーとして診療報酬を付与する(管理料Iおよび II)．さらに，血漿製剤とアルブミン製剤の年間使用量がともに一定基準以下に抑えられている施設では，適正使用加算が算定できる．

Column
薬害エイズ災禍と法整備

アメリカの男性同性愛者のあいだで最初に確認されていたエイズ（AIDS〈acquired immunodeficiency syndrome；後天性免疫不全症候群〉）が血友病患者で発症し，不特定多数の献血者から集めたプール血漿由来の非加熱の凝固因子製剤が原因である可能性が指摘された．そして 1983 年 3 月，アメリカでは混入した病原体（HIV）を不活化した加熱製剤がすみやかに承認され，非加熱製剤はすべて回収された．一方，日本では，血友病に使用する凝固因子製剤はそのほとんどをアメリカからの輸入に依存していた．日本で加熱製剤がようやく承認されたのは 1985 年 7 月で，そのあいだの実に 2 年 4 か月，感染性のある非加熱製剤が漫然と使用され続けた．その結果，血友病患者の多くがエイズを発症するという悲劇が生まれた．1989 年 10 月，国，厚生労働省，製薬会社を被告として，患者団体による薬害エイズ訴訟が起こされ，この災禍が人災であることが証明された．この事件をきっかけとして，再発予防の観点から血液製剤の安全性をいかに確保するかの議論が尽くされ，2002 年 7 月，血液製剤の国内自給を原則とする血液法および改正薬事法が制定されるに至った．

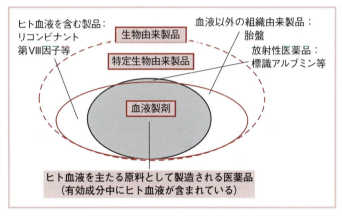

図3 血液製剤（血液法）と特定生物由来製品（改正薬事法）

（厚生労働省．血液法（血液製剤）と薬事法（特定生物由来製品）の関係の概念図．2003．http://www.mhlw.go.jp/shingi/2003/03/s0319-4e.html を参考に著者作成）

血液法の対象は血液製剤で，改正薬事法の対象は特定生物由来製品である．主な血液製剤は特定生物由来製品に含まれ，一方，凝固因子製剤の代替となる遺伝子組換え製剤のうちヒトや動物の血液成分を含むものは血液製剤ではなく，特定生物由来製品に指定される．

に血友病患者に対し，HIV に汚染された血液凝固因子製剤を輸入して引き起こされた薬害エイズの反省から，健康被害をなくして国民の保健衛生の向上に資するために定められた血液法の基本理念は，①血液製剤の安全性の向上，②献血による国内自給の原則と安定供給の確保，③適正使用の推進，④血液事業の運営に係る公正の確保と透明性の向上，であり，その理念を実践するために血液事業に携わる関係者（国，地方公共団体，採血事業者，製造・輸入業者等，医療関係者）の責務が明確化された[1]．当該法律第 8 条（医療関係者の責務）では，「医師その他の医療関係者は，基本理念にのつとり，血液製剤の適正な使用に努めるとともに，血液製剤の安全性に関する情報の収集及び提供に努めなければならない」とされ，前項で示した改正薬事法の実践を求めている．また，法律第 9 条（基本方針）では，医療関係者の責務とされた安全性の向上や適正使用の取り組みについ

て，その基本的かつ具体的な方向性が示されている（5年ごとに改正）．

血液製剤は，倫理的観点および国際的公平性の観点から，国内の医療に必要な量の製剤を国内の献血でまかなうこと（国内自給）が望ましいとされている．しかし，アルブミン等では依然として海外にその多くを依存する血漿分画製剤が数多くあり，2013年に改正された基本方針（第八の三）では，「特に血漿分画製剤をとりまく歴史的経緯や倫理的な観点から血液の由来を知りたいと考えている患者が多い．そのため，できる限り患者に対し，医療関係者がこれらの説明をしやすくなるよう，例えば，医薬品たる血漿分画製剤の説明文を用意したり，その説明に薬剤師等を活用するなど，環境整備を進める必要がある．これらの対応の推進により患者が血液製剤を選択できる環境を整備しておくことが望ましい」とされた[1]．

改正薬事法

生物由来製品とは，「人その他の生物（植物を除く）に由来するものを原料又は材料として製造をされる医薬品」等をいい，そのなかで感染症の伝播などのリスクが一定レベル以上あり，「保健衛生上の危害の発生又は拡大を防止するための措置を講ずる」必要があるものが特定生物由来製品として指定される．血液製剤やヒト血液成分（アルブミンなど）を含有する遺伝子組換え製剤などの特定生物由来製品を扱う医療機関や薬局は，①その使用の際には，製品のリスクとベネフィットについて患者（またはその家族）への説明と同意取得，②使用記録の作成と20年間の保管，③感染症等の副作用情報の報告，が求められる．

1.3 血液製剤の管理体制[2]

薬剤部で扱う血漿分画製剤と異なり，薬剤であるものの輸血用血液製剤は血液型を合わせる必要があり，かつ保存期間や保存条件が厳密であることから，「輸血療法の実施に関する指針」などの法令により，薬剤部ではなく検査部門（輸血部）が管理する院内体制の整備が推奨されてきた．輸血療法に関する院内での合意形成の場である輸血療法委員会を設置して，輸血責任医のもとで安全かつ適正な使用を推進する体制である．

一方，血漿分画製剤の管理は薬剤部に依存してきたが，ほかの薬剤と同様に適正な使用を推進する体制が整ってこなかった．その結果，たとえばアルブミン製剤では乱用による需要拡大に伴う輸入製品の増加と国内自給率の低下がもたらされた．そこで血液法の理念に沿って，血漿分画製剤を含めた血液製剤の一元管理体制が推し進められることになった（図4）．さらに，それを推進するインセンティブとして2006年に輸血管理料が設置され，診療報酬上でも血液製剤管理体制の整備が推奨されるに至っている[3]．

図4 血液製剤の院内管理体制

血液型を合わせる必要のある輸血用血液製剤は輸血検査を行う輸血部門で扱われ，一方，注射薬とみなされて保存条件も厳しくない血漿分画製剤は，通常，薬剤部で管理されることが多かったが，院内の管理体制を整備して，院内での合意形成の場である輸血療法委員会のもと血液製剤を一元的に管理する体制が法令により求められている．

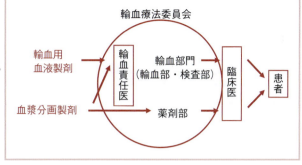

2 臨床

2.1 輸血の手順（表2）

輸血（blood transfusion）とは輸血用血液製剤を患者に点滴静注することであるが，血漿分画製剤の投与も広義の輸血として扱われる．輸血用血液製剤は生ものであり，かつ赤血球製剤や血小板製剤は生きた細胞そのものが主成分であるため，最も重要なのは血液型の適合性を担保することである．また，輸血が必要か否かの判断基準となる検査値を取得して，患者への説明と文書による同意を得ることが必須となる．一方，血漿分画製剤は感染症のリスクはほぼゼロに等しく，診療報酬上は注射薬として扱われる．輸血時には，赤血球製剤のみ，再度患者から採った検体を用いた交差適合試験で適合性を再確認する．過誤輸血（誤薬）を防止するために，確認作業はダブルチェックを原則として，輸血時のベッドサイドでは医師が原則参加することとなっている．溶血反応などの急性副作用の確認は実施後，終了時に行い，必ず副作用報告書を記入する．そして，感染症をチェックするために，輸血後しばらくしてからウイルスマーカーの検査を行う．

表2 輸血の手順

1. 輸血前	
検査	・赤血球関連検査：血液型（ABO，RhD），不規則抗体スクリーニング・同定 ・適応基準となる検査：新鮮凍結血漿（凝固スクリーニング）など
適応の決定	・血液製剤の使用指針（厚生労働省）に準拠
説明と同意（必須）	・同意書の取得
2. 輸血時	
検査	・交差適合試験（赤血球製剤に限定）：検体の提出
実施	・確認作業（ダブルチェックが原則）：出庫時，準備時，ベッドサイド（医師が必ず参加） ・開始後5分，15分後，終了後チェック（副作用確認） ・副作用報告書記入
3. 輸血後	
感染症チェック	・3〜6か月後にウイルス（HBV, HCV, HIV）検査

HBV (hepatitis B virus；B型肝炎ウイルス), HCV (hepatitis C virus；C型肝炎ウイルス), HIV (human immunodeficiency virus；ヒト免疫不全ウイルス).

2.2 輸血のリスクとそのレベル（表3, 図5）[4]

輸血のリスクのなかで最も重要視されてきたのが血液を介する感染症の伝播である．1960年代までは輸血により2人に1人は肝炎に罹患したとされるが，幸い献血時のスクリーニング強化などの対策が功を奏し，少なくともHIVやB型・C型肝炎ウイルスなどの既知の病原体の感染リスクは飛行機事故で死亡する程度まで大幅に下がってきた．また，溶血反応のうちABO血液型不適合輸血による

表3 輸血のリスク

感染症	重症反応
・ウイルス，細菌，原虫，リケッチア，プリオンなど	・GVHD（transfusion-associated graft-versus-host disease：TAGVHD）
溶血反応（hemolytic transfusion reaction：HTR）	・急性肺障害（transfusion-related acute lung injury：TRALI）
・急性：ABO不適合 ・遅延型：不規則抗体	・循環過負荷（transfusion-associated circulatory overload：TACO） ・呼吸困難（transfusion-associated dyspnea：TAD） ・免疫変調（transfusion-related immunomodulation：TRIM）
非溶血性急性輸血反応	その他：大量・頻回輸血に関連
・アレルギー：蕁麻疹，アナフィラキシー ・発熱 ・低血圧	・高カリウム血症，低カルシウム血症，低体温 ・鉄過剰症

GVHD（移植片対宿主病）．

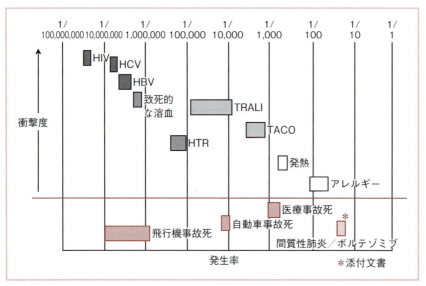

図5 輸血のリスクレベル

（半田 誠．より安全かつ適正な輸血医療を目指して．臨床血液 2015；56（10）：2170-2179[4]）より）

輸血用血液製剤のリスクは格段に低下した．注目すべきは公衆衛生上の衝撃度の高い既知の感染症（HIV，HBV，HCV）の感染リスクは飛行機事故による死亡リスクに匹敵するほど低下したことである．日本では年間およそ延べ500万回の輸血が行われるが，2015年の集計では上記病原体の感染報告は皆無である．溶血反応（HTR）も自動車事故死の1/10以下の低い発生率であり，死亡事故の確率はさらにごくまれである．急性肺障害（TRALI）や心不全（輸血関連循環過負荷〈TACO〉）の発生率は報告によりまちまちであるが，日本での前者の推定発生率は自動車事故死の確率と類似している．発熱やアレルギーなどの非溶血性急性輸血反応は日常的に起こるが幸いに軽症である．多発性骨髄腫の治療薬であるボルテゾミブによる間質性肺炎リスクと比較しても，輸血用血液製剤は比較的安全な薬剤となったといってよい．

急性反応は高い致死率のため，原因となる誤薬を防止するための手順（ダブルチェックや機器による認証の併用）の励行などで，そのリスクレベルも満足いく程度まで下がってきた．一方，蕁麻疹などのアレルギー反応（ごくまれに，重症型のアナフィラキシー反応やショックをきたす）や発熱といった非溶血性急性輸血反応は日常的に起こるが，幸いその症状は軽微で対症的な処置で対応でき，洗浄

血液を使用することで再発防止が可能である．

　重篤な副作用として現在問題となっているのが急性肺障害（transfusion-related acute lung injury：TRALI）と循環過負荷（transfusion-associated circulatory overload：TACO）による急性心不全である．TRALI の原因の半数は血液製剤に含まれている抗白血球抗体とされ，とくに妊娠歴のある女性からの献血でリスクが高い．一方，TACO はもともと心機能の低下している患者への輸血負荷が原因となることが多く，輸血速度を下げることで発症を防止できる可能性がある．

2.3 血液製剤の適応[2]

　輸血の目的は，一般に，低下あるいは欠損した血液成分を補充することで，患者が陥っている病態を改善させることである（補充療法）．したがって，その効果の持続時間は輸血した成分の生体内寿命に依存し，一過性である．

輸血用血液製剤
●赤血球製剤（表4）

　手術などの出血による急性貧血，白血病や抗悪性腫瘍薬による造血障害に起因した貧血によって低下した血液の酸素運搬能を改善するために用いる．輸血の適

表4 輸血用血液製剤

	赤血球製剤	血小板製剤	血漿製剤
目的	酸素運搬能の改善	一次止血の改善（出血の予防と治療）	血漿因子の補充（出血の治療など）
適応	貧血 ・急性：出血（手術，外傷，消化管出血），溶血 ・慢性：造血機能低下（一次性，二次性）	血小板減少 ・生成低下（造血器疾患） ・消費亢進（免疫性，非免疫性） ・希釈（大量輸血） ・機能低下 ・先天性 ・後天性（抗血小板薬など）	凝固因子の低下 ・分画製剤のない因子（フィブリノーゲン）の欠損 ・複数の因子の同時低下（複合型凝固障害） 非凝固因子（ADAMTS 13）活性低下 ・血栓性血小板減少性紫斑病
指標	Hb/Ht，貧血症状，予備能力，活動性	PLT 値，出血症状，出血リスク	凝固因子スクリーニング値，出血症状，出血リスク
基準	（一定のものはないが，目安は） トリガー値：Hb 7～8 g/dL 目標値：Hb 10 g/dL 未満	トリガー値および目標値 ・内科的予防：PLT 1～2万/μL ・外科的予防・治療：PLT 5万/μL	目標値：凝固因子スクリーニング値 ・PT：30% 以下（INR：2.0 以下） ・APTT：基準値上限の2倍まで ・血漿フィブリノーゲン：100 mg/dL 以下
保存	条件：4～6℃ 期限：採血から21日	条件：20～24℃（水平震盪） 期限：採血から4日	条件：−20℃以下 期限：採血から1年

Hb (hemoglobin；ヘモグロビン)，Ht (hematocrit；ヘマトクリット)，PLT (platelet；血小板)，PT (prothrombin time；プロトロンビン時間)，INR (international normalized ratio；国際標準比)，APTT (activated partial thromboplastin time；活性化部分トロンボプラスチン時間)．

応は血液検査値（血色素：ヘモグロビン〈hemoglobin：Hb〉やヘマトクリット値）だけで決定すべきでなく，患者の貧血症状や予備能力（心肺機能），活動性を考慮して決定する．したがって，基準値は一律ではないが，通常，輸血のトリガー値（Hb, g/dL）は7〜8，目標値は10を超えない程度とされている．

● **血小板製剤**（表4）

　止血機構において血小板は出血部位局所にいち早く集積して傷口を塞ぐ働きをする（一次止血）．したがって，造血障害などで血小板があるレベル以下になると出血のリスクが高まるか，あるいは止血が困難となってくる．そこで，出血のリスクを予防する（予防投与）か，あるいは止血を促すため（治療投与）に血小板輸血が行われる．

　輸血の適応は血小板数だけではなく，出血のリスク（侵襲的処置の強度，感染症や凝固障害の併存など）を考慮して決定する．標準的な輸血基準値（血小板数，/μL）は内科的予防投与（白血病の治療など）で1〜2万，止血治療や外科的予防投与時では5万である．

語句　複合型凝固障害

肝不全などの生成障害，播種性血管内血液凝固症候群による消費亢進，大量輸血による血液希釈でみられる．

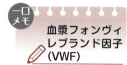
一口メモ　血漿フォンヴィレブランド因子（VWF）

血管内皮細胞で産生され，多重合体の巨大分子として血液中へ放出され，ただちにADAMTS13により適切な分子量に切断される．血漿中のVWFは，血管内壁の損傷部位にいち早く集積して血小板の粘着を誘導し，止血機構を作動させる分子糊の役割を果たす．また，血小板の凝固第VIII因子を結合して，運搬タンパクとして当該凝固因子の血中濃度の維持にも貢献している．ADAMTS13の活性低下により血小板糊作用の強い多重合体のVWFが増加し，末梢循環中で無秩序に血小板血栓が惹起される病態が，血栓性血小板減少性紫斑病である．主に遺伝的な要因でVWFの量的・質的低下をきたす出血性疾患がフォンヴィレブランド病（VWD）である．VWFの産生が極度に低下した重症VWD（III型）では，凝固第VIII因子の濃度も低下して，重症血友病Aに匹敵する強い出血症状を呈する．一方，軽度の量的異常（I型）や質的異常（II型）では，出血傾向は軽微である．

Column

輸血後の感染症マーカー（ウイルスマーカー）の検査について

　献血時にスクリーニングが行われているHBV，HCVおよびHIVであるが，検査をすり抜けて輸血後に感染をきたすリスクはゼロではない．そのため，輸血前後のウイルスマーカーをチェックして，輸血による感染症の的確な診断を促す厚生労働省の指針[2)]にしたがい，過去に遡って，当該製剤の献血者や同じ献血者からつくられた，ほかの製剤を輸血された患者への対応を行う必要がある．輸血前検査が陰性で，輸血後1〜3か月をめどに各ウイルスマーカーを測定して感染症を診断したときに陽性の場合は，国に届ける義務がある（表）．

　輸血前検査の代替として，輸血前の患者検体の保管も推奨されており，輸血後の感染症マーカーが陽性となった場合には，保管検体をチェックして，輸血による感染症の疑いがあるか否かを診断する．

表　輸血前後のウイルスマーカー検査

病原体	輸血前マーカー	既感染の否定	輸血後マーカー（3か月後を目安）
HBV	HBs抗原 HBs抗体 HBc抗体	いずれも陰性	核酸増幅検査
HCV	HCV抗体 HCVコア抗原	いずれも陰性	HCVコア抗原
	HCV抗体 HCVコア抗原	陽性 陰性	
HIV	HIV抗体	陰性	HIV抗体
	HIV抗体	陽性　確認検査　陰性	

●血漿製剤（表 4）

　血漿製剤（新鮮凍結血漿）の目的は，血漿因子のうちほぼ血液凝固因子の補充にあるといってよい．対応した血漿分画製剤がないかあるいは適応でない凝固因子欠損症（凝固第 V・X 因子，フィブリノーゲン）や複数の凝固因子が同時に低下した場合（複合型凝固障害）で，指標となるのは凝固因子スクリーニング値で，あるレベル以上の凝固因子活性の低下を示唆する．適応は出血の治療や手術などの侵襲的処置時の出血予防である．

　凝固因子補充以外の適応症として，血漿 von Willebrand（フォンヴィレブランド）因子（VWF）の切断酵素（a disintegrin-like and metalloproteinase with thrombospondin type 1 motifs 13：ADAMTS 13）活性が著しく低下することが原因で起こる血栓性血小板減少性紫斑病があげられる．この場合は新鮮な酵素の補充と同時に酵素のインヒビターを除去する目的で血漿交換を行い，その置換液として新鮮凍結血漿を大量に用いる．

血漿分画製剤および遺伝子組換え製剤（表 5）[1]

●アルブミン製剤

　アルブミン製剤の目的は，出血性ショックなどの循環不全に対して血漿膠質浸透圧を維持するため，および肝不全やネフローゼなどの低アルブミン血症に起因した難治性の腹水や肺水腫の治療である．科学的エビデンスに乏しいものの，投与の基準値（血清アルブミン値，g/dL）は，それぞれ 3.0 および 2.5 が推奨されている．

●免疫グロブリン製剤

　重症感染症や先天性あるいは後天性の免疫不全症の補充療法，あるいは特発性血小板減少性紫斑病や川崎病もしくは Guillain-Barré（ギラン・バレー）症候群などの神経疾患や自己免疫疾患に適用される人インタクト免疫グロブリン製剤と抗 HBs 人免疫グロブリンのような特殊製剤に大別される．とくに大量投与により，その広汎な免疫調整作用の効果を目的とした適応疾患（神経疾患，自己免疫疾患など）の急速な拡大が図られてきている．

●血液凝固因子製剤

　血友病 A および B を代表とする血液凝固因子欠乏患者（先天性，後天性）を対象として，出血予防や止血治療を目的に，それぞれ欠損した凝固第 VIII および IX 因子の補充に用いられる．

　製造工程で病原体の除去や不活化が達成されるが，限りある資源のヒト由来原料を使用しているため感染症のリスクはゼロではなく，かつ安定供給に不安がある．そのため，その代替となる遺伝子組換え製剤の開発が急速に進展し，今や日本においてはそのシェアが 95％ 以上となっている．とくに遺伝子組換え技術の向上により，製造工程で今まで必須であったヒトやウシの血漿タンパク質の含まれない製剤（例，ルリオクトコグ　アルファ）や，さらに生体内半減期を大幅に

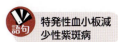

特発性血小板減少性紫斑病

自己抗体により流血中の血小板が脾臓などの網内系で早期に破壊され，血小板減少に基づく紫斑などの出血傾向をきたす自己免疫疾患である．免疫グロブリン製剤の大量投与により，網内系の貪食細胞の Fc 受容体を非特異的に阻害することで血小板の破壊が抑制され，出血や手術などで緊急を要する場合に，一過性の血小板数の増加が期待できる．

川崎病

4 歳以下の乳幼児が罹患する原因不明の熱性炎症性疾患．1967 年に小児科医の川崎富作博士により報告された．5 日以上続く高熱，眼球結膜の充血やイチゴ舌などの粘膜障害，四肢の発疹や浮腫，頸部リンパ節腫脹が認められ，皮膚粘膜リンパ節症候群ともよばれる．通常は免疫グロブリン製剤の大量投与により治癒するが，冠動脈瘤などの心血管系の病変を合併する場合は，後遺症に注意が必要である．

ギラン・バレー症候群

上気道や腸管などの先行感染や予防接種後 1～2 週間で発症する急性の自己免疫性末梢神経疾患で，四肢の筋力低下や腱反射の減弱・消失などの運動神経障害を認め，重症の場合は呼吸筋麻痺を引き起こす．末梢神経の髄鞘や軸索と交差反応性を示す抗糖脂質抗体が感染により惹起されるのが原因と推測されている．免疫グロブリン製剤の大量投与あるいは血漿交換が確立した治療法で，関節拘縮と筋萎縮の予防のためのリハビリテーションが必要である．

表5 血漿分画製剤

種類	遺伝子組換え代替品	主な効能・効果
人血清アルブミン	あり[*1]	高張製剤（20，25%）：肝硬変症，浮腫などを伴うネフローゼ症候群などの治療 等張製剤（5%）：熱傷，出血性ショックなどの治療
乾燥人フィブリノゲン	なし	先天性低フィブリノゲン血症による出血傾向の抑制[*2]
乾燥濃縮人血液凝固第VIII因子	あり	血友病A患者の第VIII因子の補充・出血傾向の抑制
乾燥濃縮人血液凝固第IX因子	あり	血友病B患者の出血傾向の抑制
インヒビター製剤	あり[*3]	第VIII因子または第IX因子インヒビター力価の高い患者の血液凝固活性を補い，出血傾向を抑制
乾燥濃縮人血液凝固第XIII因子	あり	先天性・後天性第XIII因子欠乏による出血傾向の抑制
人トロンビン	なし	上部消化管出血，通常の結紮で止血困難な出血の抑制など
人免疫グロブリン	なし	無または低ガンマグロブリン血症 筋注用：麻疹，ポリオ，A型肝炎の予防および症状の軽減 静注用：重症感染症，特発性血小板減少性紫斑病，川崎病など
抗HBs人免疫グロブリン	なし	B型肝炎の発症予防（針刺し事故，母子感染予防など）
乾燥抗D（Rho）人免疫グロブリン	なし	Rh（－）の産婦における分娩後の抗D（Rho）抗体産生の防止など
抗破傷風人免疫グロブリン	なし	破傷風の発症予防および発症後の症状改善
乾燥濃縮人アンチトロンビンIII	あり	先天性アンチトロンビンIII欠乏に基づく血栓形成傾向 アンチトロンビンIII低下を伴う播種性血管内凝固症候群（DIC）
乾燥濃縮人活性化プロテインC	あり	先天性プロテインC欠乏症に起因する深部静脈血栓症などの治療
人ハプトグロビン	なし	熱傷，輸血などの溶血反応に伴うヘモグロビン血症などの治療
乾燥濃縮人C1-インアクチベーター	あり	遺伝性血管神経性浮腫の急性発作の治療

（厚生労働省医薬・生活衛生局血液対策課．血液事業報告 平成27年．2016[1]）を参考に著者作成）
＊1：2016年現在販売停止，＊2：後天性疾患は適応外，＊3：凝固第VII因子製剤．

延長できるようポリエチレングリコール付加などで人工的に修飾した次世代遺伝子組換えタンパク質の開発競争が激化している．日常的に自己注射による補充療法が必要な血友病においては，投与回数を減らすことができて，その利便性は患者に大きな福音をもたらすものと期待されている．

3 課題と展望

3.1 輸血用血液製剤

少子高齢化による献血人口の減少および輸血を必要とする患者の増加により，

> **Column**
> ### 血漿分画製剤の感染症リスク
>
> 　血漿分画製剤はその製造工程で，原料血漿に混入したウイルスなどの病原体の不活化や除去が行われ，その感染性は限りなくゼロに近いとされている．実際に，2003年に血液製剤による感染症報告制度が立ち上がってから現在まで，わが国も含めて世界的にも明らかな感染症の報告はなされていない．しかし，感染症のリスクはゼロではない．当初最も懸念されたのが狂牛病を引き起こす異常プリオンタンパク質である．混入を検出する診断技術がなく，分子サイズが小さくフィルター除去の効果が乏しいことや脂質二重層をもたない非生物物質のため加熱処理に抵抗性があること，などが理由である．1996年イギリスで発生した食物を介したヒトへの狂牛病のアウトブレークをきっかけとして，輸血を通して狂牛病が伝播することが動物実験で証明され，さらにその実例が輸血を受けた患者で複数発生した．そして，推定された潜伏期間は非常に長く，2002年12月に制定されたEU（European Union；欧州連合）の血液法で血液製剤の30年の記録の保存が義務づけられたことを受け，2003年の日本の改正薬事法でも血漿分画製剤を含む特定生物由来製品の製造業者等での提供者・製造記録の30年間保存の義務化が導入された．発生からいまだ30年が経過していない現時点においては，狂牛病の発生の懸念はまだ続いていると考えていいかもしれない．

　血液製剤の供給不足が深刻化すると，一部では危惧されている．しかし一方で，欧米の調査では，不適正な輸血の占める割合が多く，適正な使用を推進することで大幅に血液の需要を抑制することが可能であることが明らかになっている．

　適正な血液製剤の使用のためには，処方権者である医師への働きかけを強化する必要が指摘されている．科学的エビデンスに基づいた使用指針の改定が行われており，それを根拠とした医療現場向けの適正使用プログラム（電子カルテシステムを利用したオーダー時の介入など）が作成される予定である[4]．

③.2 血漿分画製剤と薬剤師の役割

　血友病治療薬として用いられている遺伝子組換え製剤は今や人工的に分子改変して有効性や利便性を高めた次世代製剤の時代となってきた．有効量がミリグラム・レベル以下の血漿分画製剤は順次すべて遺伝子組換え製剤にとって代わるだろう．一方，アルブミンのような必要量がグラム・レベルの成分においては遺伝子組換え製剤に置き換わることは困難であり，国内自給と原料血漿の安定供給の視点から，すでに述べてきた血液法の基本方針で謳っているように（⇒本項「1.2 血液製剤と規制・制度」〈p.53〉参照），血漿分画製剤を扱っている薬剤師の患者への説明と適正な使用への関与が求められている[1]．具体的な行動方針が今後明らかになることが期待される．

（半田　誠）

●**引用文献**
1) 厚生労働省医薬・生活衛生局血液対策課. 血液事業報告 平成27年. 2016.
2) 厚生労働省編. 血液製剤の使用にあたって 第4版 輸血療法の実施に関する指針 血液製剤の使用指針 血液製剤等に係る遡及調査ガイドライン. じほう；2009.
3) 日本輸血・細胞治療学会, 医学・診療情報：診療報酬. http://yuketsu.jstmct.or.jp/medical/medicine_and_medical_information/fee/
4) 半田 誠. より安全かつ適正な輸血を目指して. 臨床血液 2015；56(10)：2170-2179.

●**参考資料**
1. 厚生労働省，血液製剤の安全性の向上及び安定供給の確保に関する基本的な方針．http://www.mhlw.go.jp/new-info/kobetu/iyaku/kenketsugo/4b.2.html

6 酵素

Summary

- リソソーム病の治療に用いられる酵素製剤は，糖鎖をリガンドとする受容体を介して細胞内に，さらにリソソーム内へと輸送されて薬効を発揮する．
- リソソーム病は遺伝子変異により酵素が欠損，もしくは活性を失う稀少疾患であり，症状は重篤な場合が多い．近年，多くの酵素補充療法が開発されているが，まだ治療薬が未開発の疾患も多く，さらなる研究の進展が望まれている．
- 酵素補充療法に用いられる酵素製剤は患者にとって異物として認識されるため，中和抗体が産生され，不必要な免疫応答や薬効の低下を招く可能性がある．
- 酵素製剤は分子量の大きなタンパク質であるため，血液脳関門を通過できず，中枢神経への作用は期待できない．

Keywords ▶ 遺伝子疾患，酵素補充療法，リソソーム病，腫瘍崩壊症候群，囊胞性線維症，低ホスファターゼ症，デュピュイトラン拘縮

1 酵素の種類とその製剤

　遺伝子組換えタンパク質が疾病治療に用いられている酵素類として，リソソーム酵素類，尿酸オキシダーゼ，DNA（deoxyribonucleic acid；デオキシリボ核酸）分解酵素，アルカリホスファターゼ，コラゲナーゼがある．以下に，各医薬品の起源，構造と機能に関する特徴，疾病治療における有用性を概説する．**表1**に酵素名，日本医薬品一般的名称（一般名），主な適応疾患，投与方法などをまとめた．

1.1 リソソーム酵素類

　リソソーム酵素とは真核生物がもつ細胞内小器官の一つであるリソソームに含まれる酵素をさす．リソソーム内部は，pH5程度の酸性に保たれており，酸性条件下で働く多数の酵素類が含まれている．現在，約60種類のリソソーム酵素が知られており，エンドサイトーシスやオートファジーによって取り込まれた糖質や糖脂質，糖タンパク質の分解を行っている．これらの酵素の欠損や異常によって，リソソーム内の酵素活性が失われ，分解されるべき基質が蓄積していく疾患がリソソーム病（lysosomal disease，別名：ライソゾーム病）である．ヒトにおいては30種類以上ものリソソーム病が存在し，2001年に特定疾患に指定された．

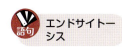

語句 エンドサイトーシス

⇒本章1の語句（p.7）参照．

オートファジー

細胞がさまざまなストレス（アミノ酸飢餓の状態や，異常タンパク質の蓄積）にさらされ，タンパク質合成の材料であるアミノ酸の供給が低下すると，細胞はダメージを回避するために細胞内のタンパク質を分解してアミノ酸を生成し，より必要性の高いタンパク質を合成するための材料として利用する．この機構をオートファジーとよぶ．自食ともよばれる．

表1 酵素補充療法に用いられる酵素

酵素名	一般名	商品名	承認年	主な適応疾患	投与方法
グルコセレブロシダーゼ	イミグルセラーゼ	セレザイム®静注用	1998	ゴーシェ病	点滴静注
	ベラグルセラーゼ アルファ	ビプリブ®点滴静注用	2014	ゴーシェ病	点滴静注
α-ガラクトシダーゼA	アガルシダーゼ アルファ	リプレガル®点滴静注用	2006	ファブリー病	点滴静注
	アガルシダーゼ ベータ	ファブラザイム®点滴静注用	2004	ファブリー病	点滴静注
α-L-イズロニダーゼ	ラロニダーゼ	アウドラザイム点滴静注液	2006	ムコ多糖症I型	点滴静注
イズロン酸-2-スルファターゼ	イデュルスルファーゼ	エラプレース®点滴静注液	2007	ムコ多糖症II型	点滴静注
N-アセチルガラクトサミン-6-スルファターゼ	エロスルファーゼ アルファ	ビミジム®点滴静注液	2014	ムコ多糖症IV-A型	点滴静注
N-アセチルガラクトサミン-4-スルファターゼ	ガルスルファーゼ	ナグラザイム®点滴静注液	2008	ムコ多糖症VI型	点滴静注
酸性α-グルコシダーゼ	アルグルコシダーゼ アルファ	マイオザイム®点滴静注用	2007	ポンペ病(糖原病II型)	点滴静注
リソソーム酸性リパーゼ	セベリパーゼ アルファ	カヌマ®点滴静注液	2016	リソソーム酸性リパーゼ欠損症	点滴静注
尿酸オキシダーゼ	ラスブリカーゼ	ラスリテック®点滴静注用	2009	がん化学療法に伴う高尿酸血症	点滴静注
DNA分解酵素I	ドルナーゼ アルファ	プルモザイム®吸入液	2012	嚢胞性線維症における肺機能の改善	吸入
アルカリホスファターゼ+Fc	アスホターゼ アルファ	ストレンジック®皮下注	2015	低ホスファターゼ症	皮下注射
コラゲナーゼ	コラゲナーゼ(クロストリジウム ヒストリチクム)	ザイヤフレックス®注射用	2015	デュピュイトラン拘縮	関節注射

一般名に含まれる「(遺伝子組換え)」は省略した。
表に掲載した酵素のうち、コラゲナーゼ(クロストリジウム ヒストリチウム)は、遺伝子組換え酵素ではない。

　リソソーム病に対する治療法としては、酵素補充療法(enzyme replacement therapy)、臓器移植、骨髄移植が行われる。酵素補充療法は、不足している酵素を点滴などにより投与する治療法であり、治療に用いられる酵素は、遺伝子組換えタンパク質を発現する細胞の培養により製造される。

　多くのリソソーム酵素では、糖鎖部分の末端にマンノース、もしくはマンノース-6-リン酸(mannose-6-phosphate：M6P)が存在し、標的細胞の細胞膜表面にあるマンノース受容体(mannose receptor：MR)もしくはM6P受容体に結合して細胞内に取り込まれる。細胞内に取り込まれたリソソーム酵素は、さらにリ

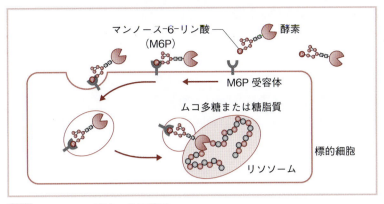

図1 リソソーム酵素の作用機序

ソソーム内に輸送され，蓄積した基質を分解することで薬効を示す（図1）．現在，8種類のリソソーム酵素について，10種類の酵素製剤が治療薬として用いられている．

グルコセレブロシダーゼ

グルコセレブロシダーゼ（glucocerebrosidase，別名：酸性β-グルコシダーゼ）は，グルコセレブロシド（グルコシルセラミドともよばれる）（図2）を基質とし，グルコースとセラミドに分解する酵素である．この酵素を先天的に欠損する疾病がGaucher（ゴーシェ）病である．

ゴーシェ病では，グルコセレブロシドが肝臓，脾臓，骨髄などの細網内皮系に蓄積する．臨床症状の違いによりⅠ型（慢性非神経型，成人型），Ⅱ型（急性神経型，乳児型），Ⅲ型（亜急性神経型，若年型）に分類される[1]．主な症状として，肝臓や脾臓の肥大，血小板減少による貧血，病的骨折などがある．Ⅱ型は神経症状が出現し，2歳ごろまでに死亡する．

ゴーシェ病の治療に用いられる酵素として，イミグルセラーゼおよびベラグルセラーゼ アルファが開発されている．

●イミグルセラーゼ

遺伝子組換えヒトグルコセレブロシダーゼであり，497個のアミノ酸残基から成る糖タンパク質で，チャイニーズハムスター卵巣（Chinese hamster ovary：CHO）細胞を用いて製造される．19，59，146，270，462番目のAsn残基にN-結合型糖鎖が付加している．CHO細胞で産生された遺伝子組換えタンパク質を，シアリダーゼ，

語句　グルコセレブロシド

セレブロシドの一種であり，セラミド（スフィンゴシンと脂肪酸がアミド結合したもの）にグルコース（Glc）が結合したもの（図2）．

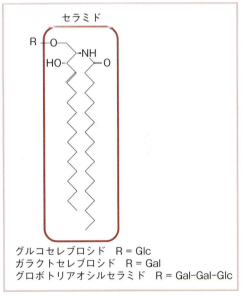

グルコセレブロシド	R = Glc
ガラクトセレブロシド	R = Gal
グロボトリアオシルセラミド	R = Gal-Gal-Glc

図2 グルコセレブロシド，ガラクトセレブロシド，グロボトリアオシルセラミドの構造

スフィンゴシンと脂肪酸がアミド結合した化合物をセラミドとよび，セラミドと単糖が結合した化合物をセレブロシドという．単糖がグルコースの場合はグルコセレブロシド，ガラクトースの場合はガラクトセレブロシド，グルコセレブロシドにさらにガラクトースが2つ結合したものはグロボトリアオシルセラミドとよぶ．

β-ガラクトシダーゼおよびヘキソサミニダーゼの順に酵素処理することで糖鎖末端をマンノースにしている．これにより，標的細胞であるマクロファージに効率良く取り込まれる．

60単位/kgのイミグルセラーゼを2週間ごとに点滴静注する．これにより肥大した臓器は徐々に標準の大きさに戻り，骨折しづらくなる．しかし，血液脳関門（blood brain barrier）を通過できないため，中枢神経症状には効果がない．

● ベラグルセラーゼ　アルファ

遺伝子組換えヒトグルコセレブロシダーゼであり，497個のアミノ酸残基から成る糖タンパク質で，ヒト線維肉腫細胞（HT1080）を用いて製造される．19, 59, 146, 270, 462番目のアミノ酸残基にN-結合型糖鎖が付加している．イミグルセラーゼがCHO細胞由来であるのに対して，ベラグルセラーゼ　アルファはヒト由来の細胞株を用いて製造されている．

本剤も60単位/kgを2週間ごとに点滴静注する．

α-ガラクトシダーゼA

α-ガラクトシダーゼA（α-galactosidase A）は，糖脂質であるグロボトリアオシルセラミド（globotriaosylceramide）（図2）の末端のガラクトースを遊離してガラクトースとラクトシルセラミドに分解するリソソーム酵素である．この酵素を先天的に欠損する疾病がFabry（ファブリー）病である．

ファブリー病では，グロボトリアオシルセラミドが血管内皮細胞，平滑筋細胞，神経節細胞などに蓄積する．また，多くのリソソーム病は常染色体性劣性遺伝だが，ファブリー病は伴性劣性遺伝である．

臨床症状の違いにより古典型，亜型，ヘテロ接合体型（女性患者）に分類される．主な症状として，小児期における四肢疼痛，低汗症，被角血管腫，角膜混濁，消化器障害がある．中年期以降では腎障害，心機能障害や脳血管障害がある．亜型はこれらの症状が一部の臓器に限局して現れる．ヘテロ接合体型は無症状の人から古典型の男性と同じく重篤な症状を示す人まで多様である．

ファブリー病の治療に用いられる酵素として，アガルシダーゼ　アルファおよびアガルシダーゼ　ベータがある．両者は，同一のアミノ酸配列をもつが，製造に用いられる細胞が異なるため，糖鎖の違いを想定して，2語式の命名ルールにより，アルファ，ベータとして識別されている．

● アガルシダーゼ　アルファ

遺伝子組換えヒトα-ガラクトシダーゼAであり，398個のアミノ酸残基から成る糖タンパク質で，HT1080細胞を用いて製造される．108, 161, 184番目のアミノ酸残基にN-結合型糖鎖が付加している．

0.2 mg/kgのアガルシダーゼ　アルファを2週間ごとに点滴静注する．これによりグロボトリアオシルセラミドが分解され，尿中や血漿中のグロボトリアオシルセラミド含量が低下し，疼痛の重症度や生活妨害度が軽減する．症状が進行し，

豆知識

ファブリー病：古典型，亜型，ヘテロ接合体型

ファブリー病の原因遺伝子はX染色体上にあるため伴性遺伝である．男性はXとY染色体をもち，女性は2つのX染色体をもつ．男性が原因遺伝子をもつ場合，Y染色体では補えないため，ファブリー病の症状が現れる．症状が全身に現れる古典型，心臓や腎臓などの一部に症状が現れる亜型がある．女性において一方のX染色体に原因があり，片方は正常である場合，ヘテロ接合体型とよぶ．

HT1080細胞

ヒト線維肉腫由来であり，広く生化学，タンパク質発現に用いられる．タンパク質医薬品の大量発現にはCHO細胞を用いることが多いが，CHO細胞はヒト由来ではないため，付加する糖鎖がヒトと異なる．ヒト由来であるHT1080細胞を用いて発現することで，よりヒトに近い糖鎖が付加する．

組織の線維化がみられる状態になると，薬効が低下するため，早期の薬剤投与が望ましいとされている．

● アガルシダーゼ ベータ

CHO 細胞を用いて製造される点が，アガルシダーゼ アルファと異なる．両タンパク質におけるアミノ酸配列は同一である．

投与量に関しては，アガルシダーゼ アルファが 0.2 mg/kg であるのに対し，アガルシダーゼ ベータは 1.0 mg/kg である．本剤の投与により，血漿，尿，腎臓，心臓および皮膚組織中のグロボトリアオシルセラミドが除去され，症状が改善する．

α-L-イズロニダーゼ

α-L-イズロニダーゼ（α-L-iduronidase）は，グリコサミノグリカン（glycosaminoglycan）であるデルマタン硫酸およびヘパラン硫酸の非還元末端にある α-L-イズロン酸を加水分解して遊離する酵素である（図3）．この酵素を先天的に欠損する疾病がムコ多糖症 I 型（mucopolysaccharidosis type I：MPS I）である．

MPS I は，重症型である Hurler（ハーラー）症候群（MPS IH），中間型である Hurler-Scheie（ハーラー・シャイエ）症候群（MPS IH/S），および軽症型である Scheie（シャイエ）症候群（MPS IS）に分類される．主な症状として，重症のハーラー症候群においては，乳児期から特徴的な顔貌，難聴，ヘルニア，関節拘縮，角膜混濁，肝脾腫，閉塞性呼吸障害などさまざまな症状を認め，小児期に死亡する．軽症のシャイエ症候群においては，5歳前後で発症するが，精神発達障害を伴わずに成人に達し，社会生活を送ることができる．MPS I の治療に用いられる酵素として，ラロニダーゼが開発されている．

● ラロニダーゼ

遺伝子組換えヒト α-L-イズロニダーゼであり，628個のアミノ酸残基から成る糖タンパク質で，CHO 細胞を用いて製造される．85，165，311，347，390，426 番目のアミノ酸残基に N-結合型糖鎖が付加している．

ラロニダーゼは週1回 0.58 mg/kg 体重の量で点滴静注される．これにより蓄積したグリコサミノグリカンは分解され，尿中グリコサミノグリカン濃度は投与

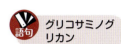

語句 グリコサミノグリカン

アミノ糖（グルコサミン，ガラクトサミン）と，ウロン酸（グルクロン酸，イズロン酸）またはガラクトースから成る二糖の繰り返し構造をもつ多糖（図3）．

> **Column**
>
> ### ムコ多糖症（MPS）
>
> リソソーム病の一種で，リソソーム内にムコ多糖の一つであるグリコサミノグリカンが蓄積する疾病である．原因となる欠損遺伝子によって I，II，III，IV，VI，VII，IX の7つの病型に分けられる．先天性の遺伝子疾患で，遺伝的な要因により症状の重篤度は患者間で大きな差がみられる．ムコ多糖の蓄積によって全身の臓器や組織が障害され，重症の場合は10歳程度で死亡する．酵素補充療法，骨髄移植などの治療法があるが，根治は難しい．

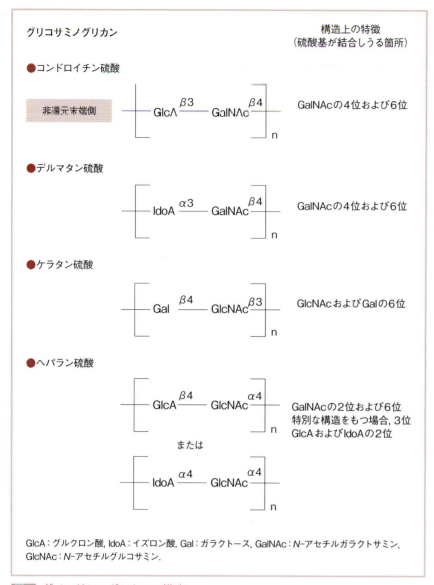

図3 グリコサミノグリカンの構造

されてから 4 週間以内に急速に低下する．本剤の反復投与により，歩行距離，努力肺活量，肩関節屈曲度の向上が認められる．小児における臨床試験では，尿中グリコサミノグリカン濃度の低下，肝容積の正常化，精神発達の改善，心臓弁の正常化などがみられた．ただし，中枢神経症状，角膜混濁にはやはり効果がない．

イズロン酸-2-スルファターゼ

イズロン酸-2-スルファターゼは，グリコサミノグリカンであるデルマタン硫酸やヘパラン硫酸の還元末端にあるイズロン酸の C-2 に付加している硫酸基を脱離させる酵素である[2]（図3）．本酵素により硫酸基が脱離した後，α-L-イズロ

ニダーゼが作用する．この酵素を先天的に欠損する疾病がムコ多糖症 II 型（MPS II）である．また，MPS II は世界で初めて報告した医師に因んで Hunter（ハンター）症候群とよばれる．

症状は骨変形，関節拘縮，特徴的な顔貌，精神発達障害などである．これらは進行性の症状であるため，早期治療が望まれる．尿中に高濃度のデルマタン硫酸およびヘパラン硫酸が排泄されることから診断できる．MPS II の治療に用いられる酵素として，イデュルスルファーゼが開発されている．

● イデュルスルファーゼ

遺伝子組換えヒトイズロン酸-2-スルファターゼであり，525 個のアミノ酸残基から成る糖タンパク質で，HT1080 細胞を用いて製造される．8 か所のアミノ酸残基に N-結合型糖鎖が付加している．

0.5 mg/kg のイデュルスルファーゼを毎週点滴静注する．本剤の投与により歩行距離，努力肺活量，尿中グリコサミノグリカン濃度の低下，関節可動域の増加が認められる．ただし，中枢神経症状には効果がない．

N-アセチルガラクトサミン-6-スルファターゼ

N-アセチルガラクトサミン-6-スルファターゼは，グリコサミノグリカンであるコンドロイチン硫酸の N-アセチルガラクトサミン-6-硫酸や，ケラタン硫酸の D-ガラクトース-6-硫酸から硫酸基を脱離させる酵素である（図 3）．この酵素を先天的に欠損する疾病がムコ多糖症 IV-A 型（MPA IV-A）である．

MPA IV は世界で初めて報告した医師に因んで Morquio（モルキオ）症候群とよぶ．MPA IV-A と MPA IV-B が存在するが，これは欠損する酵素の違いによるものである（MPA IV-B は β-ガラクトシダーゼが欠損する）．症状は強い骨変形が特徴であり，脊椎弯曲症，外反膝，鳩胸，扁平足，低身長症，X 脚などである．そのほかにも，関節障害，難聴，心臓弁膜症などが認められる．精神遅滞はなく，正常である．

MPA IV-A の治療に用いられる酵素として，エロスルファーゼ アルファが開発されている．

● エロスルファーゼ アルファ

遺伝子組換えヒト N-アセチルガラクトサミン-6-スルファターゼであり，496 個のアミノ酸残基から成る糖タンパク質で，CHO 細胞を用いて製造される．178, 397 番目のアミノ酸残基に N-結合型糖鎖が付加している．2.0 mg/kg のエロスルファーゼ アルファを週 1 回点滴静注する．これによりケラタン硫酸が分解され，尿中ケラタン硫酸濃度が低下し，歩行距離，階段昇降試験が改善する．

N-アセチルガラクトサミン-4-スルファターゼ

N-アセチルガラクトサミン-4-スルファターゼは，グリコサミノグリカンであるデルマタン硫酸中の N-アセチルガラクトサミン-4-硫酸から硫酸基を脱離さ

せる酵素である（図3）．この酵素を先天的に欠損する疾病がムコ多糖症 VI 型（MPS VI）である．

MPS VI は世界で初めて報告した医師に因んで Maroteaux–Lamy（マロトー・ラミー）症候群とよぶ．症状は低胴型低身長，関節過伸展，粗い顔貌，巨頭症などの骨変形から，角膜混濁，聴覚障害，心臓弁膜症，慢性鼻炎，呼吸不全など，全身において多岐にわたる．特徴として，精神発達障害は伴わない．

MPS VI の治療に用いられる酵素として，ガルスルファーゼが開発されている．

●ガルスルファーゼ

遺伝子組換えヒト N-アセチルガラクトサミン-4-スルファターゼであり，495個のアミノ酸残基から成る糖タンパク質で，CHO 細胞を用いて製造される．150，241，253，328，388，420 番目のアミノ酸残基に N-結合型糖鎖が付加している．週 1 回 1.0 mg/kg のガルスルファーゼを点滴静注する．本剤の投与により，蓄積したデルマタン硫酸が分解され，歩行距離，階段昇降試験，尿中グリコサミノグリカン濃度などが改善する．

酸性 α-グルコシダーゼ

酸性 α-グルコシダーゼは，グリコーゲンをグルコースへと分解する酵素である．この酵素を先天的に欠損する疾病が糖原病 II 型である．糖原病 II 型は世界で初めて報告した医師に因んで Pompe（ポンペ）病とよぶ．

ポンペ病ではこの酵素の欠損により，あらゆる細胞のリソソームに大量のグリコーゲンが蓄積する．やがてリソソームは破裂し，リソソーム内のタンパク質分解酵素が細胞中の正常なタンパク質を分解してしまい，細胞を傷害する．

ポンペ病は発症年齢が幼児期から中年までと幅広く，その発症時期によって乳児型，小児型，成人型に分けられる．最も重症であるのが乳児型であり，心肥大，肝肥大，筋肥大，筋緊張低下の症状が現れ，1 歳前に死亡する．小児型においては，進行は緩やかであり，骨格筋にのみ症状が現れる．成人型は骨格筋にのみ症状が現れ，ミオパチー（筋力の低下）を特徴とする歩行障害などの症状がみられる．

ポンペ病の治療に用いられる酵素として，アルグルコシダーゼ　アルファが開発されている．

●アルグルコシダーゼ　アルファ

遺伝子組換えヒト酸性 α-グルコシダーゼであり，896 個のアミノ酸残基から成る糖タンパク質で，CHO 細胞を用いて製造される．7 か所のアミノ酸残基に N-結合型糖鎖が付加している．アルグルコシダーゼ　アルファは 20 mg/kg で 2週間に 1 回点滴静注される．本剤の投与により，蓄積したグリコーゲンが分解され，症状の進行を遅らせることで生存率が顕著に改善する．

リソソーム酸性リパーゼ

リソソーム酸性リパーゼは，リソソーム内でコレステロールエステルおよびト

リグリセリドを加水分解する酵素である．本酵素の遺伝子変異により，酵素活性が低下することで生じるライソゾーム酸性リパーゼ欠損症は，全身のさまざまな組織や細胞のリソソーム内にコレステロールエステルおよびトリグリセリドが蓄積する進行性の多臓器疾患である．

乳児期に発症するライソゾーム酸性リパーゼ欠損症（Wolman〈ウォルマン〉病）では，症状が急速に進行し，成長障害や重度の肝疾患などを呈して，多くは生後6か月以内に死亡する．小児期および成人期に発症するライソゾーム酸性リパーゼ欠損症（コレステロールエステル蓄積症）では，肝腫大や肝障害，肝線維症，肝硬変などの肝疾患や脂質異常症を呈する．ライソゾーム酸性リパーゼ欠損症（コレステロールエステル蓄積症，ウォルマン病）に用いられる治療薬として，セベリパーゼ　アルファが開発されている．

● **セベリパーゼ　アルファ**

セベリパーゼ　アルファは，遺伝子組換えヒトリソソーム酸性リパーゼであり，378個のアミノ酸残基から成る糖タンパク質である．体重1kgあたり1mgを2週に1回，点滴静注する．セベリパーゼ　アルファは，高マンノース型糖鎖およびリン酸化高マンノース型糖鎖を含むN-結合型糖鎖を付加した糖タンパク質であり，マクロファージのマンノース受容体およびマンノース-6-リン酸受容体を介して細胞内に取り込まれ，リソソームに蓄積したコレステロールエステルおよびトリグリセリドを加水分解する．

本剤は，トランスジェニックニワトリを用いて製造されている点が特徴で，日本で初めてのトランスジェニック動物由来バイオ医薬品である．遺伝子組換えタンパク質は，トランスジェニックニワトリの卵白中に産生され，卵白から有効成分が精製される．

1.2 尿酸オキシダーゼ

尿酸オキシダーゼは，核酸の代謝生成物である尿酸を，水溶性の高いアラントインへと代謝する酸化酵素である．

ヒトは尿酸を尿中に排泄するが，尿酸の溶解度は非常に低く，また酸性尿の場合，溶解度はさらに低下する．通常は尿酸の生成と排泄の調整により，血中の尿酸濃度は一定に保たれているが，がん化学療法の際，崩壊した腫瘍細胞から大量の核酸が放出され，核酸の代謝物である尿酸の血中濃度が非常に高くなる．これが原因となって起こる症状を腫瘍崩壊症候群という．そのため高尿酸血症となり，尿酸濃度が溶解度を超えると，尿酸ナトリウム塩が析出する．結果として，痛風，尿路結石，腎障害などの症状がみられる．とくに，腎機能障害や急性腎不全により致命的な経過をたどることがあるため，高尿酸血症の予防が必要である．このため，がん化学療法治療を行う際には予防的に尿酸オキシダーゼが医薬品として用いられる．

● ラスブリカーゼ

アスペルギルス属の真菌の *Aspergillus flavus*（アスペルギルス フラブス）由来の，遺伝子組換え尿酸オキシダーゼであり，301個のアミノ酸残基から成るタンパク質で，酵母を用いて製造される．がん化学療法開始4〜27時間前に投与を開始し，0.2 mg/kg体重の量で1日に1回点滴静注される．ラスブリカーゼは非ヒトタンパク質であるため，抗体が生じる可能性が高く，投与期間は最大で7日間である．投与中は血中尿酸濃度のモニタリングを行う必要がある．

1.3 DNA分解酵素（デオキシリボヌクレアーゼ）I

デオキシリボヌクレアーゼ（deoxyribonuclease：DNase）はDNAを分解する酵素である．DNAの末端から分解するエキソヌクレアーゼとDNA鎖の途中から分解するエンドヌクレアーゼに分けられる．また，DNaseはDNase IとDNase IIに分類され，DNase Iは3'末端側から分解し，DNase IIは5'末端側から分解する．DNase Iは主に膵臓で産生され，食物に含まれるDNAの分解を担っている．DNase IIはほぼすべての細胞に発現しており，リソソーム内で取り込まれた細胞のDNA分解を担っている．

囊胞性線維症（cystic fibrosis）における肺機能の改善に，DNase Iが治療薬として用いられる．囊胞性線維症は，Cl^-チャネル（囊胞性線維症膜貫通調節因子〈cystic fibrosis transmembrane conductance regulator：CFTR〉）の遺伝子変異により生じる遺伝性疾患（hereditary disease）である．本疾病では遺伝子変異により水分の流れに異常をきたし，粘液の粘性が高くなる．鼻腔においては鼻汁の粘性が高くなり，副鼻腔に痛みを感じるようになる．胆汁の粘性が高くなると，胆石の生成や膵炎，肝機能障害，さらには肝硬変を起こす．

CFTRはCl^-のみならずNa^+の輸送も調節している．これにより，囊胞性線維症ではCl^-の細胞外への輸送が障害され，Na^+の吸収が亢進し，水の過吸収によって分泌液の粘性が非常に高くなる．症状は多様であるが，ほぼすべての外分泌液の粘性が高くなる．粘稠性胎便による腸閉塞，胎便性イレウスが初期の症状である．続いて，非常に粘性の高い粘液による末梢気道のびまん性閉塞がみられる．また，粘液が粘稠なため，繊毛による気道からの病原体排除が適切に行われず，慢性的に病原菌に感染しやすくなり，慢性気管支炎，呼吸器不全につながる．粘液中には細胞から放出されたDNAが含まれており，水分の不足に加えて粘度の高いDNAが病態の悪化を招いている原因である．囊胞性線維症の肺障害に用いられる酵素として，ドルナーゼ アルファが開発されている．

● ドルナーゼ アルファ

遺伝子組換えヒトDNase Iであり，260個のアミノ酸残基から成る糖タンパク質で，CHO細胞を用いて製造される．本剤は注射剤ではなく吸入投与である点が特徴である．1日1回ネブライザー（吸入器）を用いて投与する．患者の容態に応じて1日2回まで投与できる．本剤の投与により，痰の粘稠性が著しく低

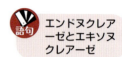

語句 エンドヌクレアーゼとエキソヌクレアーゼ

エンドヌクレアーゼは核酸を鎖の途中から分解する酵素であるのに対し，エキソヌクレアーゼは鎖の端から分解する酵素である．

粘稠性胎便

非常に粘性の高い胎便のこと．新生児において回腸，結腸などに粘性の高い便が詰まり，腸閉塞などの症状を起こす．

胎便性イレウス（腸閉塞）

囊胞性線維症や，Hirschsprung（ヒルシュスプルング）病などの原因疾患により新生児の腸が詰まる状態のこと．腹部膨満感，胆汁を含んだ嘔吐などの症状が現れる．

びまん性

病変部位がはっきりと限定できずに，全身や臓器全体など広範囲に症状がみられる状態のこと．

下し，肺機能が改善する．

1.4 アルカリホスファターゼ

　アルカリホスファターゼはリン酸エステルを加水分解する酵素である．この酵素は体内の生命反応に密接に関与しており，肝臓，腎臓，骨芽細胞，小腸，胎盤など，広く全身に分布している．また，組織特異型（小腸型，胎盤型，生殖細胞型）と組織非特異型とに分けられる．このうち，組織非特異型アルカリホスファターゼ（tissue-nonspecific alkaline phosphatase：TNSALP）は骨の石灰化に関与することが知られている．本項ではTNSALPのことをアルカリホスファターゼと記す．

　この酵素の遺伝子変異により，酵素の活性が低下し，骨代謝に異常をきたす疾病が低ホスファターゼ症（hypophosphatasia：HPP）である．本症では骨変形，成長障害，重篤な筋力の低下，痙攣，呼吸障害などの症状がみられる．発症時期により分類がなされており，周産期型，乳児型，小児型，成人型，歯限局型の5つの型がある．早期に発症するほど重篤であり，致死率が高い．低ホスファターゼ症に対する治療法は近年まで存在しなかったが，本症の治療に用いられる酵素として，アスホターゼ　アルファが開発されている．

●アスホターゼ　アルファ

　遺伝子組換えヒト組織非特異型アルカリホスファターゼFc融合タンパク質であり，アルカリホスファターゼとヒトIgG（immunoglobulin G；免疫グロブリンG）1のFcドメイン，および10個のアスパラギン酸ペプチドから構成される．IgG1のFcドメインは精製を簡便に行うため，また，10個のアスパラギン酸ペプチドは，このペプチドがハイドロキシアパタイトに対して高親和性を示すことから，皮下投与したアスホターゼ　アルファが骨組織に局在できるようにするために用いられている．726個のアミノ酸残基から成る糖タンパク質で，CHO細胞を用いて製造される．123，213，254，286，413，564番目のアミノ酸残基にN-結合型糖鎖が付加している．

　本剤は皮下投与である点が特徴である．1回1 mg/kgを週6回もしくは1回2 mg/kgを週3回投与する．本剤によって骨の石灰化障害を改善し，早期死亡を防ぐことができる．

1.5 コラゲナーゼ

　コラゲナーゼはコラーゲンを分解する酵素である．コラーゲンはヒトにおける骨や軟骨，腱，靱帯，真皮などを構成する重要なタンパク質である．コラーゲンは3本のポリペプチド鎖がらせん構造をとっており，さらにそれらが集積して線維を形成している．コラーゲン線維はその集積の多様性により，非常に柔らかい組織から，爪や骨のような固い組織まで生み出すことができる．

　Dupuytren（デュピュイトラン）拘縮では，手のひらの内部の腱膜とよばれる

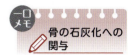

骨の石灰化への関与

骨の石灰化（ハイドロキシアパタイトの形成）は，結晶毒として働くピロリン酸により阻害される．TNSALPはピロリン酸を分解し，石灰化を促進する．

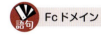

Fcドメイン

⇒本章1の語句（p.9）参照．

組織が，コラーゲンの異常沈着によって分厚く硬くなり，疾病の進行によって屈曲拘縮（関節が完全に伸ばせなくなる状態）とよばれる症状を呈する．発症する原因は不明であるが，長期のアルコール摂取との関係が指摘されている．デュピュイトラン拘縮に対する治療薬としてコラゲナーゼ（クロストリジウム ヒストリチクム）が開発されている．

● **コラゲナーゼ（クロストリジウム ヒストリチクム）**

Clostridium Histolyticum とよばれる細菌由来の Class I コラゲナーゼと Class II コラゲナーゼの混合物である．Class I コラゲナーゼは 1,008 個，Class II コラゲナーゼは 991 個のアミノ酸残基から成るタンパク質で，糖鎖は存在しない．本剤を手指の関節に注射することで，沈着したコラーゲンが分解され，関節可動域が改善する．

2 課題と展望

近年，酵素補充療法として用いられる酵素の新薬が次々と開発，認可されている．酵素補充療法は非常に稀少な疾患に対して用いられることが多く，患者にとっては治療薬があるということがこの上ない救いである．その一方で，いまだ治療薬が存在しない稀少疾患が多く存在することも事実である．リソソーム病に対する酵素補充療法に関しては，現在30種類ほどリソソーム病が知られているなかで，治療薬が承認されている疾患は7種類のみである．治療薬がない疾患に関しても，疾患の解明，新薬の開発に取り組むことが強く望まれている．

リソソーム病は，疾患によって障害される臓器が多様である．リソソーム酵素は細胞上のM6P受容体を介して取り込まれるが，臓器によってM6P受容体の発現量も異なり，発現量が少ない臓器においては十分な薬効が得られないこともある．また，リソソーム酵素は分子量の大きなタンパク質医薬品であるため，血液脳関門を通過できない．このため，中枢神経への効果は期待できず，今後の課題である．酵素の髄膜内投与などの投与方法の工夫や，ドラッグデリバリーシステム（drug delivery system：DDS）技術の開発が必要である．

酵素補充療法は，患者がもたない酵素を生体外で生産して投与するため，患者にとって外来タンパク質であり，しばしば抗体が産生されてしまう．これにより薬効の低下や，不必要な免疫応答が起こることが懸念される．臨床の現場では，潮紅，発熱，発疹などのアレルギー症状を緩和する目的で，酵素製剤の投与開始30〜60分前に抗ヒスタミン薬や鎮痛薬（非ステロイド性抗炎症薬）が用いられる．また，事前に免疫寛容を誘導するプロトコールを作成し，重度の免疫応答を回避する研究も行われている．さらに，点滴静注により投与される酵素製剤は，その投与速度を厳密に制御する必要がある．急速に投与すると，アナフィラキシーショックなどの重篤なアレルギー反応が起きる可能性が高まるためである．多くの薬剤は数時間，長いものは4時間程度かけて点滴静注されるため，患者にとって，

豆知識 免疫寛容

特定の抗原に対する免疫応答を欠如もしくは抑制するような状態のこと．通常，自分自身の細胞を異物とみなして攻撃する免疫細胞は胸腺で排除されるため，自己抗原に対しては免疫寛容が成立している（自己寛容）．

語句 免疫応答

⇒本章8の語句（p.88）参照．

毎週数時間病床から動けない状況を一生続けることは，非常に負担が大きい．このため，経口投与が可能な基質類縁体の開発が望まれている．また，遺伝子治療による根治療法も広く研究が行われている．

　医療の現場，とくに薬剤師においては，稀少疾患の本質的な理解と，患者への重点的なケアが求められる．また，投薬からの病態の変化や副作用，薬同士の相互作用など，あらゆる情報をケーススタディとして蓄積し，発信することで，社会全体としての創薬への大きな流れにつながることになる．

〔木吉真人，原園　景，石井明子〕

● 引用文献
1) 西島正弘, 川崎ナナ編. バイオ医薬品―開発の基礎から次世代医薬品まで. 化学同人；2013. p.146-160.
2) Freeze HH. Genetic disorders of glycan degradation. Varki A, et al, eds. Essentials of Glycobiology. 2nd edition. Cold Spring Harbor；2009. p.567-584.

7 モノクローナル抗体

Summary

- 1975年ケラー（Köhler）とミルスタイン（Milstein）は単一の抗体産生細胞と骨髄腫細胞を融合させる細胞工学的技術を用いて細胞株（ハイブリドーマ）を作製し，マウス MoAb の産生を可能とした．
- マウス MoAb は免疫診断に有用であったが，ヒトへの治療応用では成果を上げることは困難であった．その理由はマウス MoAb に対する抗体産生，血中での短い半減期，エフェクター細胞との低い親和性である．
- 上記の欠点は遺伝子組換え技術によって克服された．抗原に結合する可変領域だけをマウス由来として残りをヒトの抗体に変えたキメラ型抗体（語尾が -ximab）や，抗原結合部位だけをマウス型とし残りはヒト型としたヒト化抗体（-zumab），さらにヒト型抗体（-umab）が開発されている．
- 血球の分化抗原，細胞増殖因子あるいはその受容体，サイトカインおよびその受容体などを標的とした抗体医薬品は，がんや自己免疫疾患などで大きな臨床的エビデンスをもたらしている．

Keywords ▶ キメラ型 MoAb，ヒト化 MoAb，ヒト型 MoAb

1 基礎

1.1 マウスモノクローナル抗体の誕生

1975年ケラー（Köhler）とミルスタイン（Milstein）は，免疫マウス脾細胞と骨髄腫細胞を融合させる細胞工学的技術を用いてマウスモノクローナル抗体（monoclonal antibody：MoAb）を産生する細胞株（ハイブリドーマ）を作製した．この方法は動物由来の血清を使用せず，遺伝的に均一な免疫グロブリン（immunoglobulin：Ig）MoAb を持続的に産生することを可能とした（図1）．また，ハイブリドーマ技術によって抗原決定基（エピトープ）を異にする抗体や細胞分化の違いを識別できる特異性の高い MoAb を得ることが可能となった．

1980年代に入ると"魔法の弾丸"のキャッチフレーズでマウス MoAb の臨床開発が行われた．しかし，その大部分は失敗に終わった．マウス抗体に対する異種抗体（human anti-mouse antibody：HAMA）ができることや，マウス抗体の半減期が短いこと，さらにヒトエフェクター細胞と親和性が低く，期待された殺細胞効果が発揮できないことが理由であった．

語句 抗原決定基（エピトープ）

抗体が抗原（病原体や異種タンパク質など）と結合する際，その全体ではなくその一部分（数個程度のアミノ酸配列や糖配列など）を認識して結合する．抗体が直接結合する部分でもある．

エフェクター細胞

細胞性免疫を担う細胞群の中で，強い攻撃力や処理能力をもつ細胞をさす．抗体が結合した標的細胞や分子の処理は，主に Fcγ受容体を有するマクロファージやナチュラルキラー細胞（NK細胞）が担っている．

> **図1** 細胞融合によるハイブリドーマ作製とMoAb産生

感作マウスから得られた脾臓B細胞とHGPRT欠損ミエローマ細胞をポリエチレングリコールで融合させる．ヒポキサンチン（H），アミノプテリン（A），チミジン（T）を添加したHAT培地で培養すると融合細胞（ハイブリドーマ）以外は死滅する．目的とする抗体を産生するクローンを選別・クローニングし，MoAbを得る．
HGPRT（hypoxanthine guanine phosphoribosyl transferase；ヒポキサンチン-グアニンホスホリボシルトランスフェラーゼ），MoAb（モノクローナル抗体）．

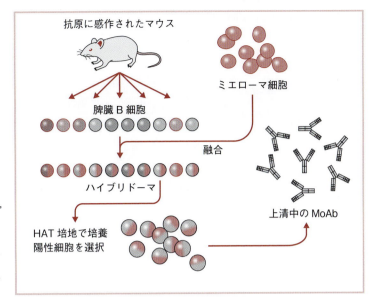

1.2 キメラ型，ヒト化，さらにヒト型モノクローナル抗体へ

　これらの欠点を克服するためにヒトB細胞とヒト細胞株によるハイブリドーマ作製とヒト型MoAb産生が試みられたが，安定しなかった．成功を収めたのは遺伝子工学的技術によって作製されたマウス-ヒトキメラ型MoAb，あるいはヒト化MoAbであった．前者はマウスハイブリドーマから抗体可変領域に相当する遺伝子をヒトIg遺伝子定常領域と組み換え，キメラ遺伝子をチャイニーズハムスターの卵巣（Chinese hamster ovary：CHO）細胞に導入し，遺伝子組換えタンパク質を製造する．後者はマウス抗体における抗原結合部位（相補性決定領域〈complementarity determining region：CDR〉ともいう）のみをクローニングし，残りの可変領域も含めヒト型に置き換える（図2）．

語句　抗原結合部位（相補性決定領域〈CDR〉）

抗体重鎖（H鎖）および軽鎖（L鎖）のN末端側から約100アミノ酸残基は配列が多様性に富んでおり可変領域とよぶが（図3），実際に抗原に直接接触して結合部位を形成している5〜10アミノ酸残基の領域（超可変領域）はそれぞれH鎖とL鎖に3つずつ存在する．この中でもH鎖CDR3が特異性や結合において寄与が最も大きいとされている．両手のそれぞれ3本の指をCDR1〜3に見立てて，リンゴを挟み込むと立体的イメージが湧く．

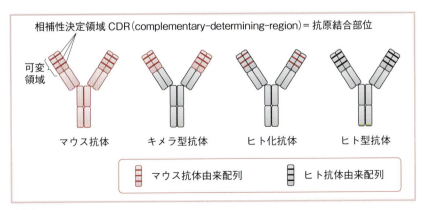

> **図2** 抗体医薬品の構造と種類

抗原に結合する可変領域全体をマウス由来として残りをヒトの抗体に変えたキメラ型抗体（語尾が-ximab），抗原結合部位だけをマウス型とし残りはヒト型としたヒト化抗体（-zumab），さらにヒト型抗体（-umab）がある．
（国立医薬品食品衛生研究所　生物薬品部，抗体医薬品・Fc融合タンパク質．http://www.nihs.go.jp/dbcb/mabs.html より）

この技術によって，1980年代半ばからは前者（リツキシマブなど）の，1990年代に入って後者（トラスツズマブなど）の臨床開発が進められ，大きな成功を収めた．これらの抗体は宿主から異種抗原として認識されにくく，半減期や体内分布も予想どおりで，抗体医薬品は再び脚光を浴びるようになった．

1990年代以降にはマウスIg遺伝子をヒト遺伝子に置き換えたトランスジェニックマウスが作製され，ヒト型MoAbの作製が可能となった．また，ファージディスプレイによって生体を介さずに目的遺伝子を得る方法も開発された．

1.3 抗体の高機能化

抗体改変によってより有効性や機能を拡大しようとする試みも行われている．抗体依存性細胞傷害（antibody-dependent cellular cytotoxicity：ADCC）活性増強がその一つで，Fcドメインの糖鎖（図3）からフコースを取り除く（脱フコシル化），あるいはFcドメインのアミノ酸を置換することで抗体FcとFc受容体の親和性を高めることができる．前者の例は成人T細胞白血病リンパ腫に対するモガムリズマブである．またホルモン，サイトカイン，増殖因子などによる受容体へのシグナルを代替できる抗体（リガンド抗体）や，二重特異性抗体（bi-specific antibody）によるタンパク分子間相互作用あるいは抗原へのエフェクター細胞集簇を狙った抗体など，その改変の種類と応用は増えている．

1.4 抗体の作用機序

一般的な小分子化合物に比較して，抗原・抗体結合は特異的かつ高親和性である．結合の後は以下のように作用を発揮する（図4）．

①標的細胞の表面抗原に結合してADCCあるいは補体依存性細胞傷害（complement-dependent cellular cytotoxicity：CDCC）を引き起こす，②リガンドが受容体に結合することを阻害する，あるいは受容体へ直接刺激する，③細菌やウイルスが細胞へ結合・侵入することを阻害する，④放射能や薬剤を標的細胞へと運ぶキャリアの役割を果たす．

ファージディスプレイ

バクテリオファージに免疫遺伝子ライブラリーを組み込んでその表面に抗体を発現させ，抗原分子との結合を指標としてIg遺伝子をクローニングする方法．

抗体依存性細胞傷害（ADCC）

標的細胞の表面抗原に結合した抗体のFcドメインがナチュラルキラー細胞，マクロファージなどのエフェクター細胞のFc受容体と結合することで，抗体依存的に誘導される細胞傷害である．

脱フコシル化抗体

抗体Fcドメインに結合するN-グリコシド結合複合型糖鎖還元末端のN-アセチルグルコサミンからフコース残基を除去すると，Fc受容体IIIaに対する親和性が上がり，ADCC活性が向上する．

リガンド抗体

リガンドとは，特定の受容体に特異的に結合する物質のことで，リガンド抗体とはリガンドのように振る舞う抗体をさす．

二重特異性抗体

通常の抗体はY字型の先端部分にある2つの抗原結合部位が，同一の抗原と結合するのに対し，二重特異性抗体は，2つの抗原結合部位がそれぞれ異なる抗原に結合するよう人工的に設計された抗体である．この抗体を介して異なった分子や細胞が近づくことができる．血友病やがん免疫治療で開発が進められている．

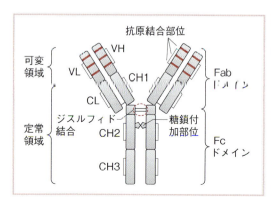

図3 抗体の構造

代表的な抗体であるIgGの構造を示した．H鎖（VH, CH1, CH2, CH3から成る）とL鎖（VL, CLから成る）の2種のポリペプチドがそれぞれ2本ずつ，四量体がジスルフィド結合により結合した糖タンパク質である．可変領域（VHおよびVL）のアミノ酸配列の多様性により，さまざまな標的分子に対して高い特異性と親和性が生み出される．

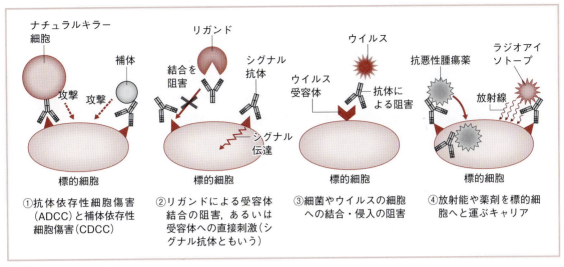

図4 抗体の作用機序

2 臨床

2.1 がんに対する抗体医薬品

　がんに対する治療方法としてはがん細胞を直接標的とする抗体療法に加え，細胞傷害性物質（放射能や小分子）の輸送にも抗体が用いられている．また，がん組織に対する宿主側反応の修飾，たとえば血管新生阻害，免疫チェックポイント阻害，がんに対するT細胞の再標的化において，有望な成績が報告されている．

がん細胞の直接標的化

　抗体療法に適した標的抗原とは，がん細胞表面に発現し，その発現ががん細胞特異的であって，抗原分子ががんの増殖・進展にかかわる場合と考えられていた．しかし臨床開発されたMoAbは必ずしもこのような理論によっているわけではなく，臨床試験によって有効性と安全性が証明されてきたといえる．以下に代表的な標的抗原とMoAbを示す．

● CD20

　B細胞に広く発現し，形質細胞には発現しない分化抗原である．キメラ型抗体リツキシマブはCD20を標的とし，主にADCCによって標的細胞を傷害する．化学療法との併用が化学療法単独の成績を上回ったことから，CD20陽性B細胞性非ホジキンリンパ腫に広く併用で使用されている．一方，再発例や難反応例ではCD20発現の低下を認める場合がある．

　イットリウム（^{90}Y）で標識されたイブリツモマブ　チウキセタンはリツキシマブと同一のCD20を認識し，放射能によって抗腫瘍効果を発揮する．このほか，リツキシマブよりもCD20への親和性が高く細胞傷害効果に優れたヒト型

豆知識
CD抗原系

ヒト白血球をマウスに免疫して得られた多くのMoAbを血球パネル細胞（好中球，リンパ球，血小板など）でタイピングすると，血球分化や機能と関連した反応パターン（クラスター）が得られる．ここから抗体のcluster of differentiation（CD）分類が始まった．そのうちMoAbが認識する表面抗原の同定が進んだことで，抗原そのものの名称（CD1，CD3分子など）として使われるようになった．

MoAbオファツムマブなどが開発されている.

● HER2（ヒト上皮増殖因子受容体2型）

細胞表面に存在する上皮増殖因子受容体（epidermal growth factor receptor：EGFR）ファミリーに属するチロシンキナーゼである．HER2（human epidermal growth factor receptor 2）分子に対するリガンドは知られていないが，*HER2*遺伝子の増幅や遺伝子変異が起こると，HER2過剰発現と活性化が起きて細胞増殖や悪性化にかかわると考えられている．ヒト化MoAbトラスツズマブは，HER2に結合しADCCにより抗腫瘍効果を発揮するとされ，HER2過剰発現が確認された乳がんおよび胃がんに対し用いられている．二量体形成を阻害しシグナル伝達を抑制するペルツズマブも開発されている．

● EGFR（上皮増殖因子受容体）

上皮系細胞のみならずさまざまな細胞で発現がみられるが，発現増幅や活性化変異が起きると，がんの増殖や進展にかかわる．キメラ型MoAbセツキシマブはEGFRのリガンド結合部位に結合し，EGFRの二量体化・活性化を阻害してEGFRからのシグナル伝達を遮断し，抗腫瘍効果をもたらす．EGFR陽性の治癒切除不能な進行・再発の結腸・直腸がんならびに頭頸部がんに使用されている．*K-RAS*および*N-RAS*遺伝子変異を有する場合，有効性が低下することがあるとされている．

がん組織に対する宿主側反応の修飾

● 血管新生阻害（VEGF，VEGFR）

新たな腫瘍血管の新生を抑制することで腫瘍に供給される栄養素や酸素を枯渇化させる戦略である．標的分子は血管内皮増殖因子（vascular endothelial growth factor：VEGF）あるいはその受容体（VEGF receptor：VEGFR）であり，ヒト化MoAbベバシズマブはVEGF-Aと結合してVEGFRへの結合を阻害する．ヒト型MoAbラムシルマブはVEGFR-2に結合して下流に血管新生シグナルを送るのを阻害する．

これらは単独で腫瘍縮小効果をもたらすことは少なく，抗悪性腫瘍薬との併用で全生存期間の延長をもたらすことから評価されている．

大腸がん，乳がん，胃がんなどでの有効性が認められているが，臨床的な価値については議論がある．

● 免疫チェックポイント阻害（PD-1，CTLA-4）（図5）

抗腫瘍免疫においては細胞傷害性T細胞（キラーT細胞）が主役となり，そのT細胞受容体（T cell receptor：TCR）はがん細胞表面に発現するヒト白血球抗原（human leukocyte antigen：HLA）class I分子上に提示された腫瘍関連ペプチド（がん細胞で発現の亢進したタンパク質断片や，がん細胞でアミノ酸置換の起きたタンパク質断片など）を認識し攻撃すると考えられている．しかしキラーT細胞がその機能を果たすにはTCRからのシグナルに加え補助刺激を受ける

一口メモ：受容体チロシンキナーゼ

タンパク質のチロシン残基を特異的にリン酸化する酵素で，細胞膜を貫通する構造を有する．細胞外には増殖因子の結合部位を，細胞内にはリン酸化酵素部位を有する．

EGFRとHER2の関係

EGFR（別名Erbあるいは HER）ファミリーに属する4つのメンバーのうちEGFR（ErbB1またはHER1）とErbB2（HER2）ががんとかかわっている．

語句：RAS遺伝子

細胞内シグナル伝達系にかかわる低分子GTP結合タンパク質rasをコードする．ヒトでは*N-RAS*，*K-RAS*，*H-RAS*の3種が知られており，がんでは高頻度に変異が認められている．

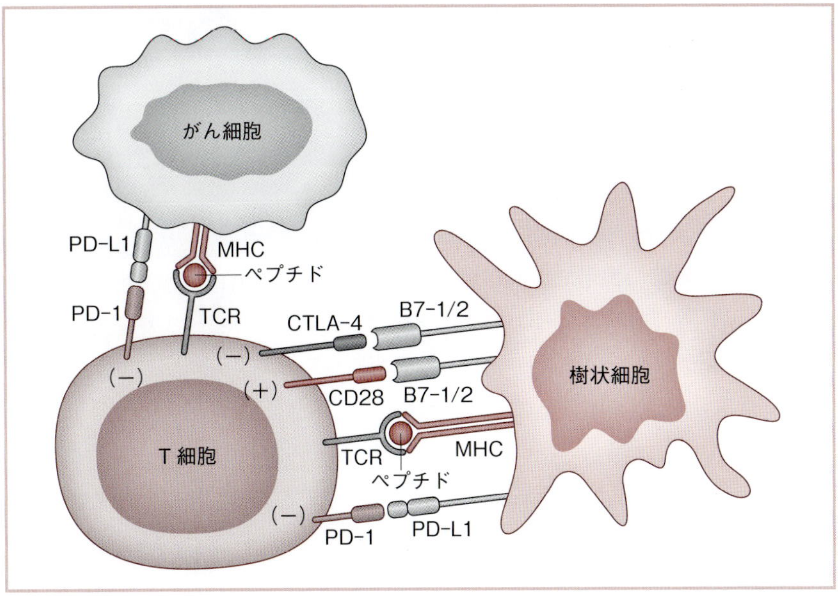

図5 免疫チェックポイント分子
キラーT細胞は樹状細胞上の主要組織適合遺伝子複合体（major histocompatibility complex：MHC）Class I 分子に提示されたタンパク質断片の認識に加えて，正と負の補助刺激を受けて，その機能が制御される．またがん細胞を傷害する段階でも，がん細胞の表面から PD-L1 からのシグナルを受容体 PD-1 が受け取ると負のシグナルが T 細胞側にもたらされて，キラー機能を抑制する．

必要がある．キラーT細胞の機能亢進に働く CD28 や ICOS（inducible costimulator）などの補助刺激受容体と，CTLA-4（cytotoxic T-lymphocyte associated antigen-4；細胞傷害性 T リンパ球抗原-4）や PD-1（programmed death 1）などの負の補助刺激受容体があり，これら受容体からのシグナルのバランスによって T 細胞の活性化が制御されている．一方，がん細胞は PD-L1（リガンド）を表面に出して，近づいてきたキラーT細胞の表面にある PD-1（受容体）を刺激しキラー機能を抑制する．抗 PD-1 抗体（ニボルマブ），抗 PD-L1 抗体，そして抗 CTLA-4 抗体などは負の補助刺激受容体シグナルを抑制しキラー機能を高める．

悪性黒色腫や非小細胞肺がんをはじめ，さまざまながん種での効果が報告されている．

2.2 自己免疫疾患に対する抗体医薬品

TNFα

腫瘍壊死因子 α（tumor necrosis factor α：TNFα）は，主に生体損傷時にマクロファージから産生される炎症性サイトカインで，がんや炎症などで重要な生体反応にかかわるとされている．慢性関節リウマチや炎症性腸炎において抗 TNFα 抗体が優れた有効性を示すことから改めて注目されたサイトカインでもある．

TNFαに対する中和抗体としては，キメラ型MoAbインフリキシマブ，ヒト型MoAbアダリムマブなどで，ヒトTNFR-Ⅱ（腫瘍壊死因子Ⅱ型受容体）の細胞外ドメインとヒトIgG1のFcドメインから成る融合タンパク質エタネルセプトは抗体としてではなくTNFαに対するデコイ受容体として働く．TNFαの阻害によって炎症性サイトカインの減少や関節への白血球遊走の抑制が認められるとされている．

臨床的にはメトトレキサート（MTX）との併用で用いられるが，免疫抑制による感染症への注意が必要である．抗TNFα抗体（インフリキシマブ，アダリムマブ）は関節リウマチ以外にもCrohn（クローン）病，潰瘍性大腸炎，乾癬，強直性脊椎炎，Behçet（ベーチェット）病などにも適応拡大が図られている．

IL-6

インターロイキン6（interleukin 6：IL-6）は，B細胞の刺激因子として発見され，炎症や組織障害において誘導され多彩な作用を有する炎症性サイトカインである．ヒト化MoAbトシリズマブはIL-6受容体α鎖に結合し，リガンドであるIL-6の作用を競合的に阻害する．Castleman（キャッスルマン）病や慢性関節リウマチに使用されている．リガンドに対するMoAb siltuximabも開発中である．

2.3 感染症に対する抗体医薬品

RSV（respiratory syncytial virus；RSウイルス）は，2歳までにほぼ感染するとされ，軽い感冒症状をきたす場合が多い．しかし，乳児期早期に感染した場合や循環器・呼吸器に障害のある児に感染した場合は重症化する場合がある．ヒト化MoAbパリビズマブはRSVのFタンパク質に結合し，ウイルスが細胞へ侵入するのを抑制することによって感染を予防する．

3 課題と展望

抗体医薬品は標的とする分子が細胞表面や可溶性のタンパク質に限局されるが，標的への特異性が高いので薬効を期待しやすく，生体安定性や毒性の面でも優れた医薬品となる可能性が高いとされている．実際，世界の医薬品売り上げトップ10のうち，リウマチやがんに対する抗体が7品目を占めるなど，抗体医薬品の伸びは著しい．と同時に，高額な薬価については医療経済上大きな問題となっている．

抗体医薬品は上述のように培養細胞で産生されるため，高価な培地や培養装置が必要である．さらに抗体は糖鎖の付いた高分子で四量体を形成するので，精製や品質管理も複雑多岐にわたる．製造コストをいかに削減するかは大きな課題となっている．低用量で有効な次世代抗体（脱フコシル化によってADCC能を高

Fc融合タンパク質

IgGのFcドメインをサイトカインや受容体細胞外ドメインなどに融合させたタンパク質は，Fc融合タンパク質とよばれ，機能タンパク質の安定性や可溶性の向上，血中半減期の延長などを目的として人工的に設計されたものである．これまでに，日米欧でさまざまなFc融合タンパク質医薬品が承認されている．

デコイ受容体

結合するがシグナルは伝えない，いわば"おとり（decoy）"として働く受容体のこと．

キャッスルマン病

リンパ節腫大を主訴として全身性の炎症性症状を伴う慢性リンパ増殖性疾患．

める，繰り返し何回も抗原と結合できる，1つの抗体が2種類の抗原と結合できるなど）のほかに，動植物を用いた大量生産，大腸菌での生産を可能にする低分子化MoAbなど，多くの研究が行われている．また抗体遺伝子を用いた応用は，Fc融合タンパク質やキメラ抗原受容体発現T（chimeric antigen receptor-T：CAR-T）細胞など，広範囲に広がってきている．

（直江知樹）

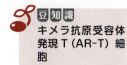

豆知識
キメラ抗原受容体発現T（AR-T）細胞

患者自身のT細胞に，腫瘍細胞に対する抗体遺伝子とT細胞の活性化に必要な補助刺激分子を結合させたキメラ遺伝子をウイルスベクターで導入し作製した抗腫瘍活性を有するキラー細胞．T細胞自体が有する細胞傷害（CTL）活性は，ADCC活性やCDCC活性よりも高いうえ，長期間の持続性があるとされ，研究が進められている．

8 ワクチン

Summary
- 感染症は世界の死亡原因の第1位であり，新興・再興感染症など社会的な問題となることからも，唯一の予防策であるワクチンの開発は重要である．
- 予防接種がない感染症に対するワクチンの開発や現行の注射投与とは異なる簡便・安全に使用できる新規剤形ワクチンの研究が精力的に進められている．
- 日本は欧米諸国と比較すると，承認されているワクチンが少ないワクチンギャップという状況にあり，国内の感染症対策を向上させるためにはワクチンギャップの解消が必要不可欠である．

Keywords ▶ VPD，経口ワクチン，経鼻ワクチン，経皮ワクチン，アジュバント，ワクチンギャップ

1 基礎

1.1 現行のワクチン

ワクチン（vaccine）は生体の免疫機能を活性化あるいは調整し，感染症を予防あるいは疾患を治癒する医薬品の総称であり，大きく予防用ワクチンと治療用ワクチンに分けられる．

予防用ワクチン

予防用ワクチンは，主に感染症を予防する医薬品である．感染症は，病原体が体内に侵入・感染・増殖して発症する疾患の総称であり，時には命を奪う恐ろしい疾患である．そのため，無毒あるいは弱毒化した感染症の原因ウイルスや細菌，あるいはその一部（抗原）を薬とし，健康な生体に接種することで病原体への免疫機能を惹起し，感染症を予防するものである．予防用ワクチンは，個々の生体に接種されることで個人レベルでの感染防御を主目的とするだけでなく，集団で接種することにより社会全体ひいては国民を感染症の疾病から防御することも同時に重要な目的となっている．予防用ワクチンの輝かしい功績の一つとして，地球上から天然痘を根絶させたことがあげられる．

治療用ワクチン

一方，治療用ワクチンは，特定の罹患者に対して疾病に関連する抗原となるタンパク質・ペプチド・遺伝子あるいは細胞を投与することにより免疫機能を調整

して，疾患を治療する医薬品である．免疫機能を抗原により刺激する点では広義のワクチンであり，免疫療法とも称されている．2010年にアメリカにおいて前立腺がんに対する治療用ワクチンProvenge®（樹状細胞医薬品）が，FDA（Food and Drug Administration；アメリカ食品医薬品）に承認されたが，現在のところ日本において上市されているものはない．

生ワクチンと不活化ワクチン

現在臨床で使用されているワクチンは**表1**のとおりである．

生ワクチンは無毒化あるいは弱毒化した細菌およびウイルスを用いた医薬品である．自然感染と同じ流れで生体の免疫機能を惹起するので，1回の接種でも十分なワクチン効果を発揮することができるものがある．しかし，自然感染に比べると免疫力が弱まることから，5〜10年後に追加接種が推奨されるものや，十分な免疫を誘導するために2〜3回の接種が必要なものもある．副反応として，対象となる細菌やウイルスによる感染症のごく軽い症状が出ることがある．

不活化ワクチンは，細菌やウイルスの病原性（毒性）を完全になくして，免疫機能を惹起するのに必要な成分だけを用いた医薬品である．不活化ワクチンを接種しても，その対象となる感染症の症状が出ることはないが，1回の接種ではワクチン効果を十分に発揮することはできず，ワクチンによって決められた回数の接種が必要である．また細菌が出す毒素をホルマリンなどで処理し，その毒性を消失させたトキソイドも不活化ワクチンである．

VPD

ワクチンによって防げる病気をVPD（vaccine preventable diseases）とよんでおり，現在VPDの数は20を超える．近年，さまざまな新技術を利用してワクチン開発は加速を続けており，VPDの数字は著しく増えると予測される．

1.2 次世代ワクチンの研究開発

ワクチンの対象の拡大

2003年に中国から始まり世界に拡大した重症急性呼吸器症候群（severe acute respiratory syndrome：SARS），2009年メキシコから始まりパンデミック宣言がなされたブタインフルエンザ，トリから家畜を経てヒトへと感染する高病原性H5N1型トリインフルエンザといった新興感染症の脅威，ならびに日本や欧米の若年層における麻疹や風疹，開発途上国を中心とした多剤耐性結核といった再興

表1 現在臨床で使用されているワクチンの種類と対象感染症

ワクチンの種類	病原体	対象感染症
生ワクチン	ウイルス	麻疹，風疹，おたふくかぜ（流行性耳下腺炎），水痘，黄熱，ロタウイルス性胃腸炎
	細菌	結核
不活化ワクチン	ウイルス	日本脳炎，インフルエンザ，狂犬病，A型肝炎，B型肝炎，ヒトパピローマウイルス感染症，ポリオ
	細菌・毒素	百日咳，ジフテリア，破傷風，インフルエンザ菌b型（Hib）感染症，髄膜炎菌感染症

パンデミック

感染症の世界的な流行をいう．WHO（World Health Organization；世界保健機関）はインフルエンザについてパンデミックフェーズを作成している．2009年のブタインフルエンザの流行ではフェーズ最大の6を宣言し，世界的なパンデミックであったことがうかがえる．

新興感染症

既知の感染症ではなく，最近になって新たにその発症が注目されるようになった感染症で，局地的にあるいは国際的に公衆衛生上の問題となる感染症を示す．

再興感染症

既知の感染症で，すでに公衆衛生上では問題とならない程度までに患者が減少していた感染症のうち，近年再び増加してきたもの，あるいは将来的に再び問題となる可能性がある感染症を示す．

表2 最近のワクチン開発の推移

準備段階のワクチン	将来のワクチン
・毒素原性大腸菌 ・結合型髄膜炎菌 ・熱帯熱マラリア原虫	・B型髄膜炎菌 ・黄色ブドウ球菌 ・インフルエンザウイルス（ユニバーサルインフルエンザワクチンおよびDNAを用いたワクチンを含む） ・ヒト免疫不全ウイルス ・デング熱ウイルス ・サイトメガロウイルス ・ヒト結核菌 ・がん，自己免疫疾患，アレルギーの治療

感染症の流行などの影響で，ワクチン開発の重要性が再認識されている．次世代ワクチンと称し，「新種の感染症に対するあるいは既知の感染症に対するより有効かつ安全なワクチンの創製」や「大規模接種を可能とする安全かつ簡便，安価なワクチン接種法の開発」といった研究開発が推進されている．

表2に現在国内外で進行している次世代ワクチンの研究開発について代表例を示した．「将来のワクチン」では予防用のみならず治療用ワクチンの研究開発もターゲットとなっている．近年では，がんやアルツハイマー病といった疾患までもが対象となり，ワクチンの研究開発が精力的に行われている．

アジュバントの開発

ワクチン抗原とともに投与し，その抗原に対する免疫応答を増強するアジュバント（adjuvant）の開発も急務である．次世代ワクチンの対象が拡大していくなかで，単一のアジュバントではすべてのワクチンの免疫能を増強できないこともわかってきた．安全性を確保しながら，高いレベルの免疫を誘導するためには，ワクチン抗原に適したアジュバントの開発が必要となっている．

接種技術の進歩

次世代ワクチン開発においてはワクチン抗原やアジュバントの接種技術の進歩も不可欠である．大半のワクチンは注射投与であり，日本では主に皮下注射，海外では筋肉内注射が主流である．注射は痛みを伴うことから，注射に代わる効率的なワクチン接種方法の開発が進んでいる．さかんに研究開発がされているのが，経口ワクチン，経鼻ワクチン，経皮ワクチンである．次節で現在開発が推進されている新規ワクチン手法を紹介する．

1.3 新規剤形ワクチン

経口ワクチン

皮下や筋肉内への注射に代わる投与部位として注目されているのが，病原体の侵入部位である呼吸器粘膜や消化器粘膜を標的とした粘膜ワクチンである．注射投与によるワクチンは全身性の免疫応答を効果的に誘導するが，粘膜組織におけ

語句　ユニバーサルインフルエンザワクチン

「万能インフルエンザワクチン」ともよばれ，あらゆる種類のインフルエンザウイルスに対して効果を発揮するワクチンをさす．

豆知識　アルツハイマー病

不可逆的な進行性の脳疾患で，高齢者における認知症の最も一般的な原因となっている．アルツハイマー病では脳内にアミロイドβというタンパク質が蓄積・凝集することが明らかとなっており，アミロイドβを抗原としたアルツハイマー病ワクチンの開発が注目されている．

語句　免疫応答

免疫系の細胞が外来性および内因性の異物を抗原と認識し，抗原特異的に応答して行われる反応で，一次応答と二次応答がある．一次応答は最初の体内への抗原侵入に対して起こる免疫応答で，二次応答は2回目以降の抗原侵入に対して起こる免疫応答をいう．

アジュバント

抗原と一緒に投与され，その抗原に対する免疫応答を増強する作用を有する物質をいう．

る免疫応答の活性化は非効率的であるといわれている．しかし，多くの感染症が粘膜を介して体内に侵入した病原体により引き起こされることから，侵入門戸である粘膜面に病原体特異的な免疫応答を誘導することはワクチンの効果を向上させるために重要である．もちろん粘膜ワクチンは全身性の免疫応答も誘導可能であり，病原体に対する二段構えの感染防御システムを構築することができる．

ロタウイルスワクチンは，現在日本で使用されているワクチンのなかで数少ない経口ワクチンであり，数 mL の液状製剤を飲むことでワクチン効果を誘導することができる（飲むワクチン）．このように注射針や注射器を必要とせず，投与が簡便であることも利点である．

その他の経口ワクチンとして，食べるワクチンの開発も行われている．食物（たとえばコメ）にワクチン抗原を発現させ，それを食べることで抗原特異的な粘膜免疫応答を誘導しようという試みである．コレラ感染症の原因となるコレラ毒素の毒素活性がない部分を発現するコメ型経口ワクチンについて，マウスおよびサルにおいて安全性・有効性が示されている．現在，医師主導治験へと移行しており，今後の結果報告ならびに実用化が期待されている．

経鼻ワクチン

インフルエンザや肺炎球菌は呼吸器系を通じて感染するため，呼吸器系に高い効率で抗原特異的免疫応答を誘導できる経鼻ワクチンは非常に有用と考えられる．現在経鼻ワクチンとして，アメリカでは噴霧型の弱毒化インフルエンザ生ワクチンである FluMistが実用化されている．しかし，弱毒化とはいえ，生きたウイルスを使用することが安全面の課題となっており，日本へは導入されていない．

そこで，より安全性の高い不活化ワクチンを用いた経鼻ワクチンの開発が精力的に行われている．不活化ワクチンは一般的に生ワクチンよりも免疫応答誘導能が乏しいため，経鼻ワクチンに適したアジュバントの開発が同時に検討されている．また，現在の不活化インフルエンザワクチンはウイルスの脂質をエーテルで取り除き，HA（hemagglutinin；赤血球凝集素）タンパク質を精製したスプリットワクチンであるが，同じ不活化でもウイルス全粒子を用いることで経鼻ワクチンの有効性を向上させる研究も進められている．すでに臨床研究が実施され，ヒトにおいて全身性のみならず，鼻腔粘膜面でも抗原特異的な免疫応答を誘導できることが報告されている[1]．

経皮ワクチン

皮膚は生体と外界を隔てる組織であり，異物侵入に対する免疫応答を誘導するのに十分な機能を有している．インフルエンザワクチンにおいて，皮内注射は従来の筋肉内注射と比較して有効性が高いことが報告されている[2]．しかしながら，皮内注射は厚さ数 mm の皮膚内に溶液を注入するといった熟練された技術を必要とする手法であることから，簡便に皮内投与できるデバイスの開発が求められ

医師主導治験

新しい医薬品や医療機器の製造・販売の承認を国から得るために，ヒトを対象としてその安全性と有効性を評価する臨床試験を治験という．この治験には，製薬企業や医療機器メーカーが医療機関に依頼して実施する企業治験と研究者（医師）自らが臨床試験を企画・立案して実施する医師主導治験がある．

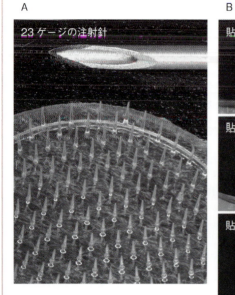
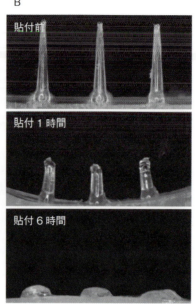

図1 溶解型マイクロニードルを用いた経皮ワクチン
溶解型マイクロニードルは注射投与ワクチンに使用される注射針と比較して小さく短い（A）．
溶解型マイクロニードルをヒト皮膚に貼付すると皮膚内の水分で針部が溶解し，装填したワクチン抗原を皮膚内に送達する（B）．

ていた．近年，皮内マイクロインジェクションデバイスとして開発されたSoluvia™（Becton Dickinson）を用いた3価季節性インフルエンザワクチン製剤，Intanza®/IDflu®（Sanofi Pasteur SA）が上市され，皮膚を標的としたワクチンの有用性が示されつつある．しかし，Intanza®/IDflu®は抗原溶液が充填されたプレフィルドシリンジと使い捨てのマイクロインジェクションデバイスを連結して使用するものであり，従来の注射型ワクチン製剤と同様に抗原溶液の冷蔵管理が必要とされるとともに，医療廃棄物も生じてしまう．また，長さ1.5 mmの針を用いるために，投与の際に痛みが生じるという欠点がある．

そこで注目されているのが，針長が1 mmに満たないマイクロニードルを用いた経皮ワクチンである．とくに，コンドロイチン硫酸やヒアルロン酸などの生体適合性材料を使用し，皮膚内で針自身が消失する溶解型マイクロニードル（図1）は，注射ワクチンが抱える課題を克服する経皮ワクチン手法として注目されている．すでに臨床研究において，溶解型マイクロニードルを用いたインフルエンザワクチンがヒトにおいて重篤な副反応を誘発することなく，皮下注射と同等か，それ以上の抗体産生を誘導することが明らかになっており[3]，早期実用化が待望されている．

> **一口メモ インフルエンザワクチンの「3価ワクチン」「4価ワクチン」について**
>
> 2014年度までのインフルエンザワクチンはA型2株（H1N1, H3N2），B型1株の3価ワクチンであった．このB型株については，山形系統あるいはビクトリア系統のどちらか一方の株が選定されていた．しかし近年，インフルエンザの流行は，A型に加えてB型の山形系統とビクトリア系統の混合流行が続いていたため，2015年度からA型2株（H1N1, H3N2），B型2株（山形系統とビクトリア系統）の4価ワクチンに変更になった．

> **語句 マイクロニードル法**
>
> 皮膚の最外層に存在する角質層は，物質の皮膚透過を制限するバリアの働きを有している．マイクロニードル法は，マイクロメートルサイズの微小なニードルを用いて角質層に物理的に穴を開けることで物質を皮膚内に送達する手法である．

2 臨床

2.1 ワクチンギャップ：ワクチン後進国である日本

ワクチンギャップとは，日本国内で流通しているワクチンが欧米と比較して少ない状況をさす．原因は欧米で承認された有効性・安全性が確認されているワクチンの国内への導入が，人種の違いや副反応の問題視により進まなかったことにある．経済的に先進国であり，公衆衛生が改善されている日本でも，VPDにかかることで重い後遺症に苦しむ，あるいは命を奪われる子どもが後を絶たない状況であった．このような状況を打開すべく，厚生労働省はワクチン産業ビジョンを策定するとともに，海外で開発された新規ワクチンの導入やパンデミック対策に注力した．

その結果，インフルエンザ菌 b 型 (*Haemophilus influenzae* b：Hib) ワクチン (アメリカ導入 1987 年) が 2007 年に，小児用肺炎球菌ワクチン (同 2000 年) が 2010 年に，ヒトパピローマウイルス (human papillomavirus：HPV) ワクチン (同 2006 年) が 2008 年に，ロタウイルスワクチン (同 2006 年) が 2011 年に相次いで承認された．それ以外にも，麻疹風疹混合 (MR) ワクチン (アメリカでは MR＋おたふくかぜの 3 種混合で 1971 年導入) が 2005 年に，不活化ポリオワクチン (アメリカ導入 1987 年) が 2012 年に承認・上市された．

ワクチンによっては日本国内への導入が 20 年以上遅れていたが，近年の国の積極的なはたらきにより，欧米とのワクチン導入時期の差は短くなり，現在承認されたワクチンの抗原種数は欧米と肩を並べるまでになっている．

 語句 ロタウイルス

ロタウイルスは，レオウイルス科のウイルスで，正二十面体のカプシドで覆われた構造を有する二本鎖 RNA ウイルスであり，感染経路はすべて経口である．ウイルス粒子の内殻タンパク質 (VP6) の抗原性により A～G 群の 7 種類に分類される．ヒトへの感染が報告されているのは A 群と C 群で，乳幼児に対して急性の胃腸炎を誘発する．感染力が強く，数十個のロタウイルスが口から入るだけで感染するといわれており，容易に感染拡大する．

Column

子宮頸がん予防ワクチン

ヒトパピローマウイルス (HPV) は，正二十面体のカプシドで覆われた構造を有する二本鎖 DNA ウイルスであり，皮膚や粘膜に感染する．これまでに 100 種類以上が確認されており，その中で少なくとも 15 種類の HPV が子宮頸がん患者の 90％ 以上において確認されていることから，がん発症にかかわる高リスク型 HPV とよばれている．一般的に HPV は，性行為により感染するといわれており，子宮頸部に異常がない女性でも，10～20％ が感染していることが報告されている．HPV に感染しても多くの場合，ウイルスは自然に排除されるが，排除されずに長期的に持続感染した場合にがんになると考えられている．したがって，HPV の感染を予防することが子宮頸がんの予防につながると考えられ，HPV ワクチン，すなわち子宮頸がん予防ワクチンが開発された．

子宮頸がん予防ワクチンは，高リスク型 HPV の中でも子宮頸がん全体の 50～70％ の原因とされる 16 型と 18 型の HPV に対するワクチンであり，持続感染などの予防効果を有する．現在，上市されている子宮頸がん予防ワクチンは，16 型と 18 型の HPV 感染やがんになる過程の異常 (異形成) を予防できることが確認されている．

2.2 予防接種の制度

予防接種の普及に伴う法制度の変遷

1948年（昭和23年）に予防接種法が定められたことにより予防接種が普及し，また公衆衛生水準が向上したことから，感染症の発生は激減した．その結果，予防接種についてその社会防衛の観点や強制の必要性が相対的に減少していき，1994年（平成6年）の予防接種法改正で接種の義務づけは緩和され，今日の努力義務規定に変更された．その後，日本では2007年（平成19年）に麻疹が10代，20代を中心に大流行した．公衆衛生の改善ならびに予防接種の普及により人々が麻疹ウイルスにさらされる機会が減少し，また幼少児にワクチンを1回のみ接種していた人では免疫が十分に強化されていなかったために，一度感染が生じると瞬く間に流行してしまったと考えられている．このように，公衆衛生の向上や感染症の減少が進む現在こそ，ワクチンによる感染防御が重要であり，将来にわたって感染症の心配の少ない生活を送るためには，予防接種をよく理解し，乳児から成人まで予防接種を計画的に受ける必要がある．

法制度に基づく予防接種の種類

日本における予防接種には，予防接種法に基づき実施される「定期接種」および「臨時接種」，2011年（平成23年）に新たに創設された「新臨時接種」と，予防接種法に基づかない「任意接種」がある（表3）．

臨時接種は，パンデミック発生などの感染症の蔓延予防上，緊急の必要があるときに都道府県知事または厚生労働大臣の指示により実施され，努力義務を課す臨時接種と，努力義務を課さない新臨時接種に分けられる．新臨時接種は，病原性の低い新型インフルエンザが発生したときなどに実施される可能性がある．定期接種には，A類疾病とB類疾病の予防接種がある．A類疾病は主に集団予防，重篤な疾患の予防に重点をおいているため，本人（保護者）に努力義務があり，国は接種を積極的に勧奨している．

 語句 努力義務

違反しても罰則等の法的制裁を受けない義務のことであり，日本の法制上では「努めなければならない」と規定されている．

表3 日本における定期接種と任意接種に分類される感染症

定期接種 (対象年齢は政令で規定)	A類疾病	ジフテリア，百日咳，破傷風，ポリオ，麻疹，風疹，日本脳炎，結核（BCG），小児の肺炎球菌感染症，インフルエンザ菌b型（Hib）感染症，ヒトパピローマウイルス（HPV）感染症，水痘
	B類疾病	高齢者のインフルエンザ，高齢者の肺炎球菌感染症
任意接種	幼少児に推奨される予防接種	おたふくかぜ，A型肝炎，B型肝炎，ロタウイルス感染症，狂犬病，黄熱，髄膜炎菌感染症
	海外渡航前に必要な予防接種	黄熱，破傷風，狂犬病，日本脳炎，A型肝炎，B型肝炎，髄膜炎菌感染症，腸チフス，ダニ媒介脳炎，コレラなど

2.3 ワクチン接種スケジュール

厚生労働省の推奨する乳幼児の予防接種スケジュールによると，数多くの感染症予防ワクチンを生後18か月のあいだに接種する必要がある．乳幼児をVPDから守るためには生後2か月になったらできるだけ早くワクチンを接種し，早期に感染症に対する免疫防御を獲得しなければならない．結果として，ワクチン接種スケジュールは非常に複雑になっている（⇒付録「日本の定期／任意予防接種スケジュール」〈p.276〉参照）．

多数のワクチンを1本ずつ受けていると接種回数がかさむだけでなく，次のワクチン接種まで一定期間あける必要があることから，ワクチン接種スケジュールが組めなくなってしまう．そのため，一度に複数の免疫をつける同時接種（接種部位は別々）を行うことがあるが，一度に何か所も注射される乳幼児の苦痛は変わらない．漏れなくワクチン接種を行うためには，数種類のワクチンを配合した小児用混合ワクチンが必須である．欧州では各種小児用混合ワクチンが数多く承認され，10年以上の使用実績によりその有効性と安全性が示されている．日本では小児用混合ワクチンの導入は大きく遅れており，ここでもいまだワクチンギャップの存在を知ることとなる．

2.4 ワクチンの副反応

予防用ワクチンは特殊な医薬品である．一般的な医薬品のほとんどがすでに発症している症状の治療に用いられるのに対して，予防用ワクチンは健常者が接種し，将来かかるかもしれない感染症の感染予防および発症予防あるいは症状の重篤化を防ぐために用いられる．このように，健常者に投与される医薬品であることから，とくに予防用ワクチンの副反応による健康被害は社会問題となりやすい．また，定期接種が努力義務であることも相まって，日本のワクチン接種率は欧米に比べると低く，これもワクチンギャップの一面であるといえる．

予防接種の副反応による健康被害はきわめてまれであるが，不可避的に生じるものである．十分に注意しながらワクチンを接種しても健康被害が生じた場合迅速に救済することは，予防接種に対する被接種者への対応としても，信頼を確保し円滑な接種体制を維持するためにも必要である．現在，接種にかかわる過失の有無にかかわらず，予防接種と健康被害との因果関係が認定された場合は迅速に救済する予防接種健康被害救済制度が適用される．健康被害救済にかかわる審査を迅速に行い，必要な救済給付を円滑に実施することが重要である．

2.5 薬剤師に期待される役割

薬剤師は薬のエキスパートであることから，ワクチンという医薬品により生じる副反応を理解し，早期発見・早期対応へとつなげる必要がある．また，感染症対策としてワクチンが重要な医薬品であることを正しく国民に伝え，感染症が個

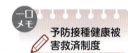

一口メモ　予防接種健康被害救済制度

予防接種によって健康被害が生じた場合，その健康被害を受けた本人あるいはその保護者が予防接種を実施した市町村に対して健康被害救済給付を申請することができる．申請を受けた市町村は，厚生労働省にその申請書類を送付し，その申請内容について厚生労働省が設置する外部有識者で構成される疾病・障害認定審査会で審査される．市町村は，その審査結果を厚生労働省から受け，申請者に救済給付の可否を連絡する．申請が認められた場合には，申請者は救済給付を受けることができる．申請者が救済給付の決定に不服があるときは，都道府県知事に対して審査請求をすることができる．

人あるいは社会に与える影響を最小限に抑えられるよう医療人として努めていくべきである.

日本の薬剤師は感染症対策における抗生物質の選定や投与計画においては力を発揮している一方,予防接種による感染症対策への貢献は小さいのが現状である.欧米では感染症対策の中心的役割は薬剤師に委ねられており,アメリカでは薬剤師が予防接種を実施することが可能である.予防接種を希望する人は病院や医院に行くことなく,都合のよいときに都合のよい場所の薬局に出向けば,ワクチンを投与してもらうことができる.また,薬剤師による予防接種は,感染症パンデミックの際にワクチンを全国民に迅速に投与する臨時接種における医師不足という課題をも克服することができる.日本において,このようなシステムが導入されるかは不明であるが,世界的な動きとして予防接種が薬剤師の担う仕事となりうる将来を見据えておく必要がある.

3 課題と展望

3.1 課題

2010年に「感染症予防ワクチンの臨床試験ガイドライン」とともに「感染症予防ワクチンの非臨床試験ガイドライン」も制定されたが,アジュバントガイドラインの制定は見送られたままである.また,新規剤形ワクチンの導入においてもガイドラインの策定は重要課題である.有効なワクチンをすみやかに開発し導入するには,品質・有効性・安全性の観点から,医薬品医療機器等法とその関連法令などの改善が望まれる.

また,接種率の上昇のためには日本国民のワクチンに対する意識向上を図らなければならない.そのためには国民・マスコミだけでなく,規制当局・為政者といった関係者がワクチンを正しく認識する必要がある.また,医薬品副作用被害救済制度を拡充することや予防接種の費用負担を軽減することが接種率の上昇に貢献すると考えられる.

3.2 展望

ワクチンギャップが解消されれば,感染症に苦しむ人を減少させるだけでなく,予防接種に付随する費用や時間の負担を軽減させることが可能である.有効かつ安全な新規ワクチンの創製や安全かつ簡便,安価なワクチン接種法の開発といった次世代ワクチンの早期実用化もまた,国民が安心して必要なワクチンを迅速かつ低負担で接種できる体制の構築・実践につながると期待される.

〔廣部祥子,岡田直貴,中川晋作〕

● 引用文献
1) Ainai A, et al. Intranasal vaccination with an inactivated whole influenza virus vaccine induces strong antibody responses in serum and nasal mucus of healthy adults.? Hum Vaccin Immunother 2013;9(9):1962-1970.
2) Kenney RT, et al. Dose sparing with intradermal injection of influenza vaccine. N Engl J Med 2004;351(22):2295-2301.
3) Hirobe S, et al. Clinical study and stability assessment of a novel transcutaneous influenza vaccination using a dissolving microneedle patch. Biomaterials 2015;57:50-58.

● 参考資料
1. 厚生労働省医薬食品局審査管理課長．「感染症予防ワクチンの臨床試験ガイドライン」について．薬食審査発0527第5号　平成22年5月27日．
2. 厚生労働省医薬食品局審査管理課長．「感染症予防ワクチンの非臨床試験ガイドライン」について．薬食審査発0527第1号　平成22年5月27日．

9 がんワクチン

Summary
- 細胞傷害性T細胞（CTL）は，がん細胞表面のHLA class I分子に結合したペプチドを認識して，がん細胞を傷害することができる．
- これまでに，さまざまながん細胞表面のHLA class I分子に結合するがん抗原ペプチドが同定され，それを用いたがんワクチン療法の臨床試験が行われてきた．
- 残念ながらまだ薬として承認されているがんワクチンはほとんどないが，現在もさまざまな臨床試験が実施されている．
- 最近では，次世代シーケンサーの発展に伴って，患者個別の遺伝子変異に基づく抗原性の高い変異ペプチド（ネオアンチゲン）が注目され，個別化がんワクチン療法の臨床試験も行われている．
- 近年，抗CTLA-4抗体や抗PD-1抗体といった免疫チェックポイントを標的とした抗体療法の高い臨床効果が判明し，これらの治療効果にもネオアンチゲンが関与していることが次々と明らかにされてきている．

Keywords ▶ がん抗原，ペプチドワクチン，細胞傷害性T細胞（CTL），がん精巣（CT）抗原，ネオアンチゲン

1 基礎

がん抗原（cancer antigen）を標的としたがんワクチン療法は，理論上重篤な有害事象の生じる可能性が低く，魅力的な治療法と考えられ，そのがん抗原同定のためにヒトや実験動物のがんを用いて多くの研究がなされてきた．

1991年にベルギーのBoonらのグループは[1]，メラノーマ患者の細胞傷害性T細胞（cytotoxic T lymphocye：CTL）が認識するがん抗原，MAGE（melanoma antigen gene）の遺伝子クローニングに成功し，ヒトの腫瘍抗原を分子レベルで初めて明らかにした．インターロイキン（interleukin：IL）2使用によるCTLのクローン化と遺伝子の発現クローニング法という2つのよく確立された技術を組み合わせたことと，T細胞による抗原認識の分子機構の解明という学問的進展がこれを可能にしたと考えられる．

CTLは抗原を丸ごと認識するのではなく，抗原タンパク質由来の8〜12個のアミノ酸から成るペプチドと主要組織適合遺伝子複合体（major histocompatibility complex：MHC）class I分子とが結合した複合体を認識する．したがって，抗原タンパク質そのものが細胞表面に存在する必要はなく，核や細胞質に存在する分子も適切にペプチドに分解されMHC分子に結合すれば，細胞表面に移動し

語句 主要組織適合遺伝子複合体

外来または非自己組織の拒絶に関与する遺伝子領域をMHCとよび，ヒトではHLA（human leukocyte antigen；ヒト白血球抗原），マウスではH2と名づけられている．MHC抗原は，細菌，ウイルスなどの外来または非自己抗原由来のペプチドと結合し，T細胞に抗原提示することにより，T細胞の活性化を誘導し，これらの外来抗原を非自己と認識し，攻撃・破壊させる（⇒本章4の語句〈p.37〉参照）．

T細胞に認識される．この画期的な発見は，それまで主に抗体を用いて検出することにより細胞表面分子に限定して考えられていたがん抗原の概念を大きく変え，がん抗原となりうる分子の種類と数を飛躍的に拡大させた．

Boonらの発表後，がん患者由来のCTLが認識するメラノーマや他のがんのがん抗原が，分子生物学的方法などを用いて同定されている．

1.1 従来のがん抗原の同定法

数多くの同定法がこれまでに報告されている．代表例を以下に示す（**図1**）．

cDNA発現クローニング法

最初に行われたcDNA（complementary DNA〈deoxyribonucleic acid；デオキシリボ核酸〉；相補的DNA）発現クローニング法（MAGEなど）は，がん細胞に特異的に反応するT細胞クローンあるいは株を用いて，がん細胞由来のcDNA発現ライブラリーとヒトMHC class Iを導入したCOS細胞などのライブラリーをスクリーニングすることで，T細胞が認識する抗原をクローニングする方法である．最もオーソドックスな方法であるが，T細胞株とがん細胞株の両者を要するなど技術的な制約が多い．

SEREX法・網羅的遺伝子解析法

そこで，抗原特異的なT細胞株の樹立を必要としないスクリーニング方法として用いられたのが，SEREX（serological identification of antigens by recombinant expression cloning）法や網羅的遺伝子解析法などである．SEREX法

cDNA発現ライブラリー
mRNAから合成したcDNA分子を，プロモーターの下流に結合するようなクローニングベクターを用いて作製し，細胞や個体での遺伝子発現を調べるためのライブラリー．

COS細胞などのライブラリー
がん細胞由来のcDNAとともに，ヒトMHC class Iも遺伝子導入（co-transfection）したライブラリーを使うために，ヒトMHCを発現しないサル由来のCOS細胞などを用いてライブラリーを作製する．

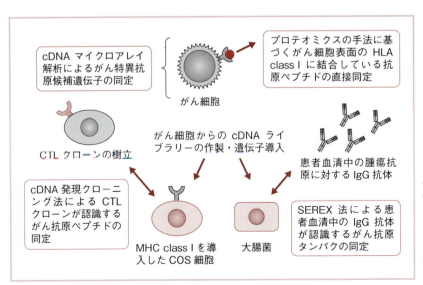

図1 腫瘍抗原同定のためのさまざまなアプローチ
（澤田 雄，中面哲也．腫瘍抗原の分類と抗原特異的免疫療法の免疫学的評価法．実験医学増刊 2013；31（12）：66-71 より改変）

cDNA（complementary deoxyribonucleic acid；相補的デオキシリボ核酸），HLA（human leukocyte antigen；ヒト白血球抗原），CTL（cytotoxic T lymphocyte；細胞傷害性T細胞），IgG（免疫グロブリンG；immunoglobulin G）．

（NY-ESO-1など）は，がん患者血清中の免疫グロブリンG（immunoglobulin G：IgG）抗体と，がん細胞（あるいは組織）由来のcDNA発現ライブラリーとの反応を検索し，血清中のIgG抗体が認識する抗原遺伝子をクローニングする方法である．簡便であり，腫瘍抗原の候補が世界中でたくさん同定されたが，現在まで生き残っている抗原はごく一部にすぎない．

また網羅的遺伝子解析法（グリピカン-3など）は，cDNAマイクロアレイ解析などを行うことで，遺伝子発現の組織特異性ががん特異的なものを抗原の候補として見いだす方法である．抗原遺伝子（タンパク質）の発現のがん特異性という意味では優れた方法である．

しかし，SEREX法や網羅的遺伝子解析法によって見いだされた遺伝子（タンパク質）は，あくまでもがん抗原の候補であり，候補となったタンパク質のなかに，CTLが認識する抗原ペプチドが存在するかの保証がないため，その保証を得るための免疫原性を証明する実験を必要とする．

プロテオミクスの手法に基づく抗原ペプチド同定

腫瘍抗原ペプチドの同定に，がん細胞のMHC class Iに結合しているペプチドを分離し，質量分析器やシーケンサーなどを用いて直接同定する方法は以前から開発されていたが，近年のプロテオミクスの技術の発展に伴い，同手法の抗原ペプチド同定の発展も期待される．ドイツのグループは[2]，腎がんなどに対して，同手法を利用し同定したペプチドのカクテルワクチンを開発している．

1.2 従来のがん抗原の分類およびその特性

免疫療法への応用を考える場合には，多くの患者に適用できるかという汎用性，がん特異性，免疫原性，がん拒絶能，抗原消失性および自己免疫などの有害事象誘導の危険性などによって各抗原の特徴をとらえる必要があると考えられてきた．そこで従来，理想的ながん拒絶抗原が備えているべき性質として，①がん患者の体内において免疫応答を誘導する，②発現の組織特異性が優れている，③免疫系からの逃避が起こりにくい，の3つが重要とされてきた．

従来のがん抗原は，がん精巣抗原，分化抗原，遺伝子異常に由来する抗原（点突然変異抗原，過剰発現抗原，スプライシング変異抗原），ウイルス抗原などに分類される．

がん精巣（CT）抗原

がん精巣（cancer-testis：CT）抗原と総称される抗原は，名前が示すとおりに種々のがん組織および正常組織では睾丸（testis），卵巣，胎盤のみに発現する抗原群で，ヒトのメラノーマで同定された最初のがん抗原MAGEがCT抗原の代表である．発現パターンから免疫療法の理想的なターゲットと考えられており，同定されたCT抗原をターゲットとした抗腫瘍免疫療法の臨床試験が多く行われ

語句

NY-ESO-1

食道がんのSEREX法で同定された腫瘍特異抗原NY-ESO-1は，メラノーマなどの種々のがんに発現するが，正常組織では精巣以外には発現しないがん精巣抗原に属する抗原である．NY-ESO-1抗原を用いたがんワクチン療法のさまざまな臨床試験が行われた結果，NY-ESO-1特異的CD8およびCD4 T細胞の誘導がしばしば認められ，抗腫瘍効果の明らかな症例も観察されている．

グリピカン-3

GPI（glycosyl phosphatidy linositol；グリコシルホスファチジルイノシトール）アンカーの膜タンパクであり，分泌タンパクでもある．遺伝子変異によるSimpson-Golabi-Behmel syndromeという巨人症が存在し，ノックアウトマウスも大きくなる．肝細胞がんなどのがんで発現するが，正常では胎盤や胎児の肝・腎臓以外にはほぼ発現しない．がん抗原としても有望であるとともに，抗体療法の開発も行われている．

cDNAマイクロアレイ解析

たとえば，ヒトのすべての遺伝子断片が1枚のガラス基板上に固定されており，プローブとよばれる遺伝子断片と，ターゲットとよばれるヒトの細胞から抽出したmRNAを逆転写酵素でcDNAに変換したものとを相補的に複合体を形成する．それによって，ヒト細胞内で発現している遺伝子情報を網羅的に検出することが可能である．

てきた．CTLで同定されたMAGE，BAGE (B melanoma antigen)，GAGE (G melanoma antigen) などのCT抗原に加えて，SEREX法でもCT抗原であるNY-ESO-1がメラノーマと食道がんより同定された．100以上の分子が同定され，データベース化も行われている．

　抗腫瘍免疫療法においては，CT抗原に対するCTLはMHC分子が存在しない生殖系細胞を攻撃することなく，がん細胞のみを選択的に攻撃すると考えられている．CT抗原は，もともと同定されたがんに限らず，頻度はそう高くないが，さまざまながんに発現する．食道がんより同定されたNY-ESO-1は，メラノーマの約40％に，また乳がんの約30％にも発現する．この事実は，CT抗原が抗腫瘍免疫の標的として多くのがんに応用できる可能性を示している．

分化抗原

　がん細胞とがんが発生した正常組織に特異的に発現する分化抗原が，がん患者の免疫系によって抗原として認識されることがある．たとえば，正常メラノサイトにも発現しているチロシナーゼ，gp100，Melan-A (MART-1〈melanoma antigen recognized by T cells-1〉) などを認識するCTLが，メラノーマ患者から樹立されている．

　Rosenbergら[3]は，抗悪性腫瘍薬と全身放射線照射にて体内リンパ球除去前処置後，体外で大量培養した腫瘍浸潤リンパ球 (tumor infiltrating lymphocyte：TIL) を体内へ戻すTIL養子免疫療法によって，進行メラノーマに対して，奏効率70％という驚異的な結果を報告している．しかしこの治療で用いられたCTLのなかには，MART-1，gp100といったメラノサイト分化抗原由来のペプチドに反応するものも多く，この治療により，正常メラノサイトへの攻撃による白斑やぶどう膜炎などの自己免疫現象も観察された．このことは，がんを拒絶できるほどの免疫療法が行われた場合，そのCTLが認識する抗原が自己の正常臓器にも発現するものであれば，その臓器を傷害してしまう可能性があることを示している．

遺伝子異常に由来する抗原

　がんは遺伝子異常が蓄積して起きる病気であり，起きた遺伝子異常が，がん細

> **Column**
> ### 点突然変異抗原，過剰発現抗原，スプライシング変異抗原
>
> 　点突然変異は，DNAやRNAのG，A，T，Cのうち一つが別の塩基に置き換わってしまう突然変異のこと．アミノ酸が変わると抗原になりうる．過剰発現抗原とは，がんで過剰に高発現する抗原のこと．DNAから写しとった遺伝情報の中から，不要な部分を取り除く分子的な編集作業をスプライシングというが，その際に変異が起こった場合，アミノ酸配列が変わると，そこが抗原になりうる．

語句

遺伝子発現の組織特異性

さまざまな正常臓器，がん組織から抽出したcDNAを用いてcDNAマイクロアレイ解析を行うことで，それぞれの遺伝子発現の組織特異性が明らかにできる．たとえば，さまざまな正常臓器では発現がなく（または弱く），がんだけで高発現している遺伝子はがん特異抗原の候補となりうる．

プロテオミクス

狭義の意味は，プロテオーム解析を行うための，タンパク質の大規模・同時分離と，高効率・高感度同定技術をさす．その実際は二次元電気泳動と質量分析法（マス・スペクトロメトリ）であった．最近では，研究分野の拡大とともにタンパク質の大規模解析を前提とする，総合的タンパク質科学全体をさすようになった．

免疫原性

⇒1章2の語句 (p.14) 参照．

免疫応答

⇒1章8の語句 (p.88) 参照．

メラノサイト

メラニンを産生する細胞．恒温動物の表皮内，毛根，脳軟膜，眼球などに散在する．

TIL, TIL養子免疫療法

TILは腫瘍に浸潤しているリンパ球のことで，これを回収して大量に増やし，患者の体内に戻す治療法をTIL養子免疫療法という．

胞の生存に必須である場合もある．そのため，がん細胞特異的に発生する遺伝子異常を免疫療法のターゲットにできれば理想的である．また，がん細胞の不死化に必須であるがん遺伝子やがん抑制遺伝子などの異常をターゲットとして免疫を成立させることができれば，大きな治療効果が期待できる．

これまで，変異遺伝子の産物に対してがん患者の免疫系が応答を示すか否かということに関して，多くの研究がなされてきた．遺伝子異常に起因するいくつかのがん抗原が同定されており，ヒトの免疫系ががん関連変異遺伝子の産物を認識して反応することを示している．すでに，①点突然変異遺伝子産物（p53 など），②増幅あるいは過剰発現した遺伝子産物（HER2〈human epidermal growth factor receptor 2；ヒト上皮増殖因子受容体 2 型〉や hTERT〈human telomerase reverse transcriptase〉など），③スプライシング異常産物（survivin-2B など），さらに④融合遺伝子産物（bcr/abl など）としての性格をもつがん抗原が同定されている．

異常遺伝子産物に由来する抗原が，免疫療法のターゲットとなりうるか期待されたが，問題は，特定の遺伝子異常ががんにおいて発生する頻度と，がん細胞の生存に必須である遺伝子異常が免疫原性を有するか否かということである．発生頻度の低い遺伝子異常は，いくらその遺伝子産物の免疫原性が強くても汎用性という面からは有用性に乏しいが，近年，これらがネオアンチゲン（neoantigen〈がん新生抗原〉）として大きく注目されている．一方，仮にがん細胞の生存に必須である異常遺伝子の産物が強い免疫原性をもっていれば，そのような遺伝子異常をもつがん細胞は免疫監視機構によって除かれるはずである．したがって，でき上がってしまったがんに存在する異常遺伝子の産物の免疫原性はきわめて弱いに違いないという仮説も生じうる．実際，がん細胞の生存に必須である異常遺伝子（ドライバージーン）の産物は免疫原性が弱いと考えられている．

1.3 がん免疫療法奏効におけるネオアンチゲンの関与

TIL 移入療法

Rosenberg らの TIL 移入療法は[3]，70% を超える奏効率を誇ってきた．メラノーマでは紫外線による多種類の遺伝子変異が生じている．それにより MHC class I に提示される変異ペプチドを認識する TIL が多数存在していることが知られており，そのことがこの治療法の有効性の根拠とも考えられている．近年，著しい発展を示す次世代シーケンサー（next generation sequencer）のテクノロジーがその証明を可能にした．実際，彼らは，TIL 移入療法が有効だった複数の進行メラノーマ患者から次々と T 細胞が認識する変異抗原ペプチドを同定した．変異の多いがんとしては肺がんなどが知られており，今後はメラノーマ以外でも Rosenberg らの開発した治療法が究極の個別化免疫細胞療法として根づく可能性もあると考えられる．

融合遺伝子産物

融合遺伝子とは，複数の遺伝子が途中で入れ替わって連結したり，別の遺伝子の一部が転移・挿入されたりした遺伝子．がんの原因となることが知られ，逆に，その働きを阻害することでがん治療に応用する研究が進められている．正常にはないアミノ酸配列は抗原となりうる．

豆知識　ネオアンチゲン

がん細胞表面の MHC によって提示されるペプチドの多くは自己である．一方，がん細胞には DNA 変異が生じている場合が多く，その部位から翻訳されアミノ酸配列に変異が生じたペプチドが MHC に提示された場合，T 細胞はこれに強く反応する．この変異ペプチドはネオアンチゲンと称される非自己の抗原である．

ドライバージーン

がん遺伝子・がん抑制遺伝子といった，がんの発生・進展において直接的に重要な役割を果たす遺伝子をドライバージーン（ドライバー遺伝子）とよぶ．ドライバージーンは低分子阻害薬や抗体医薬品などさまざまな分子治療の標的として有望である．一方，がんの発生には無関係な遺伝子にもランダムに変異が起こることが知られており，これらはパッセンジャー遺伝子とよばれる．

次世代シーケンサー

第 2 世代シーケンサーともよばれ，ランダムに切断された数千万の DNA 断片の塩基配列を同時並行的に決定することができる．

免疫抑制分子阻害抗体の投与

近年華々しく登場したのが，抗CTLA-4（cytotoxic T-lymphocyte associated antigen-4；細胞傷害性Tリンパ球抗原-4）抗体や抗PD-1（programmed death 1）抗体といった免疫抑制分子阻害抗体である．抗腫瘍効果の高い分子標的薬が次々に開発され，がんは個別化治療に確実に突入すると思われた．その分子標的薬には劇的な効果とは裏腹に，耐性によるがんの再増殖という問題が立ちはだかっている．そのようななか，がん細胞を標的としない免疫を操作する抗体を投与するだけで，メラノーマだけでなく肺がんなどの固形がんにさえも劇的に，しかも持続性の抗腫瘍効果が誘導されることがわかり，一大センセーションを巻き起こしている．これらの治療効果にも腫瘍特異的変異抗原，いわゆるネオアンチゲンが関与していることが次々に明らかにされた．

近年は次世代シーケンサーの登場やさまざまなテクノロジーの向上により，大きな転換期を迎えた．次世代シーケンサーを使ってマウスがん細胞の変異ペプチドを同定して，それらの抗原をマウスにワクチン投与することで抗腫瘍効果を導き出した論文が相次いで報告された．

1.4 ペプチドワクチン療法の作用メカニズム

ここでペプチドワクチン（peptide vaccine）療法の作用メカニズムを説明する．がん抗原由来のペプチドを，ワクチンとして患者の皮内・皮下に注射すると，皮内・皮下の抗原提示細胞表面のMHCであるヒト白血球抗原（human leukocyte antigen：HLA）にペプチドが結合する．その後，ペプチドを載せた抗原提示細胞によって刺激を受けたCTLが活性化および増殖する．このペプチドとHLAの複合体に反応するように活性化したCTLは，がん抗原由来ペプチドをHLA表面に提示しているがん細胞を攻撃するという機序である（図2）．

2 臨床

2.1 がんワクチン開発の経緯

Boonら[1]のMAGEの同定以降，さまざまながん拒絶抗原およびペプチドが同定された．日本でも1999年にペプチドワクチンの臨床試験が久留米大学で開始され，著者らを含め大学やがんセンター主体での多くのペプチドワクチンの医師主導臨床試験が行われてきた．ペプチドワクチンは初めて科学的根拠をもって開発された免疫療法であったが，当初のペプチドワクチンの第Ⅰ相の臨床試験は従来の抗悪性腫瘍薬と同じく，もう治療法のない，そもそも有効性を証明することが難しい進行がんを対象として実施されてきたため，かえって失望感を与えてしまった．

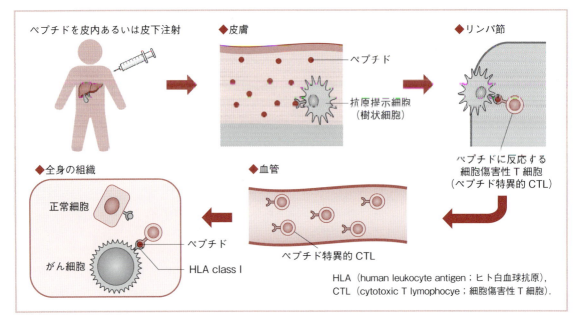

図2 ペプチドワクチン療法の作用メカニズム

アメリカ国立がん研究所 (National Cancer Institute：NCI) のRosenbergら[4]は，メラノーマ患者に対して，分化抗原由来のペプチド，もしくはMHC class I分子への結合親和性を高めるように改変されたペプチドを用いたワクチン療法の臨床試験を早期に行ってきた．gp100ペプチドワクチン＋IL-2投与とIL-2単独投与の比較第III相臨床試験では，ワクチンの無増悪生存期間と奏効率への有意な上乗せ効果は認めたが，当初にがんワクチンに期待された治癒をもたらすほどの効果は認めなかった．Rosenbergらは，がんワクチンの奏効率はわずか2.6%という結果を報告したが，著者らも含めた日本各地のグループから有効例の報告も増えてきて，その結果，国内の製薬企業の参画，企業治験の実施が行われるようになった．現在もいくつかの企業治験をはじめ医師主導治験などが行われているが，まだ承認されたものはなく，今後の経過を見守る必要がある．

2.2 共通自己抗原を標的としたがんワクチン療法の現状と課題：国立がん研究センターでの経験と研究結果から

腫瘍縮小効果について

著者らはグリピカン-3 (glypican-3：GPC3) ががん特異的抗原であることを見いだし，特異的なCTLを誘導できるHLA-A2拘束性GPC3$_{144-152}$，HLA-A24拘束性GPC3$_{298-306}$ペプチドを同定し，肝細胞がんを中心としてGPC3ペプチドワクチン療法のさまざまな臨床試験を実施してきた[5,6]．

ワクチンの安全性と免疫学的有効性を確認し，臨床効果を誘導する可能性を示し，その成果は企業に導出され，現在，進行肝細胞がんを対象としたGPC3ペプチドを含むペプチドカクテルワクチン療法の企業治験が行われている．卵巣明

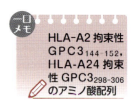

一口メモ

HLA-A2拘束性GPC3$_{144-152}$，HLA-A24拘束性GPC3$_{298-306}$のアミノ酸配列

* HLA-A2拘束性
  GPC3$_{144-152}$
  FVGEFFTDV
* HLA-A2拘束性
  GPC3$_{298-306}$
  EYILSLEEL

※アミノ酸は一文字略号で表記している．⇒ p.22のnote参照．

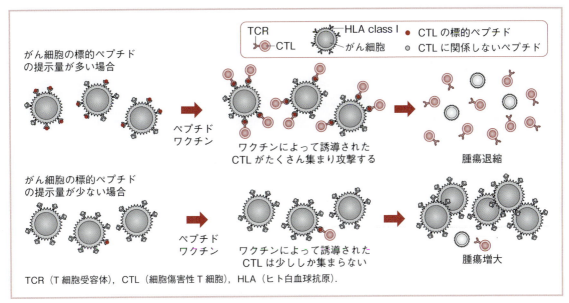

図3 ペプチドワクチンによる腫瘍縮小効果の機序
ペプチド特異的CTLは，がん細胞表面のHLA class I分子に十分な標的ペプチドが提示されていないと，効果を発揮しない．

肝細胞がんを対象とした臨床試験でも抗腫瘍効果が得られた症例を複数経験しており[7]，進行がんでも確かに効いたといえる症例は存在するが，現時点では共通自己抗原を標的としたがんペプチドワクチン療法の腫瘍縮小効果は限定的であるといわざるをえない．ペプチド特異的CTLを多数誘導できる優れたペプチドワクチンがあっても，そもそもがん細胞表面のHLA class I分子に十分なペプチドが提示されていないと，がん細胞の傷害は起こらない（図3）．著者らはペプチド腫瘍内局注療法[8]や，免疫調節因子に関与する抗体とワクチンとの併用療法[9]など，ペプチドワクチン療法の効果増強法の開発にも取り組んでいる．

再発予防効果について

それでは再発予防効果はどうか？　著者らは[10]，肝細胞がん根治的治療後40例を対象として，GPC3ペプチドワクチン療法を補助療法として1年・2年再発率を評価する単アームの第II相臨床試験を実施した．GPC3発現陰性は予後良好因子のため，GPC3発現陽性例に限ってコントロール群と比較すると，GPC3ペプチドワクチン療法によって，再発率を抑えられる可能性が示唆された．しかし一方で，1種類の共通自己抗原を標的としたペプチドワクチンでは再発を完全に抑えることはできないことも明らかとなった．

TCR遺伝子導入T細胞療法の開発可能性

一方，GPC3ペプチドワクチン療法臨床試験の副産物として，ワクチン投与患者の末梢血やがん組織から，多種類のGPC3ペプチド特異的CTLクローンの樹

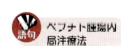

ペプチド腫瘍内局注療法

ペプチドワクチンは通常，皮内か皮下に接種するが，腫瘍内に局所注入することで，がん細胞表面のMHC class Iに高濃度にペプチドが載り，ペプチド特異的CTLに傷害されやすくなるとともに，ペプチド腫瘍内局注療法自身がペプチド特異的CTLを誘導する効果もあることが，著者らのマウスの実験で示されている．

免疫調節因子に関与する抗体とワクチンとの併用療法

免疫チェックポイント阻害抗体（免疫抑制分子阻害抗体）である抗PD-1抗体，あるいはCD4陽性細胞を除去できる抗CD4抗体とペプチドワクチン療法を併用することで，ペプチドワクチン療法によるCTL誘導効果，抗腫瘍効果が増大することが，著者らのマウスの実験で示されている．

立に成功した．これらの一部は，GPC3 ペプチドを提示しているがん細胞を殺傷する能力の高いものであり，これらの T 細胞受容体（T cell receptor：TCR）をクローニングすることにより，TCR 遺伝子導入 T 細胞療法の開発に応用可能である．これらの GPC3 ペプチド特異的 TCR は，投与局所の発赤腫脹以外には，とくにペプチドワクチン療法の有害事象を認めなかった患者の体内の CTL からクローニングしたものであり，すなわち，その TCR は安全性が担保されている．TCR 遺伝子導入 T 細胞療法は，ペプチドワクチン療法に比較して一般に抗腫瘍効果に優れており，GPC3 ペプチドを提示する進行がんに対する治療法として開発が期待されている．

著者らは，GPC3 ペプチドワクチンに引き続き，小児固形がんを対象としたペプチドカクテルワクチン療法の第Ⅰ相臨床試験を医師主導治験として完了し，同じく著者らが同定した HSP105 ペプチドワクチン療法の医師主導治験をスタートした．これらの臨床試験がペプチドワクチン療法の開発につながれば申し分ないが，仮に劇的な抗腫瘍効果を見いだせなかったとしても，TCR 遺伝子導入 T 細胞療法の開発に望みをつなぐことができる．

2.3 抗原特異的免疫療法の免疫学的評価法

抗原特異的免疫療法の臨床試験では，CTL 側の評価，がん細胞側の抗原発現の評価ともに重要と考えられる．

CTL 側の評価

著者らが行ってきた進行肝細胞がん患者を対象とした GPC3 ペプチドワクチン療法臨床試験での免疫学的モニタリングを例として示す（図 4）[11]．CTL 側の評価として，GPC3 ペプチドワクチン投与中は 2 週間ごとに末梢血単核球を採取した．末梢血単核球中の *ex vivo* IFN（interferon；インターフェロン）-γ enzyme-linked immunospot（ELISPOT）assay とマルチマーを使用したフローサイトメーターの解析（GPC3-dextramer assay）により GPC3 ペプチド特異的 CTL の頻度をモニタリングしている．さらに GPC3 ペプチド特異的 CTL を単離して，多数の GPC3 ペプチド特異的 CTL クローンを樹立して解析している．また生検による組織学的解析を行い，ワクチン投与後に CD8 陽性細胞が，がん組織内に浸潤する症例を確認している．現在では GPC3-dextramer assay で，腫瘍浸潤リンパ球中の GPC3 ペプチド特異的 CTL の検出とそのクローン化にも成功している．このように著者らは，末梢血中および腫瘍内に浸潤する GPC3 ペプチド特異的 CTL の頻度・質ともに可能なかぎり評価し，その臨床効果との相関性を示してきた．

がん細胞側の抗原発現の評価

がん細胞側の抗原発現の評価として，免疫組織学的評価で HLA class Ⅰ，抗原

単アーム

臨床試験のデザインにおいて，その治療が有効かどうかを検証するためには，対照群を設定したランダム化比較試験が実施される．単アームの試験とは，コントロール群をおかない臨床試験のことで，たとえば患者の選択などのバイアスがあると，本当に有効なのかを比較することが困難になる．

マルチマー

MHC と抗原ペプチドの複合体をプローブとして，特定の抗原に特異的な T 細胞を検出することが理論的に可能であり，T 細胞受容体との高い結合能を得るために MHC と抗原ペプチドの複合体を多量体化したマルチマー試薬が製品化されている．最初に登場したMHC テトラマー（四量体化したもの）が有名である．

GPC3-dextramer assay

MHC デキストラマーは，高い特異性で TCR に結合し，同じ抗原特異性をもつ各種の T 細胞集団の検出・単離が可能なマルチマーとして開発された．MHC とGPC3 ペプチドの複合体のデキストラマー試薬を用いて，フローサイトメーターで，ペプチド特異的な CTL を検出するアッセイ．

GPC3の発現の評価を行っている(図5)[11]．また，がん細胞上のMHC class I と抗原ペプチド複合体の密度の評価も試みているが，今のところ難しい．しかし，

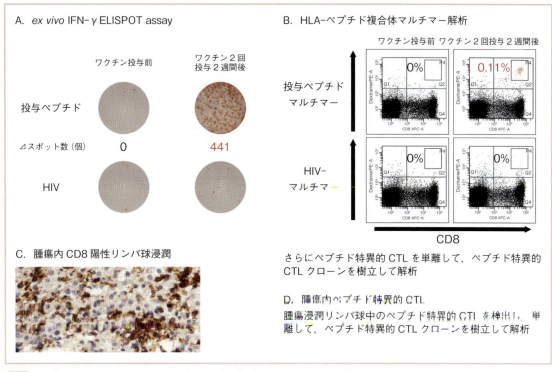

図4 ペプチドワクチン療法のCTL側の評価（免疫学的モニタリング）
（澤田　雄，中面哲也．腫瘍抗原の分類と抗原特異的免疫療法の免疫学的評価法．実験医学増刊 2013；31（12）：66-71[11]，Sawada Y, et al. Phase I trial of a glypican-3-derived peptide vaccine for advanced hepatocellular carcinoma：immunologic evidence and potential for improving overall survival. Clin Cancer Res 2012；18（13）：3686-3696 より改変）

A. 免疫染色によるHLA class Iの発現の評価

B. 免疫染色によるがん抗原タンパクの発現の評価

C. HLA class Iとペプチド複合体の密度の評価

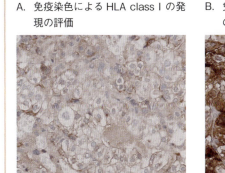

細胞膜上の発現を陽性とする．

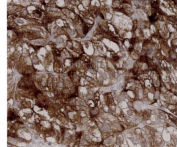

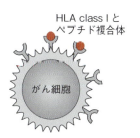

図5 がん細胞側の抗原発現の評価
（澤田　雄，中面哲也．腫瘍抗原の分類と抗原特異的免疫療法の免疫学的評価法．実験医学増刊（12）2013；31：66-71[11]，Sawada Y, et al. Phase I trial of a glypican-3-derived peptide vaccine for advanced hepatocellular carcinoma：immunologic evidence and potential for improving overall survival. Clin Cancer Res 2012；18（13）：3686-3696 より改変）

がん細胞上の MHC class I と抗原ペプチド複合体の密度は，抗原特異的免疫療法の治療効果のバイオマーカーとして期待できるのではないかと考えている．

2.4 ネオアンチゲンを用いた個別化がんワクチン療法

マウスモデルでのエビデンスに基づき，いよいよ腫瘍特異的変異抗原由来がんワクチンを用いた個別化がんワクチン療法の臨床試験が現実のものとなり，欧米でさまざまな試験が始まっている．これまでの共通自己抗原を標的としたがんワクチン療法の奏効率をはるかにしのぐ成績が出るのか，期待をもって見守りたい．

3 課題と展望

抗 CTLA-4 抗体や抗 PD-1 抗体など免疫抑制分子阻害抗体の奏効率は，ホジキンリンパ腫を除けば，最大でも 30%（メラノーマの場合）であり，ほかのがんでは 10～20% 程度と推定されている．今後の課題は，免疫抑制分子阻害療法で効果が認められない多くの患者に対する治療法の開発である．

遺伝子変異の多いがんでは，もしかしたら，腫瘍特異的変異抗原由来の個別化ペプチドワクチン療法が救世主になるかもしれない．一方，遺伝子変異の少ないがんでは，免疫抑制機構を解除しても免疫応答を惹起することが困難であり，がんの排除を誘導できないことが明らかにされており，腫瘍特異的変異抗原を標的としたがん免疫療法だけではまだ不十分と考えられる．腫瘍特異的変異抗原のみが今注目を浴びているが，そこでは，患者個々のがんに固有の自己抗原を標的としたがん免疫療法が活躍するかもしれない．

ペプチドワクチン療法の臨床試験は一見成功しなかったかのようにもみられているが，ペプチドワクチンによって体内にペプチド特異的 CTL が誘導できることは明らかとなっており，工夫すればまだまだ，ペプチドワクチン療法は捨てたものではないはずである．今後もがんワクチン薬の誕生に期待して動向を見守りながら，個別化ペプチドワクチン療法を含めた次世代のがんワクチン療法を開発していく意義はあるのではないかと考えている．

ペプチドワクチン療法においては，臨床試験でのペプチドワクチン製剤の院内調整にかかわる薬剤師の役割は大きい．著者らの試験でも多くの薬剤師の協力を得た．今後さらなる薬剤師の活躍が期待される．

（中面哲也）

バイオマーカー

正常なプロセスや病的プロセス，あるいは治療に対する薬理学的な反応の指標として客観的に測定・評価される項目と定義される．バイオマーカーは，疾患にかかった後の治療効果の測定だけでなく，疾患を未然に防ぐための日常的な指標として，疾患の予防や，さらには副作用を回避した有効な治療法を選択する個別化医療への応用が期待されている．

● 引用文献

1) van der Bruggen P, et al. A gene encoding an antigen recognized by cytolytic T lymphocytes on a human melanoma. Science 1991; 254 (5038): 1643-1647.
2) Walter S, et al. Multipeptide immune response to cancer vaccine IMA901 after single-dose cyclophosphamide associates with longer patient survival. Nat Med 2012; 18 (8): 1254-1261.

3) Rosenberg SA, Dudley ME. Adoptive cell therapy for the treatment of patients with metastatic melanoma. Curr Opin Immunol 2009；21（2）：233-240.
4) Rosenberg SA, et al. Cancer immunotherapy：moving beyond current vaccines. Nat Med 2004；10（9）：909-915.
5) Sawada Y, et al. Phase I trial of glypican-3-derived peptide vaccine for advanced hepatocellular carcinoma：immunological evidence and potential for improving overall survival. Clin Cancer Res 2012；18（13）：3686-3696.
6) Sawada Y, et al. Remarkable tumor lysis in a hepatocellular carcinoma patient immediately following glypican-3-derived peptide vaccination：an autopsy case. Hum Vaccin Immunother 2013；9（6）：1228-1233.
7) Suzuki S, et al. Significant clinical response of progressive recurrent ovarian clear cell carcinoma to glypican-3-derived peptide vaccine therapy：two case reports. Hum Vaccin Immunother 2014；10（2）：338-343.
8) Nobuoka D, et al. Intratumoral peptide injection enhances tumor cell antigenicity recognized by cytotoxic T lymphocytes：a potential option for improvement of antigen-specific cancer immunotherapy. Cancer Immunol Immunother 2013；62（4）：639-652.
9) Sawada Y, et al. Programmed death-1 blockade enhances the antitumor effects of peptide vaccine-induced peptide-specific cytotoxic T lymphocytes. Int J Oncol 2015；46（1）：28-36.
10) Sawada Y, et al. Phase II study of the GPC3-derived peptide vaccine as an adjuvant therapy for hepatocellular carcinoma patients. Oncoimmunology 2016；5（5）：e1129483.
11) 澤田　雄, 中面哲也. 腫瘍抗原の分類と抗原特異的免疫療法の免疫学的評価法. 実験医学増刊 2013；31（12）：66-71.

● **参考資料**
1. 玉田耕治企画. 最新がん免疫療法. 実験医学 2015；33（14）.
2. 河上　裕編. 癌免疫療法――腫瘍免疫学の最新知見から治療法のアップデートまで. 実験医学増刊 2016；34（12）.

10 核酸医薬品

Summary
- 核酸医薬品は遺伝子治療と異なり，基本的には標的遺伝子に配列特異的に作用し，機能抑制を誘導する．
- 核酸医薬品として，ASO，siRNA，miRNA，アプタマー，デコイオリゴヌクレオチドなどがあげられる．
- 核酸医薬品はバイオ医薬品のなかでは比較的研究の歴史が浅いため，世界的にも承認されたものは3つだけであり，そのうちの1つのアプタマーのみ，日本でも承認されている．
- 核酸医薬品は安定性向上や，ドラッグデリバリーシステムの開発に伴い，難治性疾患に対する新たな医薬品として今後，おおいに期待される．

Keywords ▶ 核酸医薬品，アンチセンスオリゴヌクレオチド，small interfering RNA（siRNA），microRNA（miRNA），アプタマー，デコイオリゴヌクレオチド

1 基礎

1.1 核酸医薬品とは

一般的に核酸医薬品（nucleic acid medicine）とは，疾患の治療に有効な遺伝子を生体内に導入する遺伝子治療とは異なり，概して標的となる疾患関連遺伝子の分解を誘導したり，タンパク質への翻訳を抑制したりする，核酸分子の総称である．

核酸医薬品の設計は標的遺伝子の配列に応じて行われるため，従来，疾患の原因となるタンパク質やウイルスに対する阻害薬がない場合でも，遺伝子やmRNA（messenger RNA〈ribonucleic acid；リボ核酸〉；メッセンジャーRNA）の配列がわかっていれば，理論的には相補的な配列をもつ核酸医薬品によって高効率な抑制が可能である．そこで核酸医薬品それぞれの現象が発見された直後から医薬品への応用が期待されてきた．

現在，臨床で使用されている，または近い将来，臨床に応用される可能性の高い核酸医薬品としては，①アンチセンスオリゴヌクレオチド，②small interfering RNA（siRNA），③microRNA（miRNA），④アプタマー，⑤デコイオリゴヌクレオチドなどがあげられる．簡単な特徴は**表1**に，以下にはそれぞれの基礎的事項および核酸医薬品の最大の問題点であるドラッグデリバリーシステム（DDS）について概説する．

語句：相補的（結合）

DNA 配列はアデニン（A），チミン（T），グアニン（G），シトシン（C）の4塩基から構成され，AはTと，GはCとWatson-Crick（ワトソン・クリック）型塩基対を形成する．この塩基対による結合を，相補的結合とよび，核酸分子が標的mRNAと相補的に結合して分解や翻訳抑制を誘導する．よって，核酸医薬品の作用は，配列依存的であり標的遺伝子に対する特異性はきわめて高い．

オリゴヌクレオチド

塩基（A，T，C，G〈RNAの場合はウラシル〉），糖であるデオキシリボース（RNAの場合はリボース），リン酸の3物質が結合し構成するものがヌクレオチドであり，ヌクレオチドが複数連結した配列をオリゴヌクレオチドとよぶ．

表1 核酸医薬品の種類と特徴

核酸医薬品の種類	構造	長さ（塩基）	標的	作用部位	作用機序
アンチセンスオリゴヌクレオチド（ASO）	一本鎖 DNA または RNA	17〜22	mRNA, pre-mRNA, miRNA	細胞質内および核内	mRNA 分解, スプライシング阻害
合成 siRNA	二本鎖完全相補鎖	21〜23	mRNA	細胞質内	mRNA 分解
合成 microRNA（miRNA）	二本鎖完全または非完全相補鎖	22 前後	mRNA	細胞質内	翻訳阻害, mRNA 分解
アプタマー	一本鎖 DNA または RNA	15〜50	タンパク質	細胞外または細胞表面	機能阻害
デコイオリゴヌクレオチド（デコイ）	二本鎖 DNA	20 前後	転写因子	細胞質内および核内	転写阻害

アンチセンスオリゴヌクレオチド（ASO）

アンチセンスオリゴヌクレオチド (antisense oligonucleotide：ASO) による遺伝子抑制効果は，1978 年にザメクニック（Zamecnik），ステファンソン（Stephenson）らによって発見された[1]．彼らはトリ線維芽細胞において，RNA ウイルスであるラウス肉腫ウイルスの 3' 末端に相補的な ASO により，ウイルスの複製を抑制することに成功した．

●作用機序

ASO は，RNA に結合するが糖としては DNA (deoxyribonucleic acid；デオキシリボ核酸) であり（表1），17〜22 塩基の一本鎖である．一本鎖の ASO は，未修飾体では生体内できわめて不安定であるため，化学修飾を施すことにより安定性を向上させている（図1）．

細胞内に取り込まれた ASO が標的遺伝子の機能を抑制するメカニズムについては単一ではなく（図2），①細胞質内で標的 mRNA に結合しリボソームへの阻害により，タンパク質への翻訳を阻害，②細胞質内で mRNA に結合し二重鎖化して，RNA 分解酵素である RNase H (ribonuclease H；リボヌクレアーゼ H) の活性により mRNA の分解を誘導，③核内へ移行した場合も，mRNA や pre-mRNA（mRNA 前駆体）に結合し RNase H による分解誘導，④ pre-mRNA の 5'cap（5' キャップ）形成阻害，ポリ A 付加・エクソン・イントロンにまたがる領域への結合によるスプライシングの阻害，などの複数の経路による作用が報告されている．

●医薬品としての可能性

ASO の核酸医薬品としての応用については，RNA ウイルスに対して使用したり，がん細胞のアポトーシス抑制遺伝子を抑えることにより，がん細胞にアポトーシスを誘導するなどの方法が考えられる．

また，ASO は細胞質内，核内のどちらでも効果を発揮することから，タンパク質に翻訳される遺伝子だけではなく，miRNA（後述）や，長鎖非コード RNA

遺伝子抑制効果

遺伝子の発現抑制は，DNA から mRNA への転写が抑制されることをさすが，核酸医薬品による抑制効果は，転写抑制ではなく，転写後の mRNA の分解を誘導したり，タンパク質への翻訳を抑制したりすることによるため，「遺伝子抑制」と称することが多い．

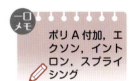
ポリ A 付加，エクソン，イントロン，スプライシング

mRNA は DNA から転写される際，3' 末端に数十〜数百のアデニンが付加され，これをポリ A 付加（アデニル化）とよび，mRNA の安定化などに重要である．また，DNA から転写された直後の mRNA 前駆体は，スプライシングにより抜きとられる領域が存在し，イントロンとよばれる．残って連結し mRNA を構成する領域をエクソンとよぶ．

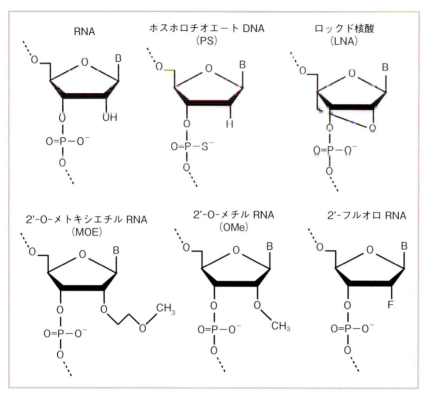

> **語句** 非コードRNA
>
> タンパク質に翻訳されないRNAの総称．microRNA，アンチセンスRNA，核内小RNA，長鎖非コードRNAなどが存在する．ヒトのゲノムにおいて，タンパク質にコードされる遺伝子の数は2％に満たないとされ，非コードRNAの多様性と機能が注目されている．

> **RNA干渉**
>
> 18〜27塩基程度の短い二本鎖RNAを細胞に導入した場合に，導入したRNAと相補な配列をもつRNAと結合し，分解を誘導する現象．

図1　核酸の化学修飾
化学修飾を施すことにより，生体内における安定性が向上する．さらにLNAは標的mRNAとの結合力も上昇する．
B：塩基．

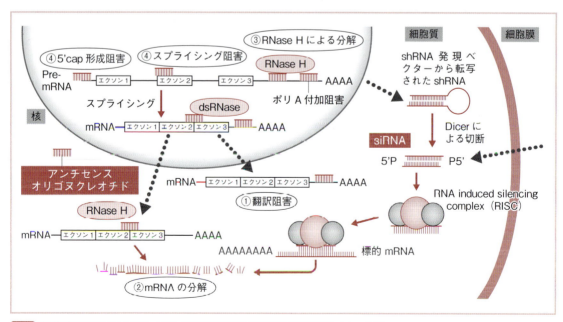

図2　細胞内に取り込まれたASOが標的遺伝子の機能を抑制するメカニズム
pre-mRNA（mRNA前駆体），RNase H（ribonuclease H；リボヌクレアーゼH），dsRNase（二本鎖RNA分解酵素），shRNA（short hairpin RNA）．

(long non-coding RNA) の機能を抑制することも可能であり，核酸医薬品としては最も適応範囲が広いと考えられる．

small interfering RNA (siRNA)

siRNAは，RNA干渉（RNA interference：RNAi）を誘導する，21〜23塩基から成る合成二本鎖RNAである[2]．

● RNA干渉（RNAi）の発見とsiRNA

RNA干渉の発見は1998年にアンドリュー・Z・ファイアー（Andrew Z. Fire）とクレイグ・キャメロン・メロー（Craig Cameron Mello）らによる線虫への二本鎖RNAの導入によってなされ，彼らは2006年にノーベル生理学・医学賞を受賞した．そして，2001年にエルバシール（Elbashir），トゥシュル（Tuschl）らが合成siRNAを哺乳動物細胞に導入し，RNA干渉が誘導可能なことを報告する[3]と，合成siRNAやsiRNA類似構造のshort hairpin RNA（shRNA）発現ベクターにより標的遺伝子の機能を解析する，新たなリバースジェネティクスによる研究方法が急速に広まった．siRNAは研究ツールとしてスタンダードになっただけではなく，疾患モデル動物を用いて核酸医薬品としての評価も行われ，臨床応用にASO以上の期待が寄せられた．

● 作用機序

siRNAやshRNA発現ベクターが細胞内に導入されると，Ago2（argonaute 2）などのタンパク質の複合体である，RNA-induced silencing complex（RISC）に取り込まれる（図2）．取り込まれた二本鎖RNAはほどかれて標的mRNAと同じ配列のセンス鎖と，相補鎖のアンチセンス鎖に分かれる．このうちセンス鎖は分解され，アンチセンス鎖はRISCに結合したまま標的mRNAの相補的な配列部分に結合し，mRNAの分解を促すことが知られている．

● 医薬品としての可能性

siRNAの配列認識については，正常型（野生型）の配列と異常を含む配列の一塩基の違いから検出が可能なため，点突然変異や一塩基多型（single-nucleotide polymorphism：SNP），さらには融合遺伝子も標的として設計が可能である．またシトシン（C）とグアニン（G）によるCpG配列を多く含むsiRNAは，強い免疫賦活作用を誘導し，免疫アジュバントとして臨床試験が行われている．

microRNA (miRNA)

miRNAは，前述のsiRNAが哺乳類細胞では存在しないのとは異なり，内在性の長さ約22塩基の非コードRNAである[4]．ヒトmiRNAは2016年6月時点で2,500以上の種類が登録されている（miRBase）[5]．

● 作用機序

miRNAはゲノム上の配列からポリメラーゼIIにより，コードRNAのmRNA同様に3'末端にポリA構造，5'末端にcap構造をもつprimary miRNA

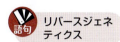

10 核酸医薬品

語句 リバースジェネティクス

従来の遺伝学であるフォワードジェネティクスが，表現型の異なる個体について遺伝子型の違いを解析し，原因遺伝子を特定する研究であるのに対し，リバースジェネティクスは，特定の遺伝子を破壊または抑制することにより，その遺伝子の機能を解析する研究である．

RISC

Argonaute 2, Hsc70, Hsp90, TNRC6A-Cとよばれるタンパク質などの複合体であり，miRNAと結合して，それぞれmiRNAとの結合，二本鎖RNAの積み込み，mRNAの脱アデニル化，mRNAの切断などの機能を発揮し，miRNAが標的mRNAと結合し抑制するために必須の働きをする．

CpG配列

ゲノムDNAの塩基配列において，シトシンの次がグアニンである組み合わせをCpG配列とよび，CpG配列が存在する頻度が高い領域をCpGアイランドと称する．

miRBase

イギリス・マンチェスタ大学グリフィス・ジョーンズ（Griffiths-Jones）の研究室が2004年から管理する，miRNAのデータベース．さまざまな生物種のmiRNAが登録されている．アップデートを重ねるたびに登録数は増えたが，削除されたmiRNAも存在する．2014年に21回目のアップデートがされた．

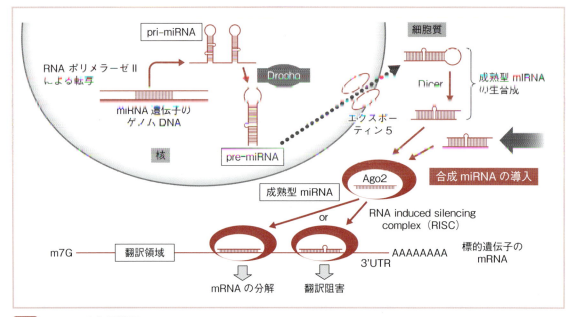

図3 miRNAの作用機序
合成miRNAを導入した場合，細胞質でRISCに取り込まれ，内在性のmiRNAに類似の作用をする．
pri-miRNA (primary miRNA), miRNA (microRNA), Ago2 (argonaute 2), 3'UTR (three prime untranslated region；3'非翻訳領域), m7G (7-methylguanosine cap；7-メチルグラニル酸キャップ，翻訳開始に必要).

(pri-miRNA) が転写された後，RNase III 活性をもつ Drosha によって前駆体 (precursor miRNA：pre-miRNA) へと切り出される（図3）．pre-miRNA は核外へ移送され Dicer による切断を受け成熟型 miRNA (mature miRNA) となり，siRNA のときと同様に RISC と結合する．しかし，siRNA が標的 mRNA のタンパク質翻訳領域に結合して分解を誘導するのに対し，RISC に取り込まれた miRNA は，標的 mRNA の 3'非翻訳領域 (three prime untranslated region：3'UTR) に結合して翻訳を阻害する．また，siRNA が mRNA と完全に相補的な配列を設計するのに対し，miRNA は 5'末端側から 2〜8 番目の 7 塩基が認識配列として相同であればいいとされており，mRNA に対する特異性が siRNA よりも低いため，1 種類の miRNA が 100 以上の遺伝子の機能に影響を与える可能性がある．また，miRNA の配列が mRNA の翻訳領域内で高い相補性を示す場合は，siRNA と同様に分解を促す可能性も示唆されている．

● **医薬品としての可能性**

miRNA は構造と作用機序が siRNA と類似しているため，合成 miRNA や miRNA 発現ベクターの導入による機能解析が可能である．そこで，内在性の miRNA の発現低下が疾患の発症や悪性化の原因である場合，合成 miRNA の投与による核酸医薬品が検討されている．前述のように 1 種類の miRNA は標的遺伝子が多く，miRNA 導入による想定外の効果の有無について慎重に判断する必要があるが，正常細胞における miRNA による調節機構を回復させる目的での投与は，新たな核酸医薬品として期待されている．

 語句

Drosha
RNA 分解酵素（RNase III）活性をもち，核内に存在するタンパク質複合体．miRNA の配列を含む DNA から転写される一次転写物である primary miRNA (pri-miRNA) に作用し，ヘアピン構造を切り取る．切り取られたヘアピン構造の配列は precursor miRNA (pre-miRNA) とよばれる．

Dicer
RNase III 活性をもち，主に細胞質で作用するタンパク質．核内から細胞質へ出た pre-miRNA に作用し，ループ領域を切断，二本鎖 RNA を生成する．この二本鎖 RNA は mature miRNA とよばれ，RISC に取り込まれた後，RNAi を誘導する．

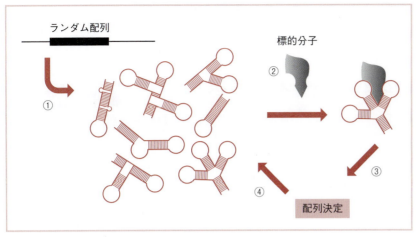

図4 systematic evolution of ligands by exponential enrichment (SELEX) 法の概要

①ランダムなDNA配列から（ランダム配列がRNAの場合は逆転写反応の後）ポリメラーゼ連鎖反応法（PCR法）によって10^{13}～10^{15}種類の配列を有するライブラリーを作製する．②標的分子を混合し，結合する配列が選別される．③標的分子と結合する配列を決定する．④再度PCR法で増幅させ，条件の異なるライブラリーで，候補配列の濃縮を行う．これらのサイクルを繰り返し，アプタマーとして効率の良い配列を選択する．

アプタマー

アプタマー（aptamer）は，RNAに複雑な形状を形成させ，タンパク質などの生体高分子への親和性を高めた一本鎖の核酸分子である[6]．DNAの配列に多様性をもたせたライブラリーを構築し，非細胞系で転写させたRNAを，標的とするタンパク質と混合しタンパク質を回収し，親和性を示す配列を選別する（図4）．この選別方法をSELEX（systematic evolution of ligands by exponential enrichment）法とよび，1990年にEllingtonらとTuerkらの2つのグループから発表された[7,8]．

アプタマーは，多くはアンタゴニストとして生体分子と競合して作用することからも抗体とよく比較される．しかしアプタマーの特色として，受容体や転写因子などのタンパク質や小分子，複雑な構造を示し抗原部位にアクセスしにくい分子など，多様な分子を標的とすることが可能である．また，免疫原性が低いことや，細胞膜表面，体液中の因子などを標的とする場合，特別なドラッグデリバリーシステム（後述）を利用する必要がない，なども核酸医薬品として重要な利点である．

 語句 免疫原性
→本章2の語句（p.14）参照．

デコイオリゴヌクレオチド（デコイ）

デコイオリゴヌクレオチド（decoy oligonucleotide；デコイ）は二本鎖のDNAであり，主に転写因子が核内DNAのプロモーター領域に結合する前に，"おとり（デコイ）"として結合させ，標的DNAの転写を阻害する．例としてNF-κB（nuclear factor-kappa B），E2Fなどがあげられ，さらに同じデコイの配列上に

複数の転写因子を同時にコントロールするキメラデコイ，生体内での安定性を高めるために，二本鎖の両末端を環状にしたリボン型デコイの開発も進められている[9]．

1.2 核酸医薬品のドラッグデリバリーシステム（DDS）

抗悪性腫瘍薬などの低分子化合物の分子量は，数百～千までであるのに対し，核酸医薬品は20塩基，二本鎖で，約13,300と大きいため，適切なドラッグデリバリーシステム（drug delivery system：DDS）がなくては，核酸単体ではほとんど細胞に取り込まれない．ちなみに，抗体も分子量は10万以上であるが，細胞表面に結合が可能であるため，DDSを用いなくても効果が得られる．核酸分子と細胞表面は，ともに負に帯電しているため，両者の静電気的な結合も生じにくい．そこで核酸分子と，正の電荷をもつカチオニックリポソームや，ポリエチレンイミンなどの脂質とを混合すると，核酸分子と細胞膜が脂質を介して結合し，エンドサイトーシスにより細胞内へ取り込まれ，核酸の機能を発揮する．しかし，この脂質による細胞への導入は培養細胞では効率良く行えるものの，生体へ投与した場合には肝臓などに蓄積する傾向があり，目的の組織や細胞へ特異的に到達させることは難しい．

核酸医薬品はアメリカにおいても承認された製品が少なく，実験動物を用いた検討においても，全身の組織・細胞に核酸分子を高効率な送達を示したDDSはまだないため，正常細胞に対する影響や，非特異的な遺伝子発現への影響については不明である．現在進行中の臨床試験で全身性投与を行っているものは，核酸分子の安定性を高めて体内での濃度を維持し，目的の細胞へ取り込まれる機会を増やしており，副作用や毒性の発現を慎重に検討する必要がある．

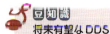

豆知識 将来有望なDDS

残念ながら現時点では，標的細胞，組織に核酸医薬品を確実に送達可能なDDSの開発には成功していない．しかし長年担体として研究されてきた脂質粒子なども，ナノサイズにすることで細胞に取り込まれやすくなることなどが報告され[10]，核酸の安定性を向上させる技術も進歩しており，近い将来，日本でも実用性の高いDDS技術の開発成功が期待される．

2 臨床

核酸医薬品はバイオ医薬品のなかでも比較的研究の歴史が浅く，実用化されたものもまだ多くはない．表2に2016年5月末現在臨床試験が行われている核酸医薬品の主なものをまとめ，各核酸医薬品については下記に概説した．

2.1 アンチセンスオリゴヌクレオチド（ASO）

アンチセンスオリゴヌクレオチド（ASO）は一時期流行に乗ったsiRNAに取って代わられてしまいそうな雰囲気があったが，siRNAよりも安定性が高く，標的mRNAとの結合力が強いことなどから，その実用性が見直されてきている．実際，アメリカにおいて登録されている臨床試験の数は，siRNAよりも多い．しかし，世界初の核酸医薬品としてアメリカで承認された，サイトメガロウイルス（cytomegalovirus：CMV）の初期抗原2（immediate early antigen 2）の転写を抑制するASOのホミビルセン（fomivirsen sodium）は，CMV網膜炎の治療

薬として開発されたが，承認後需要が少なく販売中止になってしまった．

次に，ホスホロチオエート修飾を施し生体内での安定性を高めたミポメルセン（mipomersen sodium）が，皮下注射が可能なホモ接合型家族性高コレステロール血症の治療薬として承認された．しかし，標的のアポリポプロテインBの発現抑制が脂質の肝臓への蓄積を促し，肝臓障害が副作用として報告されており，日本での承認は難しいと予想される．

しかし，慎重な研究と開発を行えば，全身投与可能な核酸医薬品の有用性は高く，日本においても，筋ジストロフィーの治療を目的とした，ジストロフィンに対するASOの点滴静注による臨床試験が行われ，重篤な副作用がなく効果が得られている．また，ASOは非コードRNAも抑制可能なことから，miR-122を抑制するASOによって，C型肝炎ウイルスの複製を抑える臨床試験も行われており，今後も開発が期待される．

2.2 siRNA

siRNAは適切なDDSの開発が伴わなかったこともあり，発見当初の期待ほどは核酸医薬品への応用が進まなかった．そのためASOと同様に，DDSをあまり必要としない眼疾患などを対象としたsiRNAから臨床試験が開始されたが，VEGFR（vascular endothelial growth factor；血管内皮増殖因子）阻害薬などの低分子化合物と比較すると効果は低く，開発中止になったsiRNA医薬品もある．しかし，ナノ粒子に内包されたsiRNAは全身投与が可能であり，siRNAの設計が比較的容易であることから，がんをはじめ，炎症性疾患の治療や障害を受けた臓器の回復，さらにはエボラなどのウイルス感染症に対するsiRNAなど，幅広い臨床応用の検討が期待される．

2.3 miRNA

合成miRNAの臨床試験は，アメリカで進行中の合成miR-34とリポソームとの複合体であるMRX34®が順調に登録患者数を増やしており，第Ⅰ相試験終了時には200名のがん患者による安全性データが蓄積される予定である．miR-34以外でも，miRNAのなかには，さまざまな組織の正常細胞では発現が保たれ，がん化の抑制に寄与しているが，がん細胞ではゲノムの欠失や転写抑制などにより，発現が低下しているmiRNAも存在し，このようなmiRNAの合成核酸の臨床応用が期待される．

2.4 アプタマー

ペガプタニブは，VEGFに親和性が高いアプタマーであり，加齢黄斑変性が対象疾患である．ペガプタニブはアメリカで承認された後，日本でも承認を受けた初の核酸医薬品である．

アメリカで現在進行中のアプタマーによる臨床試験のうち，半数以上が眼疾患

豆知識 miR-122

miR-122は，2005年にJoplingらによりC型肝炎ウイルスの肝臓における複製に重要な役割をもつことが報告され[9]，miR-122の抑制がC型肝炎ウイルス由来の肝がんの治療に有効であると期待されている．

miR-34

2007年にHeらにより，がん抑制遺伝子として知られるp53遺伝子により転写調節を受けるmiRNAとして報告され[11]，現在ではがん抑制性miRNAのひとつとして広く認知されている．

表2 主な核酸医薬品の臨床試験（2016年5月現在）

核酸医薬品の種類	主な対象疾患	標的分子	実施組織または開発企業
ASO	C型肝炎	miR-122	Santaris Pharma
	デュシェンヌ型筋ジストロフィー	ジストロフィン	国立精神・神経医療研究センター
siRNA	扁平上皮がん，放射線／セツキシマブ併用	EGFR	University of Pittsburgh
	原発開放隅角緑内障	TGF-β2	Isarna Therapeutics GmbH
	再発小細胞肺がん，パクリタキセル併用	Bcl-2	University of Chicago
	進行がん	EphA2	M.D. Anderson Cancer Center
	先天性爪甲硬厚症	Keratin 6a N171K mutant mRNA	TransDerm/IPCC
	呼吸器多核体ウイルス（RSV）感染症	RSV ヌクレオキャプシド	Alnylam Pharmaceuticals
	肝臓がん，固形腫瘍	KSPとVEGF	Alnylam Pharmaceuticals
	トランスサイレチンアミロイドーシス	トランスサイレチン（TTR）	Alnylam Pharmaceuticals
	固形腫瘍	RRM2	Calando Pharmaceuticals
	滲出型加齢黄斑変性	RTP801	Pfizer/Quark Pharmaceuticals
	急性腎不全／再灌流腎障害	P53	Quark Pharmaceuticals
	非動脈炎性前部虚血性視神経症	カスパーゼ-2	Quark Pharmaceuticals
	進行固形がん	PKN3	Silence Therapeutics GmbH
	がん	ポロ様キナーゼ1（Plk1）	Tekmira Pharmaceuticals
	治療抵抗性乳がん	RPN2	国立がん研究センター
	切除不能膵がん	Nek2	名古屋大学医学部附属病院
miRNA	肝臓がん，肺がん，リンパ腫	miR-34	Mirna Therapeutics, Inc.
アプタマー	加齢黄斑変性患者の治療後の地図状萎縮	C-5	Ophthotech Corporation
	慢性炎症性疾患，2型糖尿病など		NOXXON Pharma AG

DDS（ドラッグデリバリーシステム），ASO（アンチセンスオリゴヌクレオチド），EGFR（上皮増殖因子受容体），VEGF（血管内皮増殖因子），SNALP（stable nucleic acid-lipid particle），RRM2（リボヌクレオチドリダクターゼM2），Tf（トランスフェリン），PEG（ポリエチレングリコール），PKN3（プロテインキナーゼN3），RPN2（リボフォリンII），A6K（アラニン6個と，リシン1個が結合したペプチド）．
（ClinicalTrials.gov（米国臨床試験データベース）を参考に著者作成）

開発コードまたは治療薬名	投与経路	DDS	相	状況	ClinicalTrials.gov Identifier
miravirsen	皮下注射	単独 LNA	II	completed	NCT01200420
NS-065/NCNP-01	点滴静注	モルホリン修飾	I	ongoing	UMIN000010964（日本）
EGFR Antisense DNA	腫瘍内注射	単独 ASO	I/II	recruiting	NCT00903461
ISTH0036	硝子体内注射	単独 ASO	I	recruiting	NCT02406833
G3139（Genasense）	点滴静注	単独 ASO	I/II	completed	NCT00005032
siRNA-EphA2-DOPC	静脈注射	neutral リポソーム	I	recruiting	NCT01591356
TD101	病巣内注射	単独 siRNA	Ib	completed	NCT00716014
ALN-RSV01	噴霧	単独 siRNA	II	completed	NCT01065935 NCT00658086
ALN-VSP02	静脈注射	SNALP	I	completed completed	NCT00882180 NCT01158079
ALN-TTR01	静脈注射	SNALP	I	completed	NCT01148953
CALAA-01	静脈注射	シクロデキストリンナノ粒子，トランスフェリン，PEG	I	teminated	NCT00689065
PF-04523655	硝子体内注射	単独 siRNA	I II	completed	NCT00725686 NCT00713518
I5NP	静脈注射	単独 siRNA	I/II	completed	NCT00802347
QPI-1007	硝子体内注射	単独 siRNA	I	completed	NCT01064505
Atu027	静脈注射	siRNA-リポプレックス	I	completed	NCT00938574
TKM-080301	静脈注射	SNALP	I/II	completed	NCT01262235
TDM-812	腫瘍内注射	A6K	I	recruiting	UMIN000016790（日本）
-	腫瘍内注射	コラーゲン	I	recruiting	UMIN000009749（日本）
MRX34	静脈注射	リポソーム	I	recruiting	NCT01829971
Zimura® (Anti-C5 Aptamer)	静脈注射	単独	II/III	recruiting	NCT02686658
NOX-E36	静脈注射，皮下注射	単独	I	completed	NCT00976729

completed；終了，ongoing；継続中，recruiting；登録募集中，terminated；試験中止．

である．標的分子に親和性を有するアプタマーをより簡便に製造し，また，生体内での安定性を向上させることが，アプタマー医薬品の今後の課題である．

2.5 デコイオリゴヌクレオチド（デコイ）

NF-κBのデコイは，NF-κBによる転写活性化を抑制するが，ステロイドの抗炎症作用と重複しており，またステロイドのような多様な作用は示さず，より安全なアトピー性皮膚炎の治療薬として期待されている．NF-κBデコイは軟膏として経皮投与が可能で，すでに臨床試験が実施され，良好な結果を得ている[12]．

3 薬剤師に期待される役割

核酸医薬品は，上述のように日本で承認されたものはまだ1つであり，当面は臨床試験で評価を重ねなければならない．よって，予期せぬ作用や非特異的な作用が生じる可能性もあるため，核酸医薬品を取り扱う場合には，それぞれの特性，作用機序，標的分子の患者における発現レベルなど，より分子的な知識をもって，慎重にモニタリングする必要がある．

4 課題と展望

ヒトの全ゲノムが解読され，多くの疾患の分子機序の解明が進むなかで，日本における核酸医薬品開発は，基礎研究で同定された核酸医薬品が臨床試験に進むまでに，欧米に比べるとかなり時間がかかってしまう．よって，より効率的な開発，組織づくりが必要であると考えられる．

そして核酸医薬品は，安定性向上やDDSの開発に伴い，特異性の高い医薬品として，今後のオーダーメイド医療，ゲノム創薬の実現におおいに寄与すると期待される．

（竹下文隆，落谷孝広）

● 引用文献

1) Gleave ME, Monia BP. Antisense therapy for cancer. Nat Rev Cancer 2005 ; 5 (6) : 468-479.
2) Whitehead KA, et al. Knocking down barriers : advances in siRNA delivery. Nat Rev Drug Discov 2009 ; 8 (2) : 129-138.
3) Elbashir SM, et al. Duplexes of 21-nucleotide RNAs mediate RNA interference in cultured mammalian cells. Nature 2001 ; 411 (6836) : 494-498.
4) Rana TM. Illuminating the silence : understanding the structure and function of small RNAs. Nat Rev Mol Cell Biol 2007 ; 8 (1) : 23-36.
5) miRBase, miRBase : the microRNA database. http://www.mirbase.org/index.shtml
6) Keefe AD, et al. Aptamers as therapeutics. Nat Rev Drug Discov 2010 ; 9 (7) : 537-550.
7) Ellington AD, Szostak JW. In vitro selection of RNA molecules that bind specific ligands. Nature 1990 ; 346 (6287) : 818-822.

8) Tuerk C, Gold L. Systematic evolution of ligands by exponential enrichment: RNA ligands to bacteriophage T4 DNA polymerase. Science 1990; 249 (4968): 505-510.
9) Jopling CL1, et al. Modulation of hepatitis C virus RNA abundance by a liver-specific MicroRNA. Science 2005; 309 (5740): 1577-1581.
10) Cabral H, et al. Accumulation of sub-100 nm polymeric micelles in poorly permeable tumours depends on size. Nat Nanotechnol 2011; 6 (12): 815-823.
11) He L1, et al. A microRNA component of the p53 tumour suppressor network. Nature 2007; 447 (7148): 1130-1134.
12) 森下竜一. 進化するデコイ型核酸医薬. 医学のあゆみ 2011; 238 (5): 529-535.

⑪ 遺伝子治療

Summary
- 遺伝子治療は，患者の体内に導入した遺伝子の発現により治療を行う先端医療である．単一遺伝子の異常を原因とするさまざまな遺伝性疾患で顕著な有効性が確認されている．
- がんをはじめとするさまざまな難病に対して従来の医薬品とは異なる作用機序での画期的な治療法として開発が進められている．
- 遺伝子治療に用いる遺伝子治療用製品は，治療用の遺伝子がベクターに搭載されたもので，さまざまな特徴をもつベクターが開発されているが，ウイルスの性質を利用したウイルスベクターが主に用いられている．
- 遺伝子治療用製品は2016年までに欧米で4品目が承認され，実用化が開始されている．

Keywords ▶ ウイルスベクター，腫瘍溶解性ウイルス，遺伝性疾患，挿入変異，ゲノム編集

1 基礎

1.1 遺伝子治療の原理と方法

原理

遺伝子治療（gene therapy）とは，遺伝子組換え技術を用いて治療用の遺伝子（目的遺伝子）を患者の体内に導入し，体内での遺伝子発現により治療を行う先端医療である．導入された遺伝子が体内で維持される場合，1回の遺伝子治療で長期間の遺伝子発現が得られ，治療効果が持続することになる．遺伝子を細胞に導入するにはベクターとよばれる運搬体を用いる．遺伝子治療用製品は，目的遺伝子がベクターに搭載されたものである．

方法

遺伝子治療の方法には，遺伝子治療用製品を患者に直接投与して体内で細胞に遺伝子を導入する体内（in vivo）遺伝子治療と，体外に取り出した細胞に遺伝子を導入した後，この細胞を患者に投与する体外（ex vivo）遺伝子治療の2種類がある（図1）．どちらの方法を用いるかは対象疾患と使用するベクターによる．ex vivo遺伝子治療は遺伝子導入細胞を患者に投与することから再生医療／細胞治療の一種ともいえる．

 遺伝子治療用製品

2014年の「医薬品，医療機器等の品質，有効性及び安全性の確保等に関する法律（医薬品医療機器等法，薬機法）」の施行により，「医薬品」，「医療機器」とは別に「再生医療等製品」という区分が新たに加わり，遺伝子治療に用いる製品は「再生医療等製品」に区分された．このため，従来は「遺伝子治療用医薬品」とよばれていたが，現在は「遺伝子治療用製品」とよばれている．

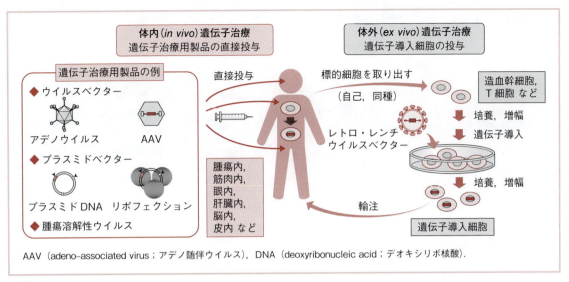

図1 遺伝子治療の方法

1.2 遺伝子治療の対象疾患と導入遺伝子

対象疾患

●単一遺伝子疾患

遺伝子治療の原理から，最も適している対象疾患は一つの遺伝子の異常が原因となる単一遺伝子疾患である．現在の遺伝子治療技術では，異常遺伝子を正常な遺伝子に確実に置き換えることはできないが，正常遺伝子の発現を補うことで治療効果が得られる単一遺伝子疾患では効果的な治療法になると期待されている．これまでに，アデノシンデアミナーゼ（adenosine deaminase：ADA）欠損症，X連鎖重症複合免疫不全症（X-linked severe combined immunodeficiency：X-SCID），Leber（レーバー）先天性黒内障，血友病などの単一遺伝子疾患で遺伝子治療の有効性が報告されている．しかし，遺伝性疾患でも異常遺伝子からの発現産物が原因となる疾患や，遺伝子の発現量・発現時期などに厳密な発現調節が必要となる疾患，複数の遺伝子異常が原因となる疾患に対して，現在の遺伝子治療は確実性のある技術とはなっていない．

●がん，その他の疾患

遺伝子治療の現状（図2）をみると，単一遺伝子疾患以外にもさまざまな難治性疾患を対象に臨床試験が行われている．最も多いのはがんで全体の6割以上を占める．さらに心血管疾患（閉塞性動脈硬化症や心筋梗塞など），感染症，神経疾患（パーキンソン病など），眼疾患（加齢黄斑変性など）などの多様な疾患が対象とされている．

> **豆知識**
> **遺伝子治療の対象疾患の緩和**
>
> 従来の指針では，遺伝子治療の対象疾患は「重篤な遺伝性疾患，生命を脅かす疾患」で現在可能なほかの治療法よりも優れた効果が得られるものに限定されていた．これは遺伝子治療には未知・未経験の要素が多く，ほかに治療法がある疾患に適用すべきではないとされていたためである．しかし，臨床試験の経験が蓄積され，ある程度安全性も確立されたことから，2015年の「遺伝子治療等臨床研究に関する指針」改正で制限が緩和され，慢性疾患や血友病などの，ほかに治療法がある疾患も広く対象とできるようになった．

図2 遺伝子治療の現状
世界でこれまでに承認された臨床試験2,356件を対象疾患，目的遺伝子，ベクターごとに分類した．
(The Journal of Gene Medicine. Gene Therapy Clinical Trials Worldwide February 2016を参考に著者が作成)

目的遺伝子

　体内に導入する目的遺伝子は，単一遺伝子疾患では欠損している正常遺伝子が用いられるが，がんの遺伝子治療ではがん抗原やサイトカイン，T細胞受容体などの遺伝子を導入してがん免疫を増強する方法や，がん抑制遺伝子，自殺遺伝子，増殖阻害因子遺伝子を導入してがん細胞を死滅させる方法など，さまざまな方法が試みられている．治療用タンパク質ではなく，shRNA (small〈short〉 hairpin ribonucleic acid) などの遺伝子発現を制御する短い核酸をベクターで持続的に発現させる試みも行われている．

1.3 遺伝子治療に用いられるベクターの種類と特徴

　遺伝子治療にはウイルスベクター (viral vector) と非ウイルスベクターに分類される．さまざまなベクターが用いられている（図2）．従来は *ex vivo* ではレトロウイルスベクター，*in vivo* ではアデノウイルスベクターが主流だったが，最近は *ex vivo* はレンチウイルスベクター，*in vivo* はアデノ随伴ウイルス (adeno-associated virus：AAV) ベクターの利用が増加している．主なベクターの特徴を表1にまとめた．

ウイルスベクター

　ウイルスベクターは，ウイルスが細胞に感染してウイルスゲノムを細胞内に送り込む仕組みを利用している．遺伝子治療には，通常，野生型ウイルスゲノムから増殖性や病原性，ウイルス粒子形成にかかわる遺伝子を除去した非増殖性ウイルスベクターが用いられ，その除去した部分に目的遺伝子とプロモーターやエンハンサーなどの発現カセットが搭載されたものがウイルス粒子内に取り込まれている（図3）．非増殖性ウイルスベクターは，細胞に感染後，導入した目的遺伝

語句　自殺遺伝子

単純ヘルペスウイルス由来チミジンキナーゼ (HSV-thymidine kinase：HSV-TK) は，プロドラッグであるガンシクロビルを細胞毒性 (DNA合成阻害活性) のある物質に変換するため，*HSV-TK* 遺伝子を導入した細胞はガンシクロビルの投与により選択的に死滅する．この *HSV-TK* のような働きをする遺伝子を自殺遺伝子という．
HSV-TK は，2016年に欧州で条件付承認を得たZalmoxis® (MolMed社) でも使用されている．Zalmoxis®は，白血病患者にハプロタイプ一致 (HLA半一致) の造血幹細胞移植を行う際，感染症などの合併症を防ぐ目的で投与するドナーT細胞にレトロウイルスベクターで *HSV-TK* 遺伝子を導入したものである．移植片対宿主病 (GVHD) を発症した場合，ガンシクロビルでドナーT細胞を死滅させ，GVHDを鎮静化する効果が期待される．

表1 遺伝子治療に用いられる主なベクターの特徴

ベクター	染色体への組み込み	分裂細胞への遺伝子導入	非分裂細胞への遺伝子導入	遺伝子発現期間	野生型ウイルスの病原性	主な投与法	主な標的細胞・組織
レトロウイルス	あり	○	×	長期	あり	ex vivo	HSC, T細胞
レンチウイルス	あり	○	○	長期	あり	ex vivo	HSC, T細胞
アデノウイルス	低頻度	○	○	短期	あり	in vivo	がん
AAV	低頻度	○	○	長期(非分裂細胞)	なし	in vivo	神経, 筋肉, 網膜, 肝臓
プラスミド	低頻度	△	△	短期	—	in vivo	骨格筋

HSC（造血幹細胞），AAV（アデノ随伴ウイルス）．
○：導入可，×：導入不可，△：導入可（低頻度）．

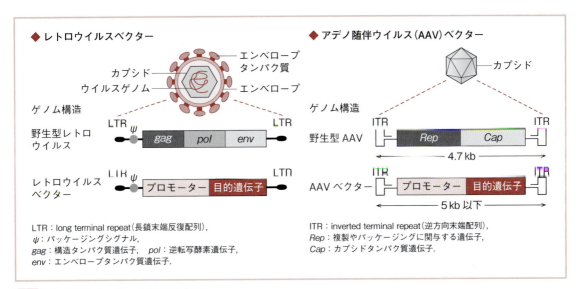

図3 ウイルスベクターの構造模式図
左：レトロウイルスはエンベロープウイルスで，ウイルスゲノムはカプシド（タンパク質の殻）に包まれ，さらにエンベロープ（エンベロープタンパク質を発現した宿主細胞由来の脂質二重膜）に覆われている．レトロウイルスベクターは，野生型レトロウイルスゲノムの gag, pol, env の代わりに目的遺伝子とプロモーターやエンハンサーを搭載したものがウイルス粒子に取り込まれている．
右：アデノ随伴ウイルス（AAV）は非エンベロープウイルスで，ウイルスゲノムとカプシドから成る．AAVベクターは，野生型AAVゲノムの Rep, Cap の代わりに目的遺伝子とプロモーターやエンハンサーを搭載したものがウイルス粒子（カプシド）に取り込まれている．

子を発現するが，ウイルス増殖は起こらない．しかし，がんを対象とする遺伝子治療では，より強力な抗腫瘍効果を得るために，がん細胞でのみ増殖性を有する制限増殖性ウイルスベクターも利用されている．

　遺伝子治療には異なる性質をもつ，さまざまなウイルスがベクターとして用いられており，治療の方法や対象疾患に応じてベクターが選択される．以下に主なウイルスベクターについて紹介する．

● レトロウイルスベクター

　インテグラーゼの働きでその遺伝子を宿主染色体に組み込む性質があり，細胞が増殖しても遺伝子は安定的に保持されるため，長期間の遺伝子発現が可能である．主に ex vivo での造血幹細胞や末梢血 T 細胞への遺伝子導入に用いられる．しかし，染色体への組み込み部位によっては組み込まれたベクターががん遺伝子を活性化して細胞をがん化する挿入変異（insertional mutagenesis）のリスクがある．実際，レトロウイルスベクターを用いた X-SCID や Wiscott-Ardrich（ウィスコット・アルドリッチ）症候群（WAS）の造血幹細胞遺伝子治療では，挿入変異による白血病の発症が高頻度に認められた．現在は，宿主遺伝子を活性化しないように安全性を高めたベクターの開発が行われている．

● レンチウイルスベクター

　レトロウイルスの一種で染色体組み込み能があるが，レトロウイルスベクターと異なり，非分裂細胞にも高効率で遺伝子導入が可能という利点がある．染色体上の組み込みの起こりやすい部位がレトロウイルスベクターとは異なり，挿入変異リスクは低いと考えられているため，レトロウイルスベクターからの切り替えが進んでいる．レンチウイルスベクターにはヒト免疫不全ウイルス（human immunodeficiency virus：HIV）が主に利用されており病原性が懸念されるが，ベクターの製造や使用過程で増殖性や病原性を獲得しないように改良され安全性を高めた増殖力欠損型ベクターが利用されている．なお，野生型 HIV は CD4 陽性細胞にしか感染しないので，感染に関与するエンベロープタンパク質を水疱性口内炎ウイルス由来糖タンパク質（VSV〈vesicular stomatitis virus〉-G）に変更して多くの細胞に感染できるようにしたシュードタイプウイルスがよく用いられる．主に ex vivo 遺伝子治療で造血幹細胞や T 細胞への遺伝子導入に用いられる．

● アデノウイルスベクター

　風邪の原因ウイルスの一つで，51 の血清型があるが，遺伝子治療には主に 5 型ウイルスが利用されている．遺伝子導入効率が高く，非分裂細胞にも導入可能だが，染色体にはほとんど組み込まれず，遺伝子発現は一過性となる．抗原性が強く，免疫反応により強い炎症が起こるという欠点がある．主にがんに対する in vivo 遺伝子治療に用いられており，中国ではがん抑制遺伝子 p53 を発現するアデノウイルスベクターが頭頸部がんに対して認可されている．

● AAV ベクター

　ヒトに病原性のない小型のウイルスを基にした安全性の高いベクターである．数種類の血清型がベクターとして利用されているが，血清型によって各組織への導入効率が異なるため，治療目的や投与組織による使い分けが重要となる．in vivo 遺伝子治療で脳内や眼内，筋肉内，肝臓内などへの投与に用いられる．終末分化した非分裂細胞では核内の染色体外に保持され，数年間に及ぶ長期間の遺伝子発現も確認されており，遺伝性疾患や長期発現が必要な，さまざまな疾患を対象として開発が進んでいる．ゲノムサイズが約 4.7 kb と小さく，搭載できる

インテグラーゼ

レトロウイルス（レンチウイルスを含む）が産生する酵素．宿主細胞の染色体 DNA を切断し，逆転写酵素により DNA に変換されたウイルスゲノムを染色体の切断部位に組み込む活性をもつ．

遺伝子のサイズが限定されることが欠点となる．

●**腫瘍溶解性ウイルス**

腫瘍溶解性ウイルス（oncolytic virus）は，正常細胞では増殖しないが，がん細胞内で選択的に増殖する性質をもつウイルスの総称である．がん細胞を破壊・死滅させることで，増殖したウイルスが周辺のがん細胞や遠隔転移したがん細胞にも感染したり，さらに破壊された細胞から放出されたがん抗原が抗腫瘍免疫を誘導することで高い抗腫瘍効果が期待される．腫瘍溶解性ウイルスには腫瘍内でのみ増殖する野生型／弱毒化ウイルスを利用したものと，単純ヘルペスウイルス1型（herpes simplex virus type 1：HSV1）やアデノウイルスなどをがん細胞で選択的に増殖するように遺伝子改変したものがあり，さらに抗腫瘍効果を高めるために免疫活性化に関与する遺伝子を搭載したものも開発されている．

非ウイルスベクター

非ウイルスベクターとは，ウイルスを利用せずに遺伝子を導入する方法の総称で，主にプラスミドベクターをさすが，近年は細菌を利用したベクターも開発されており，これも非ウイルスベクターとなる．

プラスミドベクターは単独で投与する方法と，リポソームなどと複合体を形成して細胞に導入する方法（リポフェクション）が用いられている．また，ウイルスを利用しないためウイルスの特性に関連する安全性の懸念はないが，導入効率は低く遺伝子発現は一過性となる．*in vivo* 遺伝子治療で筋肉内投与に用いられることが多い．プラスミドベクターのうち抗原を発現して免疫誘導を目的とするものは，DNAワクチンともよばれる．

1.4 倫理的問題点

「遺伝子治療等臨床研究に関する指針」の総則には，遺伝子治療等臨床研究において倫理的に守るべき内容が示されている．生殖細胞や受精卵，胚の遺伝的改変を目的とした遺伝子治療は，個体に与える影響が科学的に未解明の部分があり，改変した遺伝子が次世代に引き継がれることになるため世界的に禁止されており，日本でも禁止されている．

2 臨床

2.1 遺伝子治療の臨床開発の歴史

遺伝子治療は，1990年にアメリカで初めて，ADA欠損症の患者に対して実施され，臨床的に有効であることが示された（**表2**）．2000年にはX-SCIDの遺伝子治療で劇的な治療効果が報じられたが，2年後に白血病発症という重篤な副作用が明らかになったことで一時遺伝子治療の開発が停滞した．しかし，その後

表2 遺伝子治療の歴史

1990年	世界で初めての遺伝子治療がアメリカで実施される（アデノシンデアミナーゼ〈ADA〉欠損症）
1995年	日本で初めての遺伝子治療が実施される（ADA欠損症）
1999年	遺伝子治療用製品（アデノウイルスベクター）の過剰投与により死亡事故が発生（アメリカ）
2000年	遺伝子治療で初めての成功例がフランスで報告される（X連鎖重症複合免疫不全症〈X-SCID〉）
2002年	X-SCID遺伝子治療の副作用で白血病が発症（フランス）
この間，単一遺伝子疾患で成功例の報告が相次ぐ	
2012年	先進国で初めての遺伝子治療用製品が欧州で承認される（家族性リポタンパクリパーゼ〈LPL〉欠損症）
2015年	メラノーマに対する遺伝子治療用製品（腫瘍溶解性ウイルス製品）が欧米で承認される
2016年	欧州で初めて遺伝子導入細胞製品が承認される（ADA欠損症）

のベクターの改良や新たなベクターの開発，関連技術の進歩，臨床試験経験の蓄積などにより，近年は単一遺伝子疾患を中心に有効性が相次いで報告されている．2012年に欧州で遺伝子治療用製品が初めて承認されたことが引き金となり臨床開発が活発化し，2015年には欧米で腫瘍溶解性ウイルス製品が，2016年には欧州でADA欠損症に対する遺伝子導入細胞製品が承認され，遺伝子治療の実用化が開始された（表3）．

2.2 欧米で承認された遺伝子治療用製品

● alipogene tiparvovec（製品名：Glybera．uniQure社）

2012年に欧州で承認された遺伝子治療用製品で，先進国で初めての承認品目となる．適応症は家族性リポタンパクリパーゼ（lipoprotein lipase：LPL）欠損症という稀少疾患で，LPLの欠損により血清トリグリセリド値が上昇して重度あるいは頻回の膵炎発作を起こす患者を対象とする．

トリグリセリド低下作用が天然型よりも強いバリアント型 LPL 遺伝子がAAV1型ベクターに搭載されている．治療は筋肉内への単回投与で，生命予後が左右される膵炎発作の減少が期待される．日本での臨床開発は行われていない．

● talimogene laherparepvec（製品名：Imlygic．Amgen社）

2015年に腫瘍溶解性ウイルスベクターとして初めてアメリカと欧州で承認された．適応症は悪性黒色腫（メラノーマ）で，初回手術後再発した切除不能例が対象となる．日本でも治験が実施されている．

遺伝子改変された腫瘍溶解性HSV1ベクターに免疫賦活化作用のある顆粒球・マクロファージコロニー刺激因子（granulocyte macrophage colony-stimulating factor：GM-CSF）遺伝子が搭載されており，ウイルスががん細胞内で複製して細胞を破裂させがん抗原を放出すると同時に，GM-CSFの発現により抗腫瘍免疫を活性化することが期待される．

投与法は皮膚およびリンパ節病変への局所投与で，初回投与3週間後に2回目を投与し，その後は投与可能な病変がなくなるまで最低6か月間，2週間ごとに

表3 遺伝子治療用製品の開発状況：既承認製品と臨床開発中の主な製品（2016年8月現在）

製品名または開発名（一般名）（会社名）	製品の種類とベクター	目的遺伝子	適応症	開発段階（承認国と承認年）
Gendicine (SiBiono GeneTech社)	アデノ	p53	頭頸部がん	承認（中国2002）
Oncorine (Sunway Biotech社)	腫瘍溶解性アデノ	なし	がん	承認（中国2006）
Neovasculgen (Human Stem Cells社)	プラスミドDNA	VEGF	重症虚血肢	承認（ロシア2011）
Glybera (alipogene tiparvovec) (uniQure社)	AAV1	リポタンパクリパーゼ（LPL）	家族性LPL欠損症	承認（欧州2012）
Imlygic (talimogene laherparepvec) (Amgen社)	腫瘍溶解性HSV1	顆粒球・マクロファージコロニー刺激因子（GM-CSF）	メラノーマ	承認（欧米2015）
Strimvelis (GlaxoSmithKline社)	遺伝子導入自己HSC/レトロ	アデノシンデアミナーゼ（ADA）	ADA欠損症	承認（欧州2016）
Zalmoxis (MolMed社)	遺伝子導入同種T細胞/レトロ	HSV-TK/細胞内領域欠損親和性成長因子受容体	GVHD予防	条件付承認（欧州2016）
SPK-RPE65 (voretigene neparvovec) (Spark Therapeutics社)	AAV2	RPE65	レーバー先天性黒内障	承認申請予定（アメリカ2016）
コラテジェン（ベペルミノゲンペルプラスミド）（アンジェスMG）	プラスミドDNA	肝細胞増殖因子（HGF）	重症虚血肢	医師主導臨床研究（日本）
Generx (alferminogene tadenovec) (Taxus Cardium社)	アデノ	FGF-4	冠動脈疾患	第III相
CG0070 (Cold Genesys社)	腫瘍溶解性アデノ	GM-CSF	膀胱がん	第III相
ASP0113 (アステラス・Vical社)	プラスミドDNAワクチン	サイトメガロウイルス（CMV）抗原	CMV感染抑制	第III相（日本を含む国際共同治験）
Lenti Globin (bluebirdbio社)	遺伝子導入自己HSC/レンチ	ベータグロビン	ベータサラセミア	第II/III相
Lenti-D (bluebirdbio社)	遺伝子導入自己HSC/レンチ	ABCD1	副腎白質ジストロフィー	第II/III相
CTL019 (Novartis社)	遺伝子導入自己T細胞/レンチ	CD19特異的CAR	B細胞性腫瘍	第II相（日本を含む）
BAX 335 (Baxalta社)	AAV8	血液凝固第IX因子	血友病B	第II相
G47Δ（東大医科研・第一三共）	腫瘍溶解性HSV1	なし	悪性神経膠腫	第II相（日本）

HSV (herpes simplex virus；単純ヘルペスウイルス)，HSC (hematopoietic stem cell；造血幹細胞)，VEGF (vascular endothelial growth factor；血管内皮増殖因子)，GM-CSF (granulocyte macrophage colony-stimulating factor；顆粒球・マクロファージコロニー刺激因子)，RPE (retinal pigment epithelium；網膜色素上皮細胞)，HGF (hepatocyte growth factor；肝細胞増殖因子)，FGF (fibroblast growth factor；線維芽細胞増殖因子)，HSV-TK (herpes simplex virus-thymidine kinase；単純ヘルペスウイルスチミジンキナーゼ)，ABCD1 (ATP-binding cassette subfamily D member 1)，CAR (chimeric antigen receptor；キメラ抗原受容体)，GVHD (graft versus host disease；移植片対宿主病)．

投与する．副作用としてヘルペスウイルス感染症のリスクがあり，免疫不全の患者や妊婦には使用できない．また，調薬時や投与時，病変の手当てなどの際，排出されたウイルスが患者以外の第三者に伝播しないように注意が必要となる．

● ADA遺伝子導入自己CD34陽性細胞（製品名：Strimvelis．GlaxoSmith-Kline 社）

2016年に欧州で初めて承認された遺伝子導入細胞製品で，造血幹細胞移植のHLA適合ドナーがいないADA欠損症の患児を対象とする．有効成分は患者の骨髄由来CD34陽性細胞（造血幹細胞）にレトロウイルスベクターでADA遺伝子を導入したものである．投与法は静脈内への輸注で，単回投与である．

承認申請データによると，18名の患児への投与が行われ，3年生存率は100%で，平均7年の追跡調査期間でも全員生存という優れた治療成績が得られており，単回投与でも細胞が体内で増殖し，長期間にわたる治療効果が期待される．挿入変異による白血病の発症はこれまで認められていないが，投与後の患者はがん化の兆候を早期に発見するため長期間の経過観察・追跡調査が必要である．

日本では治験は実施されていないが，2003～2004年に遺伝子治療臨床研究が2名の患者に実施された．治療から，10年以上経過しているが，患者は重篤な感染症にかかることなく通常の生活がおくれている[1]．

2.3 臨床開発が進む主な遺伝子治療

ex vivo 造血幹細胞遺伝子治療

● 先天性免疫不全症

ADA欠損症以外のX-SCID，WAS，慢性肉芽腫症などの先天性免疫不全症に対しても，造血幹細胞への遺伝子導入による遺伝子治療の開発が進んでいる．

レトロウイルスベクターを用いたX-SCID遺伝子治療では20名中5名という高頻度で白血病発症が確認されたが，その後の10年間の追跡調査では17名で有効性が確認され，白血病を発症した患者でも4名は治癒したことから，根治療法となる造血幹細胞移植の生存率より優れていると評価されている[2]．

挿入変異はレトロウイルスベクターを用いたWASの遺伝子治療でも認められているが，同じくレトロウイルスベクターを用いたADA欠損症の遺伝子治療や，T細胞への遺伝子導入ではこれまで挿入変異が確認されたことはなく，挿入変異のリスクは対象疾患や使用するレトロウイルスベクターの種類，対象細胞，患者の年齢などにより異なると考えられている．現在は挿入変異によるがん化のリスクを減らすため，安全性を高めたレトロウイルスベクターやレンチウイルスベクターへの切り替え，1細胞あたりの遺伝子導入数を減らして挿入変異の確率を下げること，遺伝子治療後の患者を長期間追跡調査して発がんの徴候を早期に発見すること，などが安全対策として実施されている．

日本では，慢性肉芽腫症患者1名に対してレトロウイルスベクターを用いた遺伝子治療臨床研究が実施されている[3]．今後，レンチウイルスベクターを用いた

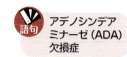

アデノシンデアミナーゼ（ADA）欠損症

核酸代謝産物のアデノシン，デオキシアデノシンの代謝に働く酵素ADAの遺伝子変異により，細胞毒のdATP（デオキシアデノシン三リン酸）が細胞内に蓄積して，とくに感受性の高い免疫細胞を傷害するため，生後から重篤な複合免疫不全を示す先天性免疫不全症．HLA適合ドナーからの造血幹細胞移植ができないと，1歳までに死亡することが多い．常染色体劣性遺伝．

X連鎖重症複合免疫不全症（X-SCID）

X染色体上にあるインターロイキン受容体の共通γ鎖（γC）の遺伝子変異により，受容体にγCを利用するIL-2, IL-4, IL-7, IL-9, IL-15, IL-21のシグナルがすべて伝わらず，リンパ球の発生・分化・機能が阻害されて重篤な免疫不全を示す先天性免疫不全症．造血幹細胞移植ができないと，多くは乳児期に死亡する．X連鎖性劣性遺伝．

ウィスコットアルドリッチ症候群（WAS）

WASタンパク質（WASP）遺伝子の変異が原因となり，サイズの減少を伴う血小板減少，湿疹，感染症の反復（易感染性）などを主な症状とするX連鎖性劣性遺伝の先天性免疫不全症．WASPの役割ははっきりしていないが，細胞骨格やシグナル伝達に重要な役割を果たし，T細胞や血小板の生存や機能に関係するとされる．

WASの治験も予定されている.

●遺伝性神経疾患・血液疾患

副腎白質ジストロフィー（adrenoleukodystrophy：ALD）は，進行性の脱髄により発症から短期間で植物状態に至る重篤な遺伝性神経疾患だが，レンチウイルスベクターを用いた造血幹細胞遺伝子治療により，治療を受けた患児2名とも症状の進行停止が確認された[4]．同じく遺伝性神経疾患の異染性白質ジストロフィー（metachromatic leukodystrophy：MLD）や，血液疾患のベータサラセミアでもレンチウイルスベクターを用いた造血幹細胞遺伝子治療の有効性が報告されている．いずれも日本では実施されていない．

AAVベクターを用いた in vivo 遺伝子治療

AAVベクターは，alipogene tiparvovecが西欧諸国で初めて承認されたことを契機に，安全なベクターとして急速に開発が進んでいる．レーバー先天性黒内障や血友病などの遺伝性疾患や，神経疾患のパーキンソン病などで遺伝子治療の効果が明らかにされているほか，さまざまな難病を対象としてAAVベクターの開発が進められている．

●レーバー先天性黒内障

レーバー先天性黒内障は幼児期に発症して重度の視力障害となり失明に至る遺伝性網膜疾患で，視細胞の光刺激の受容に関与する *RPE65* という遺伝子が原因遺伝子として知られている．AAV2ベクターを用いて正常な *RPE65* 遺伝子を網膜内に投与する遺伝子治療（SPK-RPE65）では，視力や光感受性が改善する治療効果が3年以上継続すると報告されており[5]，アメリカで承認申請が予定されている．日本ではまだ治験は行われていない．

●血友病

血友病Bは血液凝固第IX因子の欠損により血液が固まらない疾患である．AAVベクターを用いて肝臓に第IX因子遺伝子を導入したところ，6名の患者全員で十分量の第IX因子の発現が確認され，1回の投与で3年以上効果が持続することが報告されている[6]．現在の血友病の治療は，週に2回程度，凝固因子製剤の注射による補充を生涯続ける必要があり負担も大きいことから，遺伝子治療の実用化が待たれる．日本ではまだ治験は行われていない．

●神経疾患

日本では，ヒト芳香族Lアミノ酸脱炭酸酵素（aromatic L-amino acid decarboxylase：AADC）欠損症とパーキンソン病の遺伝子治療臨床研究が同じAAVベクターを用いて実施されている．

AADC欠損症は神経伝達物質のドパミンやセロトニンの合成に必須の酵素の欠損により乳児期から重度の運動障害が起こり寝たきりとなる重篤な遺伝性疾患だが，2015年に2名の患者の脳内（被殻）にAAVベクターで *AADC* 遺伝子を導入したところ，2名とも運動機能が改善し，1名は歩行訓練ができるまで回復

語句　慢性肉芽腫症

活性酸素の生成に関与するNADPHオキシダーゼという酵素の遺伝子異常により，生体内に侵入した病原菌に対する好中球の殺菌能が働かず，生後まもなくから細菌や真菌による感染症を繰り返し，肉芽腫とよばれる炎症反応による病変を生じる先天性免疫不全症⇒本章4の語句〈p.43〉参照．

が認められたという．

パーキンソン病はドパミンの減少により手足のふるえやこわばりが生じる神経疾患で，大部分の患者は遺伝性ではなく原因不明である．ドパミンの減少で症状が出ることから，ドパミン合成に関与する AADC 遺伝子を脳内（被殻）に導入する遺伝子治療が 2007 年から 6 名に実施され，症状の改善が報告されている[7]．

がん遺伝子治療
●キメラ抗原受容体を用いた T 細胞遺伝子治療

患者の末梢血 T 細胞にキメラ抗原受容体（chimeric antigen receptor：CAR）の遺伝子を導入し，がん細胞特異的な細胞傷害性 T 細胞に改変して患者に輸注する遺伝子治療が進展している．CAR はがん抗原を認識・結合する単鎖抗体と，T 細胞を活性化する T 細胞受容体のシグナルドメインを結合したキメラ分子で，CAR を発現する T 細胞（CAR-T 細胞）はがん抗原を認識して活性化し，細胞傷害性を発揮する（図4）．

最も開発の進んでいる B 細胞性腫瘍の遺伝子治療では，CD19（B 細胞抗原）を認識する CAR が複数開発されているが，レンチウイルスベクターを用いて CD19 に対する CAR 遺伝子を導入した T 細胞（CTL019）では，難治性の急性リンパ性白血病患者 30 名中 27 名で完全寛解という，きわめて高い有効性が報告されている[8]．CAR-T 細胞遺伝子治療では，副作用としてサイトカイン放出症候群（cytokine release syndrome：CRS）が認められており，CRS の重症化の制御が実用化への課題となる．CTL019 は日本でも治験が実施されている．

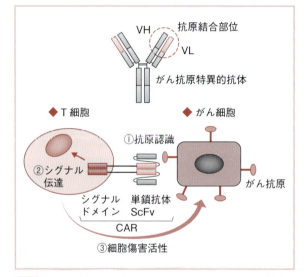

図4 キメラ抗原受容体（CAR）による T 細胞の活性化
がん抗原特異的抗体の抗原結合部位 VH，VL から成る単鎖抗体（single chain variable fragment：ScFv）と，T 細胞を活性化する T 細胞受容体のシグナルドメインを連結したキメラ分子である CAR を発現させた細胞傷害性 T 細胞は，①単鎖抗体部位でがん細胞のがん抗原を認識すると，②シグナル伝達により活性化し，③がん細胞を攻撃する．

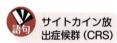 **サイトカイン放出症候群（CRS）**
⇒ 1 章 2 の語句（p.14）参照．

先駆け審査指定制度

患者に世界で最先端の治療薬を最も早く提供することを目指し，既承認薬と異なる作用機序をもつ画期的な新薬で，重篤な疾患などに対してきわめて高い有効性が期待され，世界に先駆けて日本で早期開発・申請する製品を指定し，臨床開発の比較的早い段階から薬事承認のための相談や審査で優先的な取り扱いの対象とすることにより，迅速な実用化を図る制度．

●腫瘍溶解性ウイルス

腫瘍溶解性ウイルスは国内でも開発が行われている．HSV1 の 3 つの遺伝子を改変した腫瘍溶解性 HSV1（G47Δ）は，悪性脳腫瘍（神経膠腫）に対する腫瘍溶解性ウイルス製品として，2016 年に先駆け審査指定制度により指定を受けて第

Ⅱ相臨床試験が実施されており，早期に実用化される可能性がある．

血管新生遺伝子治療

動脈が詰まり，足の壊死や切断に至る重症虚血肢に対する遺伝子治療として，血管新生誘導因子の遺伝子を虚血部位に導入し，血管新生を促進することにより虚血状態の改善を図る治療法が開発されている．ロシアでは，血管内皮増殖因子（vascular endothelial growth factor：VEGF）遺伝子を搭載したプラスミド（製品名：Neovasculgen）が 2011 年に承認されている．

日本では，肝細胞増殖因子（hepatocyte growth factor：HGF）遺伝子を搭載したプラスミド（一般名：ベペルミノゲンペルプラスミド）が重症虚血肢を有する閉塞性動脈硬化症と Buerger（バージャー）病を適応症として 2008 年に承認申請されたが，その後取り下げられた．2016 年現在，欧米で国際共同治験，国内では先進医療による臨床研究が行われており，条件及び期限付承認制度による再申請が予定されている．投与は下肢の筋肉内に数か所に分けて直接投与する．

2.4 薬剤師に期待される役割

日本で承認された遺伝子治療用製品はまだないが，臨床試験の実施は増加している．遺伝子治療用製品にはウイルスベクターが多く利用されており，その取り扱いの際は医療従事者や患者の家族などへの感染を防止するため，バイオセーフティー（biosafety；生物学的安全性）やカルタヘナ法に基づく拡散防止措置に関する知識が必要であり，患者の管理や使用などの際に特別な配慮が求められる．

3 課題と展望

3.1 課題

遺伝子治療の安全性上，最も大きな課題は挿入変異によるがん化のリスクである．これまでのところ挿入変異による白血病の発症はレトロウイルスベクターのなかでも特定のベクターや特定の疾患に限定されているが，低頻度でも染色体組込みによる可能性のあるベクターでは挿入変異の可能性は否定できない．挿入変異によるがん化は遺伝子治療を行った直後ではなく，時間が経ってから顕在化し，場合によっては 3〜5 年といった長い期間を経過してからがんが発症することがあるため，遺伝子治療を受けた患者，とくに染色体組込み型ベクターを用いた場合は長期間の追跡調査により安全性の確保を図ることが必要となる．

また，生殖細胞の遺伝的改変は禁止されているが，*in vivo* 遺伝子治療では生殖細胞に遺伝子が意図せずに組み込まれて次世代まで伝達されるリスクがあり，非臨床でのベクターの評価が重要となる．さらに，ウイルスベクターを使用する場合，遺伝子治療を受けた患者の分泌物や排泄物から感染性のあるウイルスやベ

語句　条件及び期限付承認制度

遺伝子治療用製品の認可（製造販売承認）を得るには，従来は，第Ⅰ相，第Ⅱ相，第Ⅲ相の順で治験を行い，十分な有効性と安全性をヒトで検証したデータが必要だった．しかし，再生医療等製品は品質が不均一で有効性を確認するためのデータの収集・評価に長時間を要することから，限られた症例から有効性が推定され，安全性が確認されれば，第Ⅲ相まで実施しなくても条件及び期限付きで特別に早期に承認するという，再生医療等製品の早期の実用化に対応した制度．

バイオセーフティー

病原微生物やウイルスなどのヒトへの危険性を意味するバイオハザード（Biohazard；生物災害）を防止するための対策．病原体の取り扱いによる感染を防止するための対策を意味する．

クターが排出され，患者の家族や医療従事者など第三者に伝播するリスクを考慮する必要がある．

　日本における課題は，遺伝子治療用製品の実用化の遅れである．その理由として，日本の遺伝子治療はアカデミアの臨床研究が主で，薬事承認を目指す企業治験はほとんど行われてこなかったこと，臨床研究と治験では指針も審査体制も異なり両者に大きなギャップがあること，カルタヘナ法規制がかかることなどがあげられる．しかし，薬事法改正で遺伝子治療用製品も条件及び期限付承認による早期承認が可能になり，また臨床研究から治験への移行を促進するための指針の改正や規制緩和も進み，臨床開発を推進する環境が整いつつある．最近は治験の実施も増加しており，近く日本でも実用化が期待される．

3.2 展望

　遺伝子治療の新しい方向性として，最近進歩の著しいゲノム編集（genome editing）技術を利用した遺伝子治療がある[9]．ゲノム編集技術の臨床応用により，従来の遺伝子治療では不可能だった特定の遺伝子の破壊や挿入変異リスクのない染色体上の安全な部位への遺伝子導入，異常遺伝子の正常遺伝子への修復などが可能となり，究極の遺伝子治療となる可能性がある．細胞レベル，動物レベルではゲノム編集技術を用いて血友病や筋ジストロフィーなどの原因となる異常遺伝子の修復に成功したことが報告されている．さらに，特定の遺伝子を破壊してHIVが感染できないT細胞をAIDSの治療に用いるなど，一部はすでに臨床試験も開始されている．ゲノム編集による遺伝子治療は急速に発展しており，今後の展開が注目される．

（内田恵理子，内藤幹彦）

> **一口メモ**
>
> **ウイルスベクターとカルタヘナ法**
>
> ウイルスベクターは生物多様性を確保するための法律である「遺伝子組換え生物等の使用等の規制による生物の多様性の確保に関する法律（カルタヘナ法）」の「遺伝子組換え生物等」に該当する．そこで，ウイルスベクターを臨床で使用する場合は，拡散防止措置をとらないで行う第一種使用等に該当するため，臨床試験実施前に第一種使用規程の大臣承認が必要となる．
>
> **ゲノム編集技術**
>
> 染色体上の目的とする位置での特異的な二本鎖切断と相同組換えを利用して，特定の遺伝子を欠失させたり，外来遺伝子を染色体の特定の位置に挿入したり，異常な遺伝子配列を正常な遺伝子配列に修復するなど，ゲノムを自由に編集できる技術．ジンクフィンガーヌクレアーゼ（Zinc Finger Nuclease：ZFN），TALE（transcription activator like effector）ヌクレアーゼ（TALEN），CRISPR-Cas（clustered regularly interspaced short palindromic repeats-Cas）システムなどが開発されている．

● 引用文献

1) Otsu M, et al. Outcomes in two Japanese adenosine deaminase-deficiency patients treated by stem cell gene therapy with no cytoreductive conditioning. J Clin Immunol 2015；35（4）：384-398.
2) Hacein-Bay-Abina S, et al. Efficacy of gene therapy for X-linked severe combined immunodeficiency. N Engl J Med 2010；363（4）：355-364.
3) 小野寺雅史．今，着実に実り始めた遺伝子治療—最新研究と今後の展開．第3章2.慢性肉芽腫症．遺伝子医学MOOK30．メディカルドゥ；2016．p.141-145．
4) Cartier N, et al. Hematopoietic stem cell gene therapy with a lentiviral vector in X-linked adrenoleukodystrophy. Science 2009；326（5954）：818-823.
5) Bennet J, et al. Safety and durability of effect of contralateral-eye administration of AAV2 gene therapy in patients with childhood-onset blindness caused by RPE65 mutations: a follow-on phase 1 trial. Lancet 2016；388（10045）：661-672.
6) Nathwani AC, et al. Long-term safety and efficacy of factor IX gene therapy in hemophilia B. N Engl J Med 2014；371（21）：1994-2004.
7) Muramatsu S, et al. A Phase I study of aromatic L-amino acid decarboxylase gene for Parkinson's disease. Mol Ther 2010；18（9）：1731-1735.
8) Maude SL, et al. Chimeric antigen receptor T cells for sustained remission in leukemia.

N Engl J Med 2014;371(16):1507-1517.
9) Maeder ML, Gersbach CA. Genome-editing Technologies for Gene and Cell Therapy. Mol Ther 2016;24(3):430-446.

◉ **参考資料**
1. 遺伝子治療等臨床研究に関する指針. 平成27年8月12日. 厚生労働省告示第344号.

第2章

再生医療等製品

① 再生医療総論

Summary
- 急速な医学の進歩にもかかわらず，さまざまな臓器において，依然，治療抵抗性を示す難治性疾患が存在し，その克服は，喫緊の課題である．
- 難治性疾患を克服する可能性のある技術として，遺伝子治療，再生治療，組織工学など，さまざまな技術が開発され，一部では臨床応用化されている．
- 難治性疾患克服のため，再生医療を基幹とした研究，とくに再生創薬研究，iPS細胞をはじめとした新規幹細胞研究が新規技術として行われており，今後の発展が期待される．

Keywords ▶ 難治性疾患，組織工学，遺伝子治療，再生治療

1 はじめに：難治性疾患の克服に向けての再生医療への期待

　急速な医学の進歩にもかかわらず，さまざまな臓器において，依然，治療抵抗性を示す難治性疾患が存在し，難治性疾患の克服は，いかなる臓器においても喫緊の課題である．

　とくに循環器領域においては，重症心不全治療として最も重要な治療法である心臓移植はきわめて深刻なドナー不足であり，新しい移植法案が可決されたものの，欧米レベルの汎用性の高い治療法としての普及は困難が予想される．また，左心補助人工心臓（left ventricular assist device：LVAD）については，日本では移植待機期間が長期であるため，感染症や脳血栓などの合併症が成績に大きく影響している[1]．このような状況を克服するため，心臓移植やLVADに代わる新しい治療法の開発が急務であり，同難治性疾患を，再生治療・再生創薬などの新しいコンセプトをもつ治療技術で治癒させることができれば，患者にとって朗報となると同時に，高騰する医療費を抑制することが可能である．

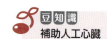

豆知識
補助人工心臓
重症心不全患者の機能が弱くなった心臓の働きを補助する人工臓器．

2 組織工学から再生医療へ

　再生医療の基盤となった組織工学とは，Vacantiらが最初に打ち立てた概念であり，彼らは生体組織を細胞と足場材料（スキャホールド）を使用して再生する技術を確立した．現在では，同概念を基盤に，幹細胞工学，遺伝子治療などの技術の導入により，組織，器官，臓器を再生する「再生医療」に発展した．2000年からこれまで，再生医療分野の基礎研究および臨床応用がたいへん進んでおり，

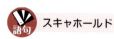

語句
スキャホールド
⇒本章3の語句〈p.155〉参照

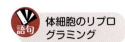

2012年の山中氏のiPS細胞 (induced pluripotent stem cell；人工多能性幹細胞) に対するノーベル賞は，この領域への期待にいっそうの拍車を掛けている．

iPS細胞技術を用いた臓器再生は，臓器不全に対する次世代型の画期的治療として期待を集めている．iPS細胞は体細胞をリプログラミングすることにより作製した可変性幹細胞であるが[2]，これに加えてさまざまな遺伝子の発現を調節したり，場合によって遺伝子を編集したりすることで，理論的には目的の細胞への分化誘導が可能である．また，さまざまな細胞工学技術を組み合わせることで，目的の組織・臓器の作製が可能になりつつある．このようにして人工的に作製した細胞・組織・臓器を移植することにより，傷害された臓器の機能を補完あるいは置換することが，iPS細胞を用いた再生医療の根本的な理論である[3]．

本項では，組織工学および再生医療を一般的に概説すると同時に，今後の展望について概説する．

語句　体細胞のリプログラミング

最終的に分化した細胞などで後天的な遺伝子発現の制御の変化を再構成すること．

3 組織工学

疾患などで欠失した身体機能を代替・補強する人工臓器の開発は，工学技術の発展とともに目覚ましい進歩を遂げ，20世紀後半の医療を大きく変えた．たとえば，透析は腎不全患者の生活の質の向上に寄与し，人工心肺は開心術の安全性を向上させた．上記のように人工臓器の発展には目をみはるものがあるが，あくまでも身体機能の代替・補強のための機器であり，身体機能を一生涯代替するようなものではなく，組織や臓器を再生するような人工臓器の開発には至っていない．

3.1 組織工学による功績と限界

組織や臓器を再生するような人工臓器の開発を目指して，MIT (マサチューセッツ工科大学) のランガー (Langer) 博士とハーバード大学のバカンティ (Vacanti) 博士は組織工学 (tissue engineering) という概念を提唱した．彼らは，組織工学を「生物学と工学を応用し，組織を修復する生物学的代替品を開発する研究分野」と定義した．生体から単離した細胞と適切な足場材料 (スキャホールド)，増殖因子を組み合わせることで，新たな生体組織を構築する本概念は，人工臓器を発展させる革新的技術として期待された．彼らが行った仕事は，当時センセーショナルなものであった．細胞の足場をヒトの耳の形に加工し，ラットの背中に移植したところ，スキャホールド内にラットの細胞が迷入し，数か月でスキャホールドがなくなることにより，ラットの背中にラットの細胞でできたヒトの耳が形成されたことを報告している (図1)[4]．

このように，骨，軟骨のような細胞外マトリックス成分を豊

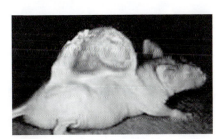

図1　スキャホールドの使用例：Vacanti Mouse

細胞の足場 (スキャホールド) をヒトの耳の形に加工し，ラットの背中に移植したところ，ラットの背中にラットの細胞でできたヒトの耳が形成された．

富に含む組織を構築する手段として，初期の組織工学はたいへん有効な手段であった．しかし，心臓，肝臓，腎臓のように，複雑な組織構造と生理学的機能，そして豊富な血管網を有し，細胞成分が主体の組織を構築するには，これまでの組織工学技術だけでは限界があり，新しい組織工学技術へのブレークスルーが必要である．

4 遺伝子治療

遺伝子治療（gene therapy）とは文字どおり，欠失する遺伝子や病態の根本原因となっている消失したタンパク質の補填，過剰発現する遺伝子の抑制などを行い，難治性疾患を治癒しうる新しい治療法である．荒廃した臓器機能の回復・再生をもたらす新しい治療という意味で，広義の再生治療であると考えられる．

同方法は，遺伝子を運ぶベクターにおいて，安全性を重視するあまり，遺伝子導入効果が低く，有効性と安全性のバランスをとるのが難しいことから，臨床への導入は一時トーンダウンしていた．しかし近年，高度に安全性を担保しつつ有効に遺伝子を導入することが可能となり，難治性疾患を治癒しうる有効な方法論として注目されている．

ベクター

遺伝子導入・組み換えに用いられる核酸分子．

5 創薬への応用

現在，日本の創薬技術は伸び悩み，欧米諸国の後塵を拝している．その原因として，ブロックバスター医薬品のターゲット枯渇，物量作戦（資金，労力，時間）が困難，膨大な非臨床試験，安全性基準の厳格化などがあげられるが，とくに，非効率な創薬スクリーニング，創薬アイデアの枯渇があげられる．これらの問題を解決するためには，たとえば循環器領域であれば，従来の小・大動物心不全モデルを用いた有効性・安全性試験の代わりに，*in vitro* でのスクリーニングシステムを開発することが必要である．

ブロックバスター医薬品

莫大な利益をもたらす新薬．

5.1 iPS 細胞を用いた薬剤のスクリーニング

近年，遺伝子異常を本態とした難治性疾患，たとえば遺伝性 QT 延長症候群や軟骨無形成症の患者などの血液から疾患特異的 iPS 細胞を作製し，ターゲットとなる細胞に分化誘導した後，同細胞を用いて薬剤のスクリーニングを行い，疾患に有効性のある薬剤を見つける試みが行われている．これは安価に早く新しい薬剤のスクリーニングを行ううえできわめて重要な技術である（図2）．

5.2 再生治療にヒントを得た新しい創薬概念の提唱

また，現在の再生医療はほとんどが，細胞から分泌されるサイトカインまたはエクソソームによるものと推測されるが，同分泌タンパク質を薬剤にする，また

エクソソーム

さまざまな生物，細菌の核に存在し，さまざまなRNAを分解するタンパク質．

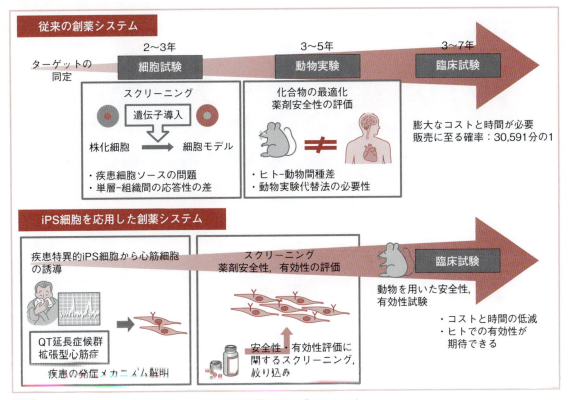

図2 iPS細胞を用いた新しいシステムによる創薬のパラダイムシフト
(日本製薬工業協会ホームページを参考に著者作成)

は,有効性のあるサイトカインを誘導するような薬剤といった,再生治療にヒントを得た新しい創薬概念(再生創薬)が提唱されつつある[5](⇒ Column「再生医療の将来展望:服用する再生治療法の開発」⟨p.142⟩参照).

6 循環器治療用細胞の発見と開発

ここでは著者らが研究している循環器領域の再生治療の状況について概要を紹介する.

世界中の研究者が,骨髄細胞,血液,心房,脂肪などに存在する,心筋細胞への分化誘導能を有する幹細胞に対して大きな期待を抱き,これらの細胞の同定・単離を精力的に行ってきた.しかし,精力的な研究により心筋細胞への分化誘導能を有する幹細胞は数多く同定されているものの,心筋細胞への誘導効率はきわめて低いことが報告されている[6].真の心筋再生には,ホストの心臓と同期して収縮・拡張を繰り返す細胞を多量に獲得することが必須であり,近年ではiPS細胞から心筋細胞を分化誘導し,これを細胞源に用いる方法が研究されている.

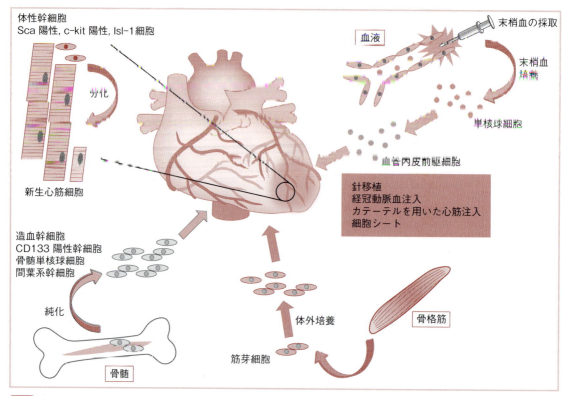

図3 心不全モデルに対して行われてきた，さまざまな細胞移植法

6.1 細胞移植治療

　一般的に，心臓は，自己修復能を有していないことが知られている．細胞移植は，まったく機能しない心筋組織にバイアビリティ（生理的活性）のある細胞を供給し，心臓に欠如した再生能を補うことを目的として行われる．これまで，細胞治療の効果を示すために，さまざまな細胞がさまざまな心不全モデルに対して，さまざまな細胞供給法を用いて移植されてきた（図3）．膨大な細胞移植治療の基礎実験をもとに臨床研究が行われ，細胞移植法の安全性と可能性が証明された．

　細胞移植治療の心不全に対する効果のメカニズムは依然議論の余地があるが，細胞治療の効果は，移植した細胞から分化した心筋細胞によるものではなく，移植した細胞から発現した心筋再生因子により，心機能が向上するものと思われる．

筋芽細胞移植の臨床研究

　筋芽細胞は，ホストの心筋細胞との電気的なつながりに乏しいが，小動物もしくは大動物心不全モデルに対する筋芽細胞移植の実験において，同細胞のもつサイトカインのパラクライン効果が心機能を向上させることが明らかになった[7]．これらの研究を元に，注射針もしくはカテーテルを用いたヒト虚血性心筋症患者への自己筋芽細胞移植に関する臨床研究が行われたが，心臓全般の機能において

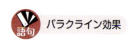

語句 パラクライン効果

細胞が種々のサイトカインを放出し，周辺の組織に効果をもたらすこと．

細胞移植は有効性が認められなかった．

しかし日本においては，筋芽細胞シートを温度応答性培養皿を用いて作製し，虚血性心筋症患者へ同シートを移植したところ不整脈は誘発されず，安全性も担保され，有効性の可能性も探索された．そこで2015年に，世界初の心不全に対する再生医療等製品として保険償還された[8]．

骨髄細胞移植の臨床研究

骨髄細胞の心筋細胞への分化に関する証拠が乏しいにもかかわらず，経冠動脈的骨髄単核球細胞移植が，急性期心筋梗塞への治療として，いち早く臨床に導入された．本治療法は，心筋細胞の再生を期待しておらず，骨髄単核球細胞から分泌される血管新生因子による血管新生を期待した治療である．

骨髄単核球細胞の臨床応用に関してはさまざまな報告がなされた[9]．概して，骨髄細胞移植は安全で臨床応用可能な方法であるが，効果が不安定なため長期の機能維持が困難であることが予想される．近年，骨髄中のさまざまな分画をもつ細胞の臨床応用，とくに他家細胞の研究が行われており，今後の細胞治療の産業化に大きく貢献する可能性があると考えられる．

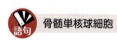

骨髄単核球細胞
骨髄細胞の中でも核を1つ有する細胞の総称．

体性幹細胞移植による心筋再生

体性幹細胞は，体内に存在するさまざまな細胞に分化しうる細胞の総称であり，とくに循環器領域では，c-kit陽性細胞に心筋細胞への分化能力があることが知られている．同細胞は，心筋組織への移植後，心筋細胞に分化誘導することが報告されている[10]．分化誘導された心筋細胞は本来の心筋細胞と相同性のある微細構造を有しており，レシピエント心と同期して収縮・弛緩を繰り返しているかは議論があるが，同細胞の心機能改善効果も分泌されるサイトカインによる血管新生であると考えられている．

c-kit
さまざまな細胞に分化しうる幹細胞マーカーの一つ．

iPS細胞による再生治療

皮膚や血液などの体性細胞に山中4因子（*Oct3/4*，*Sox2*，*Klf1*，*c-Myc*）を導入すると，iPS細胞が誘導され，同細胞は心筋細胞，軟骨細胞，神経細胞，網膜細胞などの細胞に分化する，いわゆる多分化能を有することが知られている．心筋細胞においては，本来の心筋細胞と類似する微細構造を有する心筋細胞が誘導されることが報告されている[11]．

iPS細胞から分化誘導された細胞は，機能不全に陥った臓器に生理的活性のある細胞を供給する，いわゆる細胞治療に使用されたり，薬剤の薬効の評価，毒性を検出する目的で使用される[3]．iPS細胞の各論に関しては，他項に記載することとする．

> **Column**
>
> **再生医療の将来展望：服用する再生治療法の開発**
>
> 2015年には，世界初の心不全に対する再生医療等製品（細胞シート）が保険償還された．
> 「細胞シート移植」から将来は「服用する再生医療」への転換が期待されている．

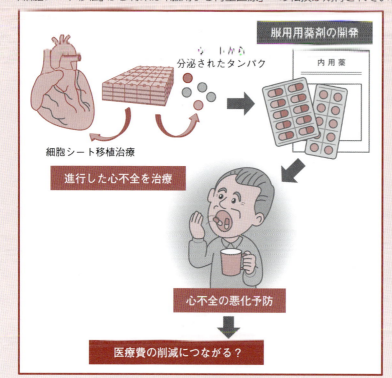

7 おわりに

　再生医療の導入による難治性疾患の克服は，高齢化した日本の健康増進，寿命延長において重要な課題である．今後，再生医療技術を基幹とした新規技術の開発および臨床現場への導入は，難治性疾患をかかえる患者の福音となると同時に，高騰化している医療費の削減に寄与する可能性があるものと思われる．

（宮川　繁，澤　芳樹）

引用文献

1) Miyagawa S, et al. Building a bridge to recovery : The pathophysiology of LVAD-induced reverse modeling in heart failure. Surg Today 2016 ; 46 (2) : 149-154.
2) Takahashi K, Yamanaka S. Induction of pluripotent stem cells from mouse embryonic and adult fibroblast cultures by defined factors. Cell 2006 ; 126 (4) : 663-676.
3) Miyagawa S, et al. Building a new treatment for heart failure-transplantation of induced pluripotent stem cell-derived cells into the heart. Curr Gene Ther 2016 ; 16 (1) :

5-13.
4) Cao Y, et al. Transplantation of chondrocytes utilizing a polymer-cell construct to produce tissue-engineered cartilage in the shape of a human ear. Plast Reconstr Surg 1997 ; 100 (2) : 297-302.
5) Shirasaka T, et al. A slow-releasing form of prostacyclin agonist (ONO1301SR) enhances endogenous secretion of multiple cardiotherapeutic cytokines and improves cardiac function in a rapid-pacing-induced model of canine heart failure. J Thorac Cardiovasc Surg 2013 ; 146 (2) : 413-421.
6) Matsuda T, et al. Human cardiac stem cells with reduced notch signaling show enhanced therapeutic potential in a rat acute infarction model. Circ J 2014 ; 78 (1) : 222-231.
7) Memon IA, et al. Repair of impaired myocardium by means of implantation of engineered autologous myoblast sheets. J Thorac Cardiovasc Surg 2005 ; 130 (5) : 1333-1341.
8) Sawa Y, et al. Safety and efficacy of autologous skeletal myoblast sheets (tcd-51073) for the treatment of severe chronic heart failure due to ischemic heart disease. Circ J 2015 ; 79 (5) : 991-999.
9) Assmus B, et al. Long-term clinical outcome after intracoronary application of bone marrow-derived mononuclear cells for acute myocardial infarction : Migratory capacity of administered cells determines event-free survival. Eur Heart J 2014 ; 35 (19) : 1275-1283.
10) Beltrami AP, et al. Adult cardiac stem cells are multipotent and support myocardial regeneration. Cell 2003 ; 114 (6) : 763-776.
11) Yu T, et al. In vivo differentiation of induced pluripotent stem cell-derived cardiomyocytes. Circ J 2013 ; 77 (5) : 1297-306.

2 再生医療研究の倫理的・法的・社会的課題（ELSI）

Summary

- iPS細胞研究は，ヒト胚を壊してつくられるES細胞研究のもつ倫理的問題を解決し再生医療研究の発展に資するものとされてきたが，研究が成熟し多様化するなかでELSIとよばれる問題が浮上している．
- ELSIでは大きく分けて2つのポイントがある．一つは，これまでに行われてきた再生医療以外の先端医療においても指摘されてきたさまざまな問題であり，患者・被験者の権利・身体をどのようにして保護するのか，という問題である．もう一つはiPS細胞やES細胞がもつ能力に起因するさまざまの問題であり，生殖細胞を作出したり，立体臓器作出のためにヒト細胞を動物の胚を混合させて個体をつくる研究の是非など，「生命のあり方」をどう考えるのか，という問題である．
- これらは将来の研究の深化や多様性を確保するためには避けることのできない問題で，専門家と非専門家が広く知識を共有しつつ，議論を行う必要がある．

Keywords ▶ 倫理的・法的・社会的課題（ELSI），偶発的所見，セラピューティック・ミスコンセプション

1 はじめに

　京都大学の山中伸弥らが，体細胞を初期化し，多能性幹細胞へとリプログラミングされた細胞である「iPS細胞」を樹立したのは2006年のことであった．マウスで樹立された翌年にはヒトでの成功も報告され，最初の論文からわずか8年後の2014年には，日本において世界で初めての臨床研究が実施された．2013年には「再生医療の推進」を標榜する法律が制定され，世界でも大きな注目を浴びている．多くの臨床研究で米英の様子をうかがいながら実施されてきた状況から脱却しつつあるといえよう[1]．

　再生医療研究は，これまで行われてきた臨床研究や遺伝子組換えなど，広い分野にまたがる「生命倫理」が一つになる場所といえる．たとえば，疾患患者由来のiPS細胞をバンクし，発症メカニズムや創薬ターゲットを見いだそうとする研究や，移植時に拒絶を受けにくいiPS細胞をストックする事業がある．参加する患者，また細胞を提供する健常者を含めた被験者の身体をどのように保護するか，プライバシーなどの諸権利をいかに保護するか，という問題を考えることなく，再生医療を実現化することはできない．

　さらに，iPS細胞の出現によって，生殖細胞の作出やこれらの受精を行う研究，また臓器移植のリソースとして臓器をつくり出すために，iPS細胞を動物胚に注入し，キメラ動物を作出することの是非といった「生命のあり方」に迫る問題を，

語句　多能性幹細胞

生体を構成するあらゆる種類の細胞へと分化できる能力（多能性）をもった幹細胞で，PSCsなどと表記される．胚盤胞から作製されたES細胞，体細胞に遺伝子を導入するなどして作製されたiPS細胞がこれにあたる．

現実のものとして考えるべき時代になりつつある．こうした問題は，技術的な問題点があり，すぐに実現するものではないが，ブレイクスルーが到来したときに，即座に回答が出せる問題でもない．そのため，時間的猶予がある段階から，広く議論を深めておかなければならないだろう．

　以上のようなことから，iPS細胞を中心とした再生医療研究の倫理的・法的・社会的課題（Ethical, Legal and Social Implications：ELSI）を検討する際には短期的，長期的な2つの視座が必要となる．本項では，これらの点について概説する．

> **倫理的・法的・社会的課題（ELSI）**
>
> 生命科学などの科学や技術が発展し，社会に取り入れられていくなかで生じてくる課題に対する議論や取り組みの総称．こうした問題には倫理や法律などさまざまな領域にまたがって行われる必要があることから近年よく用いられるようになった．

2 ELSIに関する重要な視点

2.1 ES細胞の論点

　iPS細胞が登場する以前から，多能性幹細胞は再生医療研究の最も重要な鍵をにぎる存在として注目されていた．それが胚性幹細胞（embryonic stem cell：ES細胞）である．発生のごく初段階である胚盤胞には，多能性をもつ細胞集団である内部細胞塊が存在している．その能力を維持したまま株化することを可能としたのが，1981年のマーティン・エヴァンス（Martin Evans）が成功したマウスES細胞であり，1998年にはジェームズ・トムソン（James Thomson）が樹立したヒトES細胞である．

　ヒトES細胞の能力を利用し，分化細胞を得ることができれば，変性疾患などで失われてしまった機能を回復させることができる．しかし，その樹立には受精卵が絶対に必要であるということから，その是非が大きな議論を呼ぶこととなった．ES細胞を樹立する材料として用いられたのは，体外受精によって作出され，凍結保存状態のまま体内に戻されることなく廃棄されるはずの「余剰胚」である．しかし，余剰胚も子宮に移植されればヒトとして生まれてくる可能性があることから，余剰胚が潜在的にもつ人としての尊厳を侵している，という指摘もなされていた．

　日本では，1998年に当時の科学技術会議生命倫理委員会内に設置されたヒト胚研究小委員会での議論，またその結果2001年に告示・施行された「ヒトES細胞の樹立及び使用に関する指針」の内容が，樹立のみならず使用研究にも国と機関の二重審査が課せられるなど非常に厳しいもので，アメリカ，イギリスと比べて研究が困難であった．

　こうした問題点を避けつつES細胞の能力をもつ細胞を創りだしたい，という山中のコンセプトで生まれたのがiPS細胞である．iPS細胞は体細胞から樹立することが可能であるために受精卵を利用する必要はなく，自己細胞を用いれば免疫学的な拒絶も避けることができる．そのため，日本ではES細胞に代わって再生医療の中心的な存在となったのである．

2.2 患者保護の観点

　このような過程でつくられたiPS細胞と偶発的所見（incidental finding）は表裏一体の関係にあるといえる．iPS細胞の樹立にあたっては，当初用いられた遺伝子の組み合わせから，がん化リスクの低い遺伝子を用いた樹立法へと進歩し，ベクターもエピソーマルベクターへと変更されるなど，その安全性は飛躍的に向上している．しかし，それでもなおゲノムに遺伝子やプラスミド断片が組み込まれる可能性はゼロではなく，そもそものホストの核型が正常であるか，また遺伝子配列に疾患につながる異常がないかなどの確認がなされなければならないとされる．

　さらに，長期培養に伴う継代を繰り返した場合，ゲノムの情報が変化することがある．iPS細胞レベルで遺伝子の変異や著しいエピゲノム情報の変化があり，なんらかの遺伝性疾患が疑われる場合でも，継代数の少ない段階の細胞や線維芽細胞レベルで変異が存在するとは限らない．そうした場合，ドナー細胞のシーケンシングを行って遺伝情報を記録し，比較することが重要となる．

　疾患研究に用いようとする場合，前述のとおりバイオバンク化が進行していることから，遺伝情報を含む生物学的情報や細胞の所在情報などの公的データベースへの登録も必須である．

　既存のバイオバンクによる塩基配列のバンキングや，疾患特異的iPS細胞研究などにおいては一般の患者の体内に細胞が移植されることはまずありえないが，移植のためのリソースとして考えれば，樹立され分化させられた細胞は体内に移植され，患者の体内で生き続けることになる．可能性というレベルではあるが，患者がこうした細胞を体外に取り出してゲノムシーケンスを行えば，データベースとの照合が可能となる．

　もちろん，こうした状況に対応すべく，これまでバイオバンクでの知見などからさまざまな提言がなされており，たとえばデータベース化の折には個人の同定が容易な配列と，それ以外の配列の2段階に分けたうえで，制限つきアクセスにより公開することや，さまざまな学識経験者から成るコミッションを組織し，日々進歩する科学的・社会的な知見を取り込んだうえでの管理体制を構築すべき，という提言もなされている[2]．

　また，使用法や分化させる細胞の制限など，提供者の意思をどれだけ尊重できるかという問題もある．ゲノム情報の管理や同意の取得にあたっては，「再生医療等安全性確保法」（後述）においても配慮を義務づける条項があるが，インフォームドコンセント取得の適切なあり方や提供同意撤回についても慎重に取り扱う必要があり，今後も間断なく広く社会的な議論を行うことが必要となる．

　このほか，遺伝子レベルの解析では明らかにならなかった疾患の原因が，細胞レベルの解析によって明らかになる可能性がある．たとえば，ゲノム解析では「変異なし」と判定されていたにもかかわらず，細胞レベル，タンパク質レベル

語句　偶発的所見

ある疾患について検査を行ったときに，予期していないほかの疾患についての所見が見いだされること．

エピソーマルベクター

遺伝子導入を行うためのベクターの一つ．通常のプラスミドDNAと異なり，複製に関与する配列をもつ．このため，染色体に組み込まれた状態でなくても細胞分裂の際にプラスミドが複製・分配され，タンパク質を発現させ続けることができる．外来遺伝子の導入によって起こる染色体の損傷を回避することができるため，がん化リスクを低減する目的でiPS細胞の樹立時に用いられている．

核型

細胞分裂時に確認できる染色体の数，サイズ，形態のこと．各生物種によって固有であり，ヒトの場合は1番から22番までの22対44本の常染色体と，1対2本の性染色体から成っている．核型の異常は，遺伝性疾患のような形で現れることもあるが，株化した細胞を長期間継代することでも現れるため，iPS細胞やES細胞のような細胞を用いた再生医療において，核型を確認することは重要である．

バイオバンク

組織，細胞，血液やDNAなど，生物由来試料を集めて保存する施設や事業のこと．対象は植物から実験動物，ヒトに至るまで多岐にわたっており，現在の生命科学において欠くことのできない存在となっている．

2　再生医療研究の倫理的・法的・社会的課題（ELSI）

での解析を行うことで，罹患リスクが明らかになる場合も考えられる．

こうした偶発的所見を細胞提供者に返却・開示する場合は，その危険性がどのくらい確かか，そしてどのくらいドナーの役に立つ内容であるかを見極める必要がある．重要なこととして，このような新しい研究領域においては，研究者自身がドナーにとって不利益を与えてはならない，という見地に立ったうえで，自律的にポリシーを定めていく必要があることを認識しておかなければならない．

2.3　生命のあり方をめぐる観点

喫緊の課題として検討すべき再生医療のELSI的課題については，これまでの医療倫理の議論から，それなりに方向性が定まっているといえるが，多能性幹細胞が身近になったことで浮上した「生命のあり方」に深くかかわる問題は，まだこれからの領域であるといえる．

ヒト動物キメラ胚の作製について

東京大学の中内啓光らによる動物細胞とヒト細胞によるキメラ個体作製の計画などは，再生医療研究者とそれ以外との乖離が起こりやすい問題といえるだろう[3]．中内らは，ヒト多能性幹細胞を用いた立体臓器構築が発展途上であるという現状を，標的とする臓器構築のマスター遺伝子をノックアウトした人型動物と，ヒト多能性幹細胞との異種キメラ作製によって打破しようと試みており，すでにマウス・ラット間でのキメラ作出に成功している[4]．

現状の日本の法律および指針では，ヒトと異種動物のキメラ胚を作製することは認められていない．だが，アメリカにおいてはこうした禁止する法律はない．そこで，日本においてもキメラ胚作製の有用性に鑑み，2013年夏，内閣府の生命倫理専門調査会は従来の方針を転換し，「科学的合理性，社会的妥当性に係る一定の要件を満たす場合には，動物性集合胚を動物の胎内に移植することを認めることが適当」とする勧告を示した[5]．

生殖細胞の樹立について

またiPS細胞の倫理的な問題点として，各種メディアでは生殖細胞を樹立することや，それらから個体を生み出すことが禁忌であるという指摘が多くみられる．こうした研究としてはケンブリッジ大学のアジム・スラニー（Azim Surani）らによるiPS/ES細胞由来の生殖細胞の作出がある[6]．もちろん技術的な未熟さゆえの危険性は存在しており，後述するFIHに際しては個体が被る可能性のある不利益を考えれば，科学的な裏づけや社会の合意が不十分な状態での性急な推進は認めるべきではない．

このほか，生殖細胞系列へのゲノム編集の可否といった話題も浮上しており，新しい技術の導入によって，今後もさまざまな動きが出てくることが考えられる．こうした「生命のあり方」については，研究者だけで決められることではなく，

語句　キメラ

同一個体の中に異なる複数の遺伝情報をもつ細胞が混在している生物のこと．よく知られた例として，ニワトリとウズラのキメラや，多能性幹細胞の多能性を確認するために作製されるキメラマウスがある．また，ヒトでもキメラ状態は存在しており，骨髄移植を受けた患者は血液キメラとなっている．

3 再生医療のルールをめぐる動き

3.1 ヒト幹細胞を用いる臨床研究指針と市中における「再生医療」と称する行為

　日本では幹細胞を用いた再生医療研究を健全に発展させるため，2006年9月に「ヒト幹細胞を用いる臨床研究に関する指針（ヒト幹指針）」が施行されていた．ヒト幹指針の対象は当初組織幹細胞に限定され，ES細胞や死亡胎児由来幹細胞に関しては指針の除外対象となっていたが，幾度かの改定を経て，2013年10月に改定された新しいヒト幹指針においては，iPS細胞，ES細胞ともに臨床研究が行えることとなった（ただし死亡胎児由来幹細胞は除外されたまま）[7]．

　ルール上はES細胞の臨床研究が可能となったが，指針が改定される以前に日本国内の樹立拠点である京都大学および国立成育医療研究センターで樹立されていた細胞は，ES細胞樹立時に基礎研究に限る形で細胞提供者から同意がなされており，細胞提供者に遡ることができないよう連結不可能匿名化されていたことから，細胞の提供に同意したのが誰かを追跡することが不可能であった．そのため，異なる使用法である臨床での使用に対しての再同意は取得できなかった．また，樹立に際してヒト以外の動物に由来する試料が用いられていたことを問題点として指摘する研究者もいたために，実質的には臨床研究は不可能なままであった．

　他方，ヒト幹指針は法律ではないため罰則規定はなく，医師の裁量権を根拠とする保険外診療で細胞の投与を行う場合，ヒト幹指針に則ることなく臨床での幹細胞投与を行ったとしても，それらの行為に対処することは困難であった．また，薬事法に基づく治験の申請についても同様であったため，市中のクリニックに関しては公的機関による監視が十分行き届いていなかったといえる．

　幹細胞を用いるような臨床の行為は，現況では精緻な科学的根拠や綿密な安全性の確保が必要であり，患者保護の観点からある程度の設備や人員が必要となるために，どこでもできる，といった代物ではない．投与にあたっての安全性の確保や患者からの同意取得が適切に行われていたかについて，ほとんど開示がないため，患者に適切な選択権が与えられないまま，リスクの高い幹細胞の輸注・投与・移植と称する行為が行われていた可能性がある．実際2010年には，韓国人男性が日本国内で脂肪由来細胞とされる点滴を輸注され，その後死亡するという事例が生じている．また，しびれを訴える患者に脂肪由来細胞を輸注した結果，歩行障害を生じさせ，十分なインフォームドコンセントが行われていなかったとして，患者側が全面勝訴する裁判もあった[8]．

語句　匿名化

研究対象者のプライバシー情報を保護しながら，使用される試料にまつわる必要な情報を保持するために行われる措置．一般に2通りの方法があり，個人を識別する情報を取り除き，新たに識別番号（ID）を付与し，元データとの対応表を残さない「連結不可能匿名化」と，IDとの対応表を別個に残し，情報へのアクセス権を厳重に管理する「連結可能匿名化」がある．

3.2 再生医療とセラピューティック・ミスコンセプション

このようなずさんな行為がみられた一方，ヒト幹指針に基づいて再生医療の臨床研究を行おうとする場合，ヒト幹指針に定められた項目をすべてクリアしなければならず，大きな障害となっていた．FIH（first-in-human；ファーストインヒューマン）のケースではどの程度の安全性を基準にするか，前臨床研究においてどういった動物が適切なモデルとなるか，フォローアップの期間はどうか，といったさまざまな点が議論の対象となるために，長期間の審査が必要となる．

長期にわたって難病患者の治療への渇望が続けば，その希望を悪用する形で前掲のような問題のある行為へのリクルーティングの可能性が高くなる．治療への期待は，患者が臨床研究に参加する動機ともなるが，FIHを行う臨床研究を行う医師・研究者の常識としては，有効性を確認する前に安全性の確認をしなければならないという事情から，医師・患者双方の意識の乖離の源泉となり「セラピューティック・ミスコンセプション（therapeutic misconception；治験と治療の混同）」を生むこととなってしまう．

こうした諸問題については国際幹細胞学会（International Society for Stem Cell Research；ISSCR）も重大な問題ととらえており，「13か国の幹細胞研究者，臨床家，倫理学者，監督機関などからなる幹細胞の臨床応用に関する調査委員会」によって策定された「幹細胞の臨床応用に関するガイドライン」においては，以下のような文章をみることができる．

「深刻な病気の患者の治癒への希望を利用して，新しくて効果的な幹細胞治療を標榜することで，典型的には高額で，信じられる科学的な根拠や透明性，見通し，患者の保護という観点のない治療を供している．安全性および効果の確立されていない幹細胞『治療』を受ける患者が身体的，精神的，経済的な損害を被る可能性のあることや，一般的にこれらの治療行為に従事する人々に科学的透明性や専門家としての責任が欠けていることを，ISSCRは深く憂慮する．」[9)]

すなわち，エビデンスが明瞭でない行為，被験者保護が十分でない行為によって再生医療研究に対する信頼感が損なわれることを戒めており，例として発展途上国などで行われる胎児由来幹細胞の移植や，脂肪由来間葉系幹細胞を糖尿病治療，がん治療などを目的とした治療に用いることがあげられている．

3.3 再生医療に関する法律の制定

法整備の経緯

市中クリニックにおける行為が明るみに出るにつれ，これらの行為は医療倫理の観点から重大な問題であるのみならず，健全な再生医療の推進にとっても妨げになると考えられるようになった．こうした声を受け，2013年，「再生医療を国民が迅速かつ安全に受けられるようにするための施策の総合的な推進に関する法律（再生医療推進法）」が成立し，次いで「再生医療等の安全性の確保等に関する

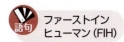

ファーストインヒューマン（FIH）

世界で初めてヒトを対象に新規の医薬品を投与する，または医療機器を適応する臨床研究のこと．

セラピューティック・ミスコンセプション

臨床研究に参加する患者が，治療と同一のものであると混同し，安全性や治療効果について大きな期待を抱いてしまうこと．

法律（再生医療等安全性確保法）」が成立し，薬事法が改正され，「医薬品，医療機器等の品質，有効性及び安全性の確保等に関する法律（医薬品医療機器等法，薬機法）」となり，再生医療を推進する法律の整備が行われた．

これらの法律のなかには，生命倫理への配慮の重要性や安全性の確保，そして国民の理解を得ることの重要さが謳われており，日本政府が再生医療研究を推進するにあたって，それまでの経験を活かすことを重視した現れといえるだろう．

再生医療等安全性確保法の特徴

2013年に整備された法律のうち，再生医療等安全性確保法は，それまでのヒト幹指針の後継にあたる法律であり，実際に法律が整備された後にヒト幹指針は廃止されている．本法の特徴はiPS細胞やES細胞，体性幹細胞，その他の細胞移植などによる医療について，自由診療も含めすべて国への届け出を義務化したことである．もう一つの特徴が，これまでの実績等に鑑みて再生医療を第一種から第三種までに分類し，審査体制を分けた点である（⇒本章「3　再生医療の実用化促進のための新たな法律とレギュラトリーサイエンス」〈p.152〉参照）．医療機関は，学会などが設置する特定認定再生医療等委員会の意見聴取を経るなどして，厚生労働省へ実施計画を届け出る．

これによって，市中クリニックにおける細胞移植などについても科学的な観点からの審査が入ることとなった．再生医療は基礎の領域から臨床に至るまでさまざまな先端的知見の集合体であるために，個人の資質や努力のみに依拠せず，倫理委員に対して十分な教育の機会を設けることについては法律で義務づけられている．しかし，新しく設置される倫理審査委員会の委員の質が確保され，科学的な合理性もきちんと審査しうるのか，また審査の厳格さの差が生じないかどうかは，未知数である．

医薬品医療機器等法への改正時の変更点

一方，薬事法が医薬品医療機器等法に改正されたなかで，再生医療に関する大きな変更は，「再生医療等製品」を新たに定義したうえで再生医療等製品に関する「章」を新設し，「条件及び期限付承認制度」を新たに導入したことである．この制度により，前例よりも治験での症例数が少ない場合でも，有効性が推定され安全性が確認できれば早期承認することが可能になった．そのうえで市販後に症例を蓄積し，7年を超えない期間内に改めて承認申請がなされ，承認を受ければそのまま継続販売が可能となる．

4 おわりに

理化学研究所，髙橋政代グループリーダーらの手によって，2014年に世界で初のiPS細胞由来組織の移植が実施されたのみならず，日本各所ではヒト幹指針

時代から，堅実に再生医療の臨床研究がなされてきた．今後は京都大学・高橋淳教授らによるパーキンソン病治療，慶應義塾大学・岡野栄之教授らによる脊髄損傷治療などが，大きなポテンシャルをもっている．

　2015年，国勢調査では初めて人口が減少に転じるなど，高齢化社会の進展と医療費の増大は深刻な問題であり，医療費の削減や国外からの受診者の流入といった医療経済の面からも，再生医療の成熟は日本にとって重要な問題であるだろう．そうしたなかで，社会と協調して再生医療が実現化する社会を創るため，研究者自身がELSI領域についても積極的に考えて，社会と議論を深めていかなければならない．

（八代嘉美）

● 引用文献
1) Konomi K, et al. New Japanese initiatives on stem cell therapies. Cell Stem Cell 2015；16(4)：350-352.
2) Isasi R, et al. Identifiability and privacy in pluripotent stem cell research. Cell Stem Cell 2014；14(4)：427-430.
3) Inoue Y, et al. Current Public Support for Human-Animal Chimera Research in Japan Is Limited, Despite High Levels of Scientific Approval. Cell Stem Cell 2016；19(2)：152-153.
4) Kobayashi T, et al. Generation of rat pancreas in mouse by interspecific blastocyst injection of pluripotent stem cells. Cell 2010；142(5)：787-799.
5) 総合科学技術会議　生命倫理専門調査会．動物性集合胚を用いた研究の取扱いについて．平成25年8月1日．http://www8.cao.go.jp/cstp/tyousakai/life/kenkai/kenkai.pdf
6) Irie N, et al. SOX17 is a critical specifier of human primordial germ cell fate. Cell 2015；160(1-2)：253-268.
7) 厚生労働省．ヒト幹細胞を用いる臨床研究に関する指針．平成25年厚生労働省告示第317号．
8) Ikka T, et al. Recent Court Ruling in Japan Exemplifies Another Layer of Regulation for Regenerative Therapy. Cell Stem Cell 2015；17(5)：507-508.
9) ISSCR．ISSCR幹細胞の臨床応用に関するガイドライン．2008年12月3日．http://www.isscr.org/docs/default-source/clin-trans-guidelines/isscr_glclinicaltrans_japanese_fnl.pdf（最終アクセス日2016年5月3日）

3 再生医療の実用化促進のための新たな法律とレギュラトリーサイエンス

Summary
- 2013年（平成25年）に，日本における再生医療の規制環境を整備するための法律，「再生医療推進法」，「医薬品医療機器等法」および「再生医療等安全性確保法」が成立した．
- 「医薬品医療機器等法」では，再生医療等製品が新たに定義され，実用化促進のための条件及び期限付承認制度が導入された．
- 「再生医療等安全性確保法」は，医師等による再生医療を安全に，そして迅速かつ円滑に実施するために制定された．再生医療等がリスクごとに分類され，これまでに規制のなかった自由診療も対象となった．
- 再生医療等製品（細胞加工物）の実用化には，レギュラトリーサイエンスが必須である．造腫瘍性細胞のような重要な有害要因をどの程度低減できているかを測定する技術の開発が必要不可欠である．

Keywords ▶ 医薬品医療機器等法，再生医療等安全性確保法，レギュラトリーサイエンス

1 日本における再生医療の実用化促進のための新たな規制

1.1 再生医療の実用化を促進するための規制の枠組みと関連法の成立

　細胞を使った新しい治療法の研究・開発が急速に進み，再生医療が現実のものとなってきた．ヒト軟骨細胞を用いた関節軟骨損傷に対する治療や，ヒト骨格筋芽細胞シートを利用した虚血性心疾患に対する治療，さらにはヒトiPS細胞から作製した網膜色素上皮を利用した加齢黄斑変性の治療など，領域は多岐にわたり，これまでにはなかった治療法が次々に生み出されている．このように実用化に向けて大きな期待が寄せられている再生医療であるが，治療に用いられる生きた細胞は多様で複雑な特性をもつことから，安全性に関して，これまでの医薬品とは異なる規制が必要である．そこで日本では，安全性を確保しながら実用化を促進させるため，世界に先駆けて再生医療の規制環境の整備が行われてきた．

　2013年（平成25年）に3つの法律，すなわち「再生医療推進法」，「医薬品医療機器等法」および「再生医療等安全性確保法」が成立した（図1）．

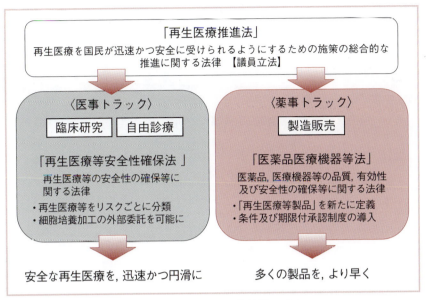

図1 日本における再生医療の規制の枠組みと関連法の成立

再生医療推進法

　同年5月に成立した「再生医療推進法」（正式名称は「再生医療を国民が迅速かつ安全に受けられるようにするための施策の総合的な推進に関する法律」）は，再生医療の実用化促進を国の責務とした議員立法である．

医薬品医療機器等法

　「医薬品医療機器等法」（または「薬機法」，正式名称は「医薬品，医療機器等の品質，有効性及び安全性の確保等に関する法律」）は改正薬事法のことであり，「再生医療等製品の規制」が新たに追加された．これは同年11月に成立し，1年後の2014年（平成26年）11月より施行されている．

再生医療等安全性確保法

　「再生医療等安全性確保法」（または「再生医療新法」，正式名称は「再生医療等の安全性の確保等に関する法律」）は医薬品医療機器等法と同時に成立した，医師による再生医療等の医療行為を規制するための法律である．

　ここでは，日本における再生医療の新しい規制環境について，「医薬品医療機器等法」と「再生医療等安全性確保法」を中心に解説する．

1.2 「医薬品医療機器等法」および「再生医療等安全性確保法」成立の背景

　「医薬品医療機器等法」と「再生医療等安全性確保法」の2つが同時に成立した

のは，日本における再生医療が「薬事トラック」と「医事トラック」の2つの道筋から進められるという特徴的な仕組みが存在するためである (図1)．

薬事トラックからのアプローチ

「薬事トラック」では「薬事」の規制のもと，企業などがヒトまたは動物の細胞に加工を施したものを「製品として開発」し，これらを医療従事者が利用することにより再生医療が提供されることになる．この場合，製品は治験を行ったうえで厚生労働大臣の製造販売承認を受ける必要がある．

しかし，生きた細胞を用いる製品に，医薬品と同様の品質管理や安全性確保の考え方を適用することは困難である．そこで，「医薬品医療機器等法」ではこのような製品を医薬品や医療機器とは異なる「再生医療等製品」として新たに分類し，その特性をふまえた安全対策等の規制を設け，薬事トラックからの再生医療が合理的かつ効率的に進められるように改正された．

医事トラックからのアプローチ

「医事トラック」では，「医師法」「医療法」などの医事関連法規のもとで，「臨床研究」「先進医療」あるいは「自由診療」として医師・歯科医師が自らヒトまたは動物の細胞に加工を施し，これを自らの患者に投与する形で「医療」としての再生医療を提供する．従来，「臨床研究」および「先進医療」（保険診療との併用が認められる保険外診療）は，「ヒト幹細胞を用いる臨床研究に関する指針（ヒト幹指針）」などの行政指針に従い，国への手続きを経て厚生労働大臣の了承を得ることによって行われてきた．一方，「自由診療」（保険外診療）は国への手続きなしで実施されてきた．これらの医事トラックを一本化して安全な再生医療を迅速かつ円滑に実施するよう，「再生医療等安全性確保法」が新たに制定された．

このように日本では，従来の「薬事」と「医事」という大きな枠組みを残しながら，再生医療を発展させるための新しい規制環境が構築されている．

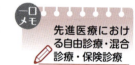

一口メモ　先進医療における自由診療・混合診療・保険診療

自由診療とは，保険が適用されない診療である．このような自由診療と保険診療を併用する混合診療は，原則として日本では認められていないが，先進医療では認められている．

「医薬品医療機器等法」における再生医療等製品の特性をふまえた規制の構築

「医薬品医療機器等法」において再生医療の規制に関して改正された主な点としては，①再生医療等製品という，医薬品や医療機器から独立した新しいカテゴリーがつくられたこと，②品質が不均一な再生医療等製品については，治験により有効性が推定され，安全性が確認されれば，条件および期限付きで早期に製造販売承認を得ることができるという特別な制度を導入したことがあげられる．以下に詳細を記す．

●再生医療等製品の定義

「医薬品医療機器等法」における「再生医療等製品」は，以下のように定義されている．

> （第二条 9）
> 一 次に掲げる医療又は獣医療に使用されることが目的とされている物のうち，人又は動物の細胞に培養その他の加工を施したもの
>   イ 人又は動物の身体の構造又は機能の再建，修復又は形成
>   ロ 人又は動物の疾病の治療又は予防
> 二 人又は動物の疾病の治療に使用されることが目的とされている物のうち，人又は動物の細胞に導入され，これらの体内で発現する遺伝子を含有させたもの

上記「一」は，いわゆる再生医療製品（細胞・組織加工製品）であり，「イ」は組織工学製品，「ロ」は細胞治療薬をさす．「イ」（身体の構造等の再建等を行う製品）の例としては，ヒト培養表皮シートやヒト培養軟骨があげられる．「ロ」（疾病の治療等を行う製品）の例としては，虚血性心疾患に対するヒト骨格筋芽細胞シートや，造血幹細胞移植時のGVHD（graft-versus-host disease；移植片対宿主病）に対して使用されるヒト間葉系幹細胞があげられる．一方，「二」は遺伝子治療用製品（遺伝子導入細胞，遺伝子ベクター）をさす．したがって，「医薬品医療機器等法」では遺伝子治療用製品を含めた製品群を「再生医療等製品」と定義していることになる．なお，内因性幹細胞を活性化または分化させることによって組織再生を行うことを目的として投与される細胞増殖分化因子やスキャホールド（足場素材）のように，生きた細胞の投与を伴わない広義の再生医療を目的として使用される製品は，「再生医療等製品」の定義には含まれていない．

●再生医療等製品の条件及び期限付承認制度の導入

再生医療等製品は生きた細胞を用いるため，個人差による影響，あるいは製造工程での培養等の加工による影響などを受けることによって状態が変化する可能性があり，結果，品質が不均一となることがある．このような状況では有効性の確認およびその評価に時間がかかってしまうという問題が生じる．そこで，このような再生医療等製品の特性をふまえ，「医薬品医療機器等法」では新たに「再生医療等製品の条件及び期限付承認制度」を導入した．これは，以下のような要件のいずれにも該当する場合，厚生労働大臣は薬事・食品衛生審議会の意見を聴き，その適正な使用の確保のために必要な条件および7年を超えない範囲内の期限を付して製造販売承認を与えることを可能とした制度である．

ヒト骨格筋芽細胞シート

投与細胞から放出される因子による心筋細胞保護作用が主作用様式と考えられている．（→本章1〈p.136〉を参照）

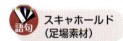

スキャホールド（足場素材）

生体内で組織を再生させる際に用いられる，人工の支持体．細胞外マトリックスの代替となる．原料には，コラーゲンなどの天然高分子や，ポリL-乳酸（PLLA），乳酸とグリコール酸の共重合体（PLGA）などの生体吸収性合成高分子が用いられており，組織の形状に合わせて成形することによって移植に利用されている．（使用例は，本章1の図1〈p.137〉参照）

> （第二十三条の26）
> 一 再生医療等製品が均質でないこと
> 二 効能，効果又は性能を有すると推定されるものであること
> 三 効能，効果又は性能に比して著しく有害な作用を有することにより再生医療等製品としての使用価値がないと推定されるものでないこと

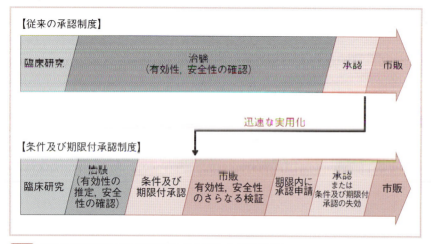

図2 再生医療等製品の早期実用化に対応した承認制度

　つまり，品質が不均一な製品については，治験により有効性が推定され，安全性が確認されれば，早期に暫定的な製造販売承認が与えられることを示している（図2）．

　2015年（平成27年）9月にわが国の製造販売承認を受けたヒト骨格筋芽細胞シートは，この条件及び期限付承認制度が適用された初めての例である．最終的に正式な製造販売承認を得るためには，市販後に有効性とさらなる安全性を検証し，期限内に再度承認申請を行う必要がある．

　有効性の推定に必要とされるエビデンスのレベルは，オーファンドラッグの承認と差がない程度と考えられている．希少疾病を対象とするオーファンドラッグの審査では，探索的試験におけるサロゲートエンドポイントのような限定されたデータであっても，臨床上のベネフィットが合理的に推定される場合は製品を承認することがあり，同様に希少疾病が対象となることの多い再生医療等製品の条件及び期限付承認でもこれと似たケースが想定される．製品の品質が不均一であるうえ，希少疾病が対象となることが多いことを考慮すると，定数の限られた治験症例では統計的に厳密な評価が困難な場合が多いことが予想される．したがって市販後は，より多くの症例を収集するため，全例を対象にした調査や追加臨床試験を実施し，適正使用の確保のために医療機関などを限定するといった対策が重要となる．

　条件及び期限付承認制度は，こうした再生医療等製品の特性を考慮し，安全性を確保しながら迅速に患者に製品を届けるという目的のために，合理的かつ柔軟に対応する方策として考案され，法制化されたものである．

「再生医療等安全性確保法」の概要

　「再生医療等安全性確保法」は，医師・歯科医師らが再生医療等として提供する「臨床研究」「先進医療」あるいは「自由診療」を規制するための法律である．

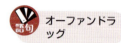 オーファンドラッグ

医療上の必要性が高いにもかかわらず，患者数が少なく（国内で5万人未満），研究開発が進まない希少疾病用医薬品．このような医薬品の開発を支援するための指定制度があり，国内において研究開発が促進される仕組みが整っている．

サロゲートエンドポイント

真のエンドポイント（生存期間の延長やQOLの向上など）では長期に多数の患者のデータが必要となるため，その代替として設定されるエンドポイント．一般には，がんの縮小，血糖値や血圧の低下などといった短期間で評価が可能なものが利用される．

この法律により，①再生医療等がリスクに応じて分類され，その実施には提供計画の提出が必要となったと同時に，②医師・歯科医師らによる細胞の加工を，企業等の医療機関外事業者に委託することが可能となった（特定細胞加工物の製造の許可等）．

本法律において，再生医療等とは，「再生医療等技術を用いて行われる医療」と定義されている．「再生医療等技術」とは，「人の身体の構造又は機能の再建・修復又は形成」あるいは「人の疾病の治療又は予防」に用いられることが目的とされている医療技術であって，細胞加工物を用いるもののうち，政令で定めるものをいう．注意すべき点としては，体外で遺伝子導入した細胞を患者に投与する *ex vivo* 遺伝子治療は再生医療等に含まれるが，遺伝子ベクターのみを直接投与する *in vivo* 遺伝子治療は含まれないということがあげられる．

●再生医療等の分類と必要な手続き

再生医療等は，人の生命および健康に与える影響の程度に応じ，高リスクのものから順に第一種，第二種，第三種再生医療等の3つに分類されている（図3）．第一種から第三種までのいずれも，厚生労働大臣への提供計画の提出が義務づけられており，これまでに実質的な規制のなかった自由診療にも適用される．提供計画の提出なしに再生医療等を実施した場合は，罰則が適用される．

実際の分類には，さまざまなリスク要因を考慮した総合的な判断が必要となる．

第一種再生医療等

人に未実施などの高リスクな医療等が分類され，たとえばES細胞やiPS細胞に由来する細胞加工物，患者以外のドナーに由来する細胞加工物および遺伝子導入された細胞などの使用が想定されている．第一種再生医療等を実施するには，

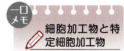

細胞加工物と特定細胞加工物

再生医療等安全性確保法においては，「細胞加工物」とは「人又は動物の細胞に培養その他の加工を施したもの」をさし，「特定細胞加工物」とは「再生医療等に用いられる細胞加工物」のうち，「医薬品医療機器等法」における再生医療等製品以外のものをさす．

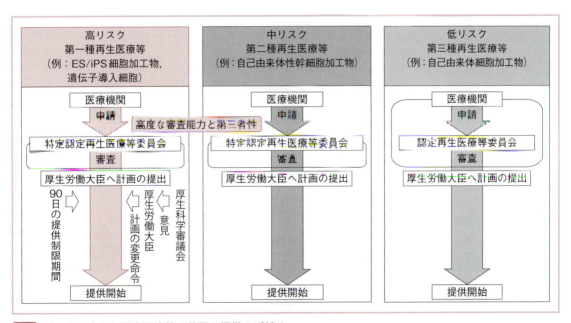

図3 リスクに応じた再生医療等の分類と提供の手続き

医療機関は提供計画を作成し，特定認定再生医療等委員会での審査を受けたうえで厚生労働大臣に提出する．その後一定の提供制限期間（90日）を設け，厚生労働大臣が厚生科学審議会の意見を聴いて安全性等について確認する．ここで提供計画が安全性等の基準に適合していれば実施が可能となるが，適合していないときは，計画の変更が厚生労働大臣によって命令される．

第二種再生医療等

現在実施中などの中リスクな医療等が分類され，たとえば患者本人の体性幹細胞に由来する細胞加工物などの使用が想定されている．第二種再生医療等を実施するには，医療機関で提供計画を作成し，特定認定再生医療等委員会での審査を受けたうえで，厚生労働大臣に提出する．

第三種再生医療等

第一種と第二種以外の低リスクの医療等が分類され，たとえば患者本人の体細胞に由来する細胞加工物などの使用が想定されている．第三種再生医療等の場合，医療機関は提供計画を作成し，認定再生医療等委員会での審査を受けたうえで厚生労働大臣に提出し，実施する．

●**細胞培養加工の外部委託（特定細胞加工物の製造の許可等）**

医療機関で採取された細胞の加工を，医療機関外の細胞培養加工施設に委託することが可能となった．細胞の培養・加工を行う国内施設は，特定細胞加工物の製造の許可（国外施設は認定，国内医療機関等の場合は届出）が義務づけられ，医療機関等が特定細胞加工物の製造を委託する場合には，その許可を受けた者（または認定・届出のある者）に委託しなければならない．なお，この法律に基づき，医師の責任の下で実施される細胞培養・加工の委託については，「医薬品医療機器等法」の適用外となる．

1.3 「医事トラック」から「薬事トラック」へ

再生医療の開発の現状

日本における再生医療の開発の現状としては，医療機関や大学などで行われている「臨床研究」が圧倒的に多い．かつての「ヒト幹細胞を用いる臨床研究に関する指針」に基づく申請に対する実施症例は110例近くにも及ぶ．これは，「医事トラック」の場合，「薬事トラック」での治験に必要な基準，すなわち，医薬品医療機器等法に記され，かつICHガイドラインに沿った国内基準（Good Laboratory Practice〈GLP〉，Good Manufacturing Practice〈GMP〉/Quality Management System〈QMS〉，Good Clinical Practice〈GCP〉など）に従う必要がなく，再生医療の実施が比較的容易なためである．このことから「医事トラック」は，実際に患者が存在する臨床の現場で早急に必要とされている多種多様な再生医療の開発を，迅速かつ効率的に進めることを可能とする，有望なシステムであると考えられる．しかし，「医療」としての「臨床研究」は，研究費が尽きれば実施できなくなるという問題がある．また，臨床研究の結果をもとに実施される「先進

語句

ICH

⇒1章2の一口メモ〈p.10〉参照．

GLP

「医薬品の安全性に関する非臨床試験の実施の基準に関する省令」，「医療機器の安全性に関する非臨床試験の実施の基準に関する省令」の2省令を合わせてGLP省令とよぶ．製造販売承認申請を行う際，申請資料作成のためのデータの信頼性基準である．

GMP/QMS

GMPは「医薬品及び医薬部外品の製造管理及び品質管理の基準に関する省令」，QMSは「医療機器及び体外診断用医薬品の製造管理及び品質管理の基準に関する省令」であり，医薬品等の品質管理の方法に関する基準である．

GCP

「医薬品の臨床試験の実施の基準に関する省令」，「医療機器の臨床試験の実施の基準に関する省令」の2省令を合わせてGCP省令とよぶ．

医療」では，実施可能な医療機関が限定されると同時に，製品の品質に機関間で大きなばらつきが生じる可能性がある．さらに，「保険外診療」では開発に多くの投資を要する新規製品を用いるため高額となりやすく，多くの国民が享受できないおそれがある．しかし，医事トラックで開発された再生医療等技術が「保険診療」にどのようにして到達できるかという道筋は示されてこなかった．

「臨床研究」を実用化へと結びつけるために

多種多様な再生医療を生み出す可能性のある「臨床研究」を実用化に結びつけるためには，「医事トラック」から「薬事トラック」への効率的な移行が望まれる．つまり，「臨床研究」としてスタートさせた後，治験を通じて医薬品医療機器等法上の承認を取得し，最終的に保険診療として実施されるという流れが理想的である．そのためには，臨床研究で得られたデータが「薬事トラックにおける治験の基礎データ」となるよう，できるだけ信頼性の高い品質の細胞加工物を用い，できるだけ信頼性の高いデータを臨床研究で取得することが重要である．このような観点，および患者の安全性確保の観点から，「医事トラック」と「薬事トラック」とのあいだでは，基本的には同じ考え方に基づく製造管理・品質管理の基準（Good Gene, Cellular, and Tissue-based Products Manufacturing Practice〈GCTP〉）が設けられている．

2 再生医療等製品（細胞加工物）の実用化のためのレギュラトリーサイエンス

2.1 再生医療等製品（細胞加工物）の実用化における科学的課題

再生医療等製品（細胞加工物）の実用化において，とくに重要なポイントの一つとして，製品の品質，有効性および安全性を確保するための評価法を開発し，検証すること，すなわち，レギュラトリーサイエンスがあげられる．「生きた細胞」が製品の有効成分である再生医療等製品（細胞加工物）は，従来の医薬品等に比べて複雑であり，製造工程中に培養環境等の影響を受けることによって性質が変化しやすいこと，不均一になるなどの特徴から，従来の評価法が適用できるとは限らず，どのように評価すればよいかといった判断も難しい．

製品開発が加速する一方で，その評価法の開発は遅れをとっている．新しい製品に対し，新しい評価法や考え方が必要とされている．解決されなければならない主な科学的課題を表1に示す．

2.2 再生医療等製品（細胞加工製品）の特性をふまえたレギュラトリーサイエンス：造腫瘍性試験を例に

たとえば，ヒトES細胞やiPS細胞といったヒト多能性幹細胞を原材料とする

語句 造腫瘍性

動物に移植された細胞集団が増殖することにより，悪性または良性の腫瘍を形成する能力をいう．ヒトES細胞やiPS細胞は多分化能をもつことから，免疫不全動物に移植されると動物体内で良性の腫瘍（テラトーマ〈奇形腫〉）を形成する．

再生医療等製品（細胞加工物）では，製品中に未分化な状態でES/iPS細胞が残存することによる造腫瘍性（tumorigenicity）や，形質転換細胞の出現による造腫瘍性がとくに重大な懸念とされている．しかし，ヒトに投与する「生きた細胞」を対象にした造腫瘍性試験のガイドラインはいまだに存在していない．ここでは造腫瘍性試験法の開発を例に，再生医療のレギュラトリーサイエンスの現状と課題について述べる．

最終製品（あるいは製造工程中の製品）の造腫瘍性試験では，①どの程度未分化細胞が残存しているか，あるいは②形質転換細胞が含まれているか，を評価する技術が必要とされる．

表1　再生医療等製品の実用化における主な科学的課題

① ウイルス安全性
② 原材料として供される細胞の特性解析と適格性
③ 細胞基材以外のヒト又は動物起源由来製造関連物質の適格性
④ 細胞基材としてのセル・バンクの樹立と管理のあり方
⑤ 最終製品の品質の再現性を達成するための包括的な製造戦略，製造工程評価
⑥ 最終製品を構成する細胞の有効成分としての特性解析
⑦ 最終製品の必須品質特性の同定と規格設定（最終製品の品質管理）
⑧ 製法/セル・バンクの変更による新旧製品の同等性の検証
⑨ 非臨床安全性試験・効果を裏付ける非臨床試験のデザインと解釈
⑩ 造腫瘍性試験のデザインと解釈（とくにES/iPS細胞由来製品）
⑪ 最終製品の免疫原性評価
⑫ 臨床試験のデザインと解釈
⑬ 有効性・安全性のフォローアップのあり方

未分化細胞の残存には，マーカー遺伝子などによる検出法や高効率培養法などの高感度検出系が in vitro での簡便な方法として開発されている[1,2]．これらの試験法は，0.001％の検出感度，つまり，10万個に1個存在する未分化細胞の検出には十分であり，たとえば，ヒトiPS細胞由来の網膜色素上皮のように少量の細胞数で使用する場合の品質試験には適用できる．しかし，心筋や肝臓の再生医療などのように1億個以上の細胞数を用いる場合には感度が不十分な可能性があることから，さらなる改良が求められている．

形質転換細胞には不死化細胞の検出や足場非依存性増殖細胞の検出系で評価が可能である．足場非依存性増殖細胞，すなわち悪性形質転換細胞の検出では，近年，軟寒天コロニー形成試験法の改良により，1千万個の間葉系幹細胞中に1個存在するHeLa細胞を検出することが可能となった[3]．

また，重度免疫不全マウスなどに製品細胞を移植する in vivo 試験では，単に未分化細胞の残存や形質転換細胞といった造腫瘍性細胞を検出することが可能なだけでなく，投与部位を臨床での適用部位に相当する場所とすることなどにより，最終製品の安全性評価として，③投与細胞が，生着する微小環境で腫瘍を形成するかを調べることも可能となる．in vivo 試験法の課題としては，さらなる高感度化，定量性のさらなる向上，ヒトへの外挿性などを考慮した結果の解釈法の開発などがあげられる．

ある製品の造腫瘍性を調べる際には，上述の in vitro および in vivo 試験法のうち，必要なものを組み合わせて総合的に判断することが望ましいと考えられる．ただし，これらの試験法による結果が，ヒトの細胞のヒトでの安全性を完全に保証するものではない．各試験法には能力に限界があるうえ，細胞を使った治療の経験の少ない現状では，ヒトにおける安全性はヒトでなければ実際にはわからな

HeLa細胞

ヒト子宮頸がん由来細胞株．ヒト由来細胞株として世界で最初に樹立され，in vitro での試験・研究に幅広く使用されている．

いといわざるをえない．そこで現時点では少なくとも，造腫瘍性細胞のように，明らかに「重要な有害要因（ハザード）」を同定すること，そしてそれがどの程度低減されているかを把握することがリスク評価の基本となる．

3 課題と展望

　細胞を使った再生医療は，まだまだ経験や知見が乏しい．今後は，日本が新しくつくった規制環境を有効に活用し，まずは再生医療等製品の製造販売承認事例数を増やすことによって経験や知見を積み，実用化の土台を築き上げることが重要な課題である．このためには，製品の品質，有効性および安全性を確保するための評価法の開発と，科学的課題の解決が急務である．そしてこのように，再生医療の実用化を促進させることが，日本だけでなく世界に新しい治療法を広め，患者に新しい医療を提供していくことにつながる．

　再生医療の場において薬剤師に期待される役割とは，再生医療等製品の品質管理，安全性の確保である．薬剤師は，再生医療等製品製造販売の総括製造販売責任者になることも可能である．これまでに述べたように，再生医療等製品は従来の医薬品・医療機器とは性質が異なり，規制や品質，安全性に関する考え方も異なる．再生医療は発展途上の医療技術であるが，いくつかの再生医療等製品はすでに製造販売承認されており，今後も増加することが見込まれる．再生医療等製品にかかわる法律や，品質，安全性などにかかわる知識について，薬剤師が専門家として正しく理解しておくことが今後さらに重要になると考えられる．

〈田埜慶子，佐藤陽治〉

● 引用文献

1) Kuroda T, et al. Highly sensitive in vitro methods for detection of residual undifferentiated cells in retinal pigment epithelial cells derived from human iPS cells. PLoS One 2012 ; 7 (5) : e37342.
2) Tano K, et al. A novel in vitro method for detecting undifferentiated human pluripotent stem cells as impurities in cell therapy products using a highly efficient culture system. PLoS One 2014 ; 9 (10) : e110496.
3) Kusakawa S, et al. Ultra-sensitive detection of tumorigenic cellular impurities in human cell-processed therapeutic products by digital analysis of soft agar colony formation. Sci Rep 2015 ; 5 : 17892.

● 参考資料

1. 早川堯夫，佐藤陽治．わが国の再生医療実用化促進の規制整備と世界での位置づけ．再生医療 2015 ; 14 (3) : 9-25.
2. 中島啓行，佐藤陽治．薬事法改正と再生医療等安全性確保法を踏まえた再生医療/細胞治療の開発．Pharm Stage 2014 ; 14 (7) : 1-5.

骨髄幹細胞を用いた再生療法の現状と展望

- 骨髄にはさまざまな細胞が存在し，間葉系幹細胞（MSC），造血幹細胞（HSC），血管内皮前駆細胞（EPC）などが含まれる．
- 骨髄幹細胞は障害部位に集積し，その働きから再生へ寄与することが期待されている．
- 骨髄幹細胞による再生療法は肝再生療法と血管新生療法が先進医療として実施されている．
- 培養他家骨髄MSCがステロイド抵抗性の急性GVHDに対して再生医療等製品として保険収載された．

Keywords ▶ 骨髄幹細胞，骨髄単核球分画，間葉系幹細胞（MSC），造血幹細胞（HSC），血管内皮前駆細胞（EPC），再生療法

1 はじめに

骨髄はさまざまな幹細胞を貯蔵しており，間質細胞である間葉系幹細胞（mesenchymal stem cell：MSC）と実質細胞である造血幹細胞（hematopoietic stem cell：HSC）や血管内皮前駆細胞（endothelial progenitor cell：EPC）などが含まれている．組織障害に伴い，骨髄幹細胞（myeloid stem cell）は障害部位に動員され組織の再生に寄与しているといわれている[1-3]．

しかしながら，内因性の骨髄幹細胞動員のみでは臓器機能の回復が得られるほどの組織の再生には不十分であり，外部から骨髄幹細胞を投与することによる組織再生への効果が期待され，さまざまな研究が進められている．骨髄幹細胞を利用した再生療法には骨髄に含まれるいずれの細胞が有効であるかということや，骨髄幹細胞がどのような機序で再生に寄与しているのかはいまだ明らかになっていない．

骨髄幹細胞を用いた再生療法で投与される細胞は，①骨髄単核球分画（bone marrow mononuclear cell fraction，MSC・HSC・EPCを含む細胞集団），②MSC，③HSC，④EPCが考えられている．これらの細胞はいずれも各種臓器の再生療法でその有効性が多数報告されている．本項では，これらの骨髄幹細胞を用いた再生療法の現状と展望について概説する．

2 骨髄幹細胞を用いた再生療法への期待

2.1 多能性幹細胞と体性幹細胞

　幹細胞は多分化能と自己複製能を有する細胞であり，多能性幹細胞と体性幹細胞に分類されている．

　多能性幹細胞のうち ES 細胞は胚体外組織（胎盤など）を除くあらゆる細胞へ分化可能であるが，胚盤胞期の受精卵から内部細胞塊を取り出して樹立されたものであり，倫理的な問題や奇形腫を形成するリスクがあるなどの問題を抱えている．また，他人の細胞に由来していることから拒絶反応のリスクも回避困難な問題となっている．

　一方で体性幹細胞は，ES 細胞と比べ，生体のさまざまな組織に存在する幹細胞であることから倫理面でのハードルが低い，奇形腫のリスクが低い，自己の細胞であることから免疫による拒絶反応のリスクがない，といった利点があげられる．とくに体性幹細胞のうち骨髄幹細胞は，それぞれの組織に存在する体性幹細胞と比べ採取・分離が容易であることから，再生療法に用いる細胞源として注目されている．

　2006 年に高橋らが樹立した iPS 細胞は[4]，体細胞に特定の遺伝子を導入することで作製される多能性幹細胞で，自身の細胞を用いて人工的に作製することが可能な幹細胞である．細胞源は幹細胞である必要はないため，採取はより容易であり，また自身の細胞を用いることから拒絶反応のリスクもないと考えられ，再生医療の細胞源として注目されている．初報ではウイルスベクターで細胞に遺伝子が導入されており，発がんへの影響も懸念されていたが，ウイルスベクターを用いない遺伝子導入法が確立されるなど[5]，安全性確立のためにさまざまな研究が進められ，臨床研究も開始されている．

2.2 骨髄幹細胞の分化能

　骨髄幹細胞にはMSC，HSC，EPC といったさまざまな幹細胞が含まれている．これらの細胞はいずれも中胚葉に由来しており，中胚葉系の細胞（血管内皮，心臓，骨，軟骨，筋，血液細胞など）への分化能をもっている（図1）．in vitro では，神経膠細胞（外胚葉系）様の細胞や肝細胞（内胚葉系）様の細胞に分化することが報告されている[6,7]．in vivo では，既存の細胞と融合することで，一見胚葉を越えて分化したようにみえるとの報告もある[8,9]．いずれにせよ，骨髄幹細胞はさまざまな細胞への分化ポテンシャルを秘めており，再生医療へのかかわりとして期待されている．

　骨髄幹細胞を用いた再生療法は炎症局所へ移行した投与細胞がもつ表1のような能力の関与が考えられる．末梢血管から投与した骨髄幹細胞の一部は最終的に炎症局所へ移行することが知られている[10-12]．このため，骨髄幹細胞を用いた

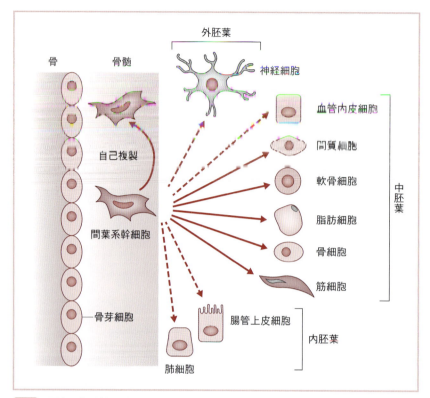

図1 骨髄間葉系幹細胞と分化
間葉系幹細胞（MSC）は，自己複製能を有するとともにさまざまな細胞への分化の可能性が考えられている．→で示した中胚葉に属する細胞への分化能を有しているが，*in vitro* での検討では，--→で示した胚葉の異なる外胚葉や内胚葉に属する細胞への分化の可能性が考えられている．
(Uccelli A, et al. Mesenchymal stem cells in health and disease. Nat Rev Immunol 2008；8：726-736 より改変)

表1 再生療法に関与する骨髄幹細胞の主な能力

① 組織を構成するさまざまな細胞への分化能
② 抗炎症作用による組織損傷の防止
③ 血管新生による組織修復の促進
④ 幹細胞の分泌する液性因子による組織修復の活性化
⑤ 細胞間相互作用による直接的な組織修復機能

再生療法は対象となる臓器への局所投与のみならず，末梢血管からの全身投与でもその効果が期待され，さまざまな研究が進められてきた．骨髄幹細胞を用いた一部の再生療法は日本で先進医療Bとして認可され，臨床研究が進められている．また培養他家骨髄 MSC もステロイド抵抗性の急性移植片対宿主病（graft versus host disease；GVHD）に対して再生医療等製品として保険収載されている．

一口メモ　先進医療Aと先進医療B
厚生労働省で指定されている先進医療の分類．大まかには未承認の薬剤や医療機器の使用，または薬剤や医療機器の適応外使用を伴わない医療技術を先進医療A，使用を伴うものを先進医療Bとしている．

語句　急性移植片対宿主病
臓器移植後早期に，臓器提供者の臓器に含まれる免疫細胞が臓器受給者の臓器を攻撃することで起こる症状のこと．

3　骨髄幹細胞を用いた再生療法の現状

著者らはマウス基礎研究により骨髄細胞投与が肝線維化および肝機能を改善させることを報告し，これを基盤に 2003 年 11 月から「肝硬変症に対する自己骨髄細胞投与療法」を開始し，その後の国内外での臨床研究を含めて，安全性および有効性を確認し論文報告してきた．さらに 2013 年 6 月には「C 型肝炎ウイルスに起因する肝硬変症患者に対する自己骨髄細胞投与療法の有効性と安全性に関する研究」が先進医療Bとして認可されている．本項ではこれら骨髄幹細胞を用い

た肝再生に関する基礎研究および臨床研究を中心に，骨髄幹細胞を用いた再生療法の現状と展望について概説する．

3.1 肝臓：著者らの経験と研究結果から

背景

非代償性肝硬変において，肝炎ウイルスが制御されたとしても，肝線維化や肝発がんなどにより十分な生命予後の改善が得られないことが知られている．このため，肝炎ウイルス排除後であっても抗線維化および発がん抑制効果を兼ね備えた肝再生療法が必要と考えられる．

2000年にTheiseらが，男性ドナーから骨髄移植を施行した血液疾患女性患者の剖検例において，慢性炎症があった肝臓および消化管組織内にY染色体陽性細胞を確認したと報告[13]してから，骨髄細胞中には肝再生に寄与する幹細胞が存在することが示唆された．これ以降，肝再生療法に用いる細胞源として骨髄（幹）細胞が注目され，基礎・臨床研究が進められている．

非代償性肝硬変

肝硬変の病期は，肝機能が保たれている段階の代償性肝硬変と，非代償性肝硬変に分類される．非代償性肝硬変では肝機能の低下に伴い，腹水・黄疸・浮腫・肝性脳症などの症状がみられる．

基礎研究

●骨髄細胞による肝再生

著者らは自己骨髄細胞を用いた肝再生療法の早期実現を目指し，骨髄細胞による肝再生評価マウスモデルとして，green fluorescent protein/carbon tetrachloride モデル（GFP/CCl$_4$モデル）を確立し，それを用いてさまざまな解析・検討結果を報告してきた[14]．

6週齢のマウスの腹腔内にCCl$_4$ 1.0 mL/kgを週2回4週間（計8回）投与することで慢性肝障害（肝硬変）を引き起こし，これに同種同系GFPトランスジェニックマウスの大腿骨から採取・分離したGFP陽性骨髄単核球分画を尾静脈から投与し，CCl$_4$の投与を継続しながら継時的に肝機能改善を評価してきた．このモデル解析により，投与した骨髄細胞は肝障害がないマウス肝臓には生着しないものの，CCl$_4$による持続肝障害環境下で投与した骨髄細胞は投与後1日目から門脈域周囲の線維に沿って生着し，この過程で，障害肝に生着した骨髄由来GFP陽性細胞がマトリックスメタロプロテアーゼ9（matrix metalloproteinase 9：MMP9）などのコラゲナーゼを産生し肝線維を溶解すること，その結果，血清アルブミン値や生存率を有意に改善させることを確認した．すなわち，末梢から投与した骨髄細胞は炎症環境下にある肝臓に生着することが可能であり，骨髄細胞は組織学的な肝臓の線維化改善作用と機能改善作用を有することが示唆された．

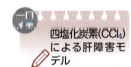

四塩化炭素（CCl$_4$）による肝障害モデル

四塩化炭素は主に肝臓で代謝され，その代謝産物が細胞への障害性を有しており，急性肝障害を引き起こす．四塩化炭素を反復投与することで擬似的に慢性肝障害を起こし，肝臓の線維化が進行する．

●肝発がんへの影響

また著者らは，高発がん肝硬変マウスモデルを用いて骨髄細胞投与の肝発がんに対する作用を検討した．マウスが2週齢の段階でdiethylnitrosoamine（DEN）を腹腔内に投与し，その後CCl$_4$で慢性肝障害（肝硬変）を誘導するモデルマウス

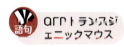

GFPトランスジェニックマウス

人為的に外来遺伝子であるGFPを導入された遺伝子改変マウスのこと．全身に蛍光タンパク質であるGFPが発現しており，移植実験などで用いるとGFPトランスジェニックマウス由来の細胞・臓器を容易に区別できる．

に対し，骨髄単核球分画を頻回投与することで，肝発がんにどのような影響を及ぼすのかを組織学的に検討した．結果，骨髄単核球分画を投与したマウス肝臓ではSOD3の発現が亢進しており，肝線維化の抑制とともに腫瘍個数も少なくなっていた．骨髄単核球分画の投与時点では肝腫瘍はないことを確認していることから，生着した骨髄幹細胞が抗酸化ストレスタンパク質を直接分泌することで，肝発がんには抑制的に働くと考えられた[15]．

臨床研究

●非培養自己骨髄細胞投与

前述のマウスを用いた基礎研究を基盤として，著者らは2003年11月から自己骨髄細胞投与療法（autologous bone marrow cell infusion：ABM*i*）を先進医療Bとして開始した．適応基準は**表2**に示すとおりである．

ABM*i*療法の実施方法は，全身麻酔下に自己骨髄液を約400 mL採取し，採取した骨髄液から骨髄単核球細胞を分取し，採取同日に末梢静脈から点滴投与する．結果，骨髄細胞投与6か月後の血清アルブミン値・総タンパク値やChild-Pugh（チャイルド・ピュー）スコアの有意な改善が認められた．さらに，15か月間経過観察可能であった9例でも同様の改善効果を認めた．2015年7月現在，山口大学で19症例を経験しているが，とくに問題となる有害事象の発生は認めていない．

ABM*i*療法を含む骨髄単核球分画を用いた肝再生療法はこれまでにいくつかの臨床研究が行われており，主にHBV（hepatitis B virus；B型肝炎ウイルス），HCV（hepatitis C virus；C型肝炎ウイルス），アルコールが原因の肝硬変を対象としている．細胞の投与経路は肝動脈，門脈，末梢静脈とさまざまであるが，いずれにおいてもアルブミン，ビリルビン，肝逸脱酵素（AST〈aspartate aminotransferase；アスパラギン酸アミノトランスフェラーゼ〉およびALT〈alanine aminotransferase；アラニンアミノトランスフェラーゼ〉）の改善が示唆されており，骨髄細胞投与後3〜24か月間の血液学的な改善効果が報告されている．しかしながら，ABM*i*療法では十分量の骨髄（約400 mL）の採取には全身麻酔が必要であり，適応の対象が限られることが問題となっている．

●培養自己骨髄細胞投与

前述の問題から，非代償性肝硬変患者には全身麻酔が困難な患者も多く，ABM*i*療法が実施できない症例も多い．一方で，採取した骨髄細胞を培養して増殖させることにより，局所麻酔で施行可能な程度の少量の骨髄採取で治療できる可能性がある．骨髄幹細胞のいずれの細胞がより治療に有効であるかはわかっていないが，培養したヒト骨髄の単核球分画は間葉系のマーカーであるCD73およびCD90が強陽性となり，骨髄球系のCD45やCD11bが陰性となることが知られている．このことから培養した骨髄単核球分画はほとんどがMSCであると考えられている[16]．そこで著者らは培養自己骨髄MSCを用いた低侵襲な肝再生

語句 SOD3

superoxide dismutase（SOD）とよばれる酸化還元酵素の一種．酸化ストレスの原因となる活性酸素を処理することで細胞障害を抑制し，発がんが抑制される．

表2 自己骨髄細胞投与療法（ABM*i*）の治療適応基準

- 総ビリルビン値3.0 mg/dL以下
- 血小板数5.0×10¹⁰/L以上
- 食道・胃静脈瘤のコントロールが良好
- 心肺機能良好で重篤な併存疾患を認めない
- 画像診断で肝細胞がんが存在しない

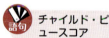

語句 チャイルド・ピュースコア

肝硬変の予後予測因子として作成されたスコアリングシステム．総ビリルビン値，血清アルブミン値，プロトロンビン時間，腹水，肝性脳症の5項目を各々1〜3点で評価し，合計5〜15点のスコアを付ける．合計点が高いほど予後不良となる．

療法の研究を進めており，2014年8月には「肝硬変症に対する培養自己骨髄細胞を用いた低侵襲肝臓再生療法の安全性に関する研究実施計画」の実施が承認された．本研究は患者本人から局所麻酔下で少量の骨髄液を採取し，培養にて骨髄間葉系幹細胞を増殖させて末梢静脈より投与するものであり，ABM*i*療法と比べ，全身麻酔を必要とせず採取骨髄液量も少ないため，より進行した肝硬変患者にも適応の可能性があると考えている．本研究の大きな特徴は，肝硬変の成因を問わない点，総ビリルビン値3.0～5.0 mg/dLを対象としている点である．

これまでにヒト骨髄培養細胞を用いた肝硬変の臨床研究が多数報告されている．肝動脈，脾動脈，末梢静脈が投与経路として選択されているが，いずれにおいても培養MSC投与療法後に肝予備能の改善を認めており，明らかな有害事象は起こっていない．

培養自己骨髄細胞投与療法は主としてMSCの治療効果をみているが，非培養骨髄単核球分画を用いた治療ではヒトにおいてHSCを単離して非培養で投与する方法も検討されており，その有効性が報告されている[17]．EPCについては疾患モデル動物を用いた基礎研究の報告があり，その有用性がいわれている[18]．

骨髄幹細胞による肝再生の機序

骨髄幹細胞による肝再生の機序については著者らの示したデータから動物実験で骨髄幹細胞が直接コラゲナーゼを分泌することで線維化を溶解する可能性が示唆された．また，著者らと共同研究を行っているKimらの報告によると，ヒト臨床では骨髄幹細胞は肝幹前駆細胞を活性化させることで肝臓自体の再生を惹起する働きを有するとされている[19]．そのほかに，①骨髄幹細胞から肝細胞への分化，②骨髄幹細胞の分泌する液性因子による星細胞の抑制作用，③過剰な免疫抑制による肝障害の防止，などの機序が考えられているが，骨髄幹細胞がいかにして肝再生に寄与しているのか，その詳細はいまだ解明されていない．また，MSC，HSC，EPCのいずれもその有効性が報告されており，いずれの細胞が最もよく肝再生に寄与するのか，もしくはさまざまな細胞が混在した状態で最もよく肝再生に有効であるのかはわかっていない．

3.2 神経系

脳梗塞に対する細胞療法として神経幹細胞とその他の幹細胞を用いた治療が報告されている．その他の幹細胞を用いた治療は主としてMSCが用いられている．動物実験では骨髄由来のMSC，HSCのいずれも脳梗塞への有効性が期待され，運動機能の改善やfunctional MRI（magnetic resonance imaging；磁気共鳴画像）での信号改善が報告されている．その機序としては，①各種液性因子の分泌による脳保護と血管新生・神経再生の促進，②過剰な免疫反応の抑制，などが考えられている．MSCおよびHSCは*in vitro*では神経細胞様の細胞への分化能を

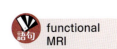

語句 functional MRI

MRIを利用して脳の活動領域を可視化する方法．脳細胞の電気信号ではなく，脳の血流動態の変化から脳活動を観察する．

有するが，いずれも神経細胞としての機能を有さないことが知られている．*in vivo* での分化については不明ではあるが，このことから骨髄幹細胞を用いた脳・神経系の再生には骨髄幹細胞による液性因子の分泌が重要と考えられている．

ヒトでの臨床試験では脳実質内，髄腔内，動脈内，静脈内の投与経路がとられており，脳梗塞・脳出血の発症から5日～1年の時点で骨髄単核球分画を投与する報告があり，投与経路や投与時点によらずその有効性ないし安全性が示唆されている[20]．

3.3 心・血管系

骨髄幹細胞を用いた心血管系の再生療法は虚血性心疾患や末梢動脈疾患（peripheral arterial disease〈PAD〉，Buerger〈バージャー〉病や閉塞性動脈硬化症）を対象としている．

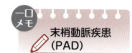

末梢動脈疾患（PAD）
全身の末梢動脈の動脈硬化による動脈の狭小化が原因で引き起こされる疾患群のこと．主に下肢の動脈硬化によるものであり，血流が低下することでしびれや冷感，重症では皮膚潰瘍などを生じる．

虚血性心疾患に対する治療効果

虚血性心疾患に対しては2001年にOrlicらがマウスの急性心筋梗塞モデルに骨髄幹細胞投与を行うことで心機能が改善することを報告し[21]，以降，さまざまな動物実験でその有効性が多数報告されている．ヒト臨床では心筋梗塞への骨髄幹細胞を用いた再生療法は骨髄単核球分画，MSCとEPCでその有効性が報告されている．細胞の投与は心筋内や冠動脈内に行われ，心筋の血液灌流の改善と梗塞サイズの縮小，心筋の収縮能の改善などの効果が報告されている．急性および慢性の心筋梗塞のいずれでもその治療効果が期待されているが，とくに急性心筋梗塞発症後の適切な細胞投与時期については4～7日目の投与がより効果が高いとされている．この投与時期と再生との関係については骨髄幹細胞による心筋リモデリングの抑制が考えられている．すなわち，心筋梗塞の発症から数日で起こる壊死した心筋の線維化および代償的な心筋の肥大を抑制することが考えられている．一方で，骨髄幹細胞投与での心機能の有意な改善はないとの報告も複数あり，今後の詳細な検討が望まれる[22]．

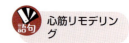

心筋リモデリング
心筋梗塞などで生じる心負荷に対して心機能を代償するために心臓に起こる構造変化のこと．左心室の拡張，心肥大，心収縮力の低下，心筋の線維化といった変化を生じる．急性期では代償性だが，進行性のものは心機能の低下をもたらす．

PADに対する治療効果

PADに対する治療効果としては骨髄単核球分画，MSC，EPCのいずれにおいても末梢循環の改善と皮膚潰瘍などの症状の改善が報告されている．

再生療法の機序

心・血管系に対する骨髄幹細胞を用いた再生療法の機序としては，①各種液性因子の分泌による血管新生の促進と心筋の再生，②骨髄幹細胞の血管内皮系への分化，といったものが考えられている．新生血管は移植した細胞から分化したものはごく少数であり，ほとんどの細胞は生着しないことから，心・血管系の再生にはとくに各種液性因子が重要と考えられている．Orlicらは骨髄幹細胞から心

筋細胞への分化をその機序としてあげていたが[21]，これに関しては否定的なデータが多く，骨髄幹細胞から分化したと考えられていた心筋細胞は，骨髄幹細胞と既存の心筋細胞が融合したものと考えられている．また，PADに対しては腸骨から採取した骨髄細胞を下肢に注射することで血管新生を促す治療法（血管新生療法〈angiogenic therapy〉）が先進医療として認可されている．

3.4 骨・軟骨

 関節軟骨は血管が乏しい組織であり，損傷を受けると自然に修復されることはないとされている．また，軟骨は血管が乏しいため，ほかの臓器とは異なり，その再生療法には細胞の全身投与ではなく，局所投与が必要とされている．関節局所に投与された骨髄MSCは炎症サイトカインの存在下で骨芽細胞，骨細胞，軟骨細胞へ分化する能力を有している．また，MSCは破骨細胞の分化誘導を抑制し，TGF-β（transforming growth factor-β；トランスフォーミング増殖因子β）などの産生を介して免疫抑制作用を有する．すなわちMSCは，①骨・関節軟骨の炎症による障害の抑制，②骨や軟骨を形成する細胞へ分化，③破骨細胞の抑制による骨破壊の防止，といった機序により関節リウマチや特発性大腿骨頭壊死症において骨・関節機能の再生が期待されている[23]．

 そのほかにも日本では，ハイドロキシアパタイトをベースとした人工骨と骨髄幹細胞を組み合わせることで骨再生を促進するといった研究も行われている．

4 今後の課題

 骨髄幹細胞を用いた再生療法では，骨髄に含まれるいずれの細胞種がより有効であるのか，どのような機序で再生に寄与しているのか，適切な細胞投与量と投与時期，細胞の投与経路による治療成績の違い，長期成績はどうなるかといった課題が残されている．

 また，再生の機序が解明されれば，それが骨髄幹細胞の分泌する液性因子による場合には創薬の可能性につながるとともに，液性因子の投与のみで臓器の再生が可能であれば細胞の採取が必要ないことから，より負担の少ない治療となる可能性があること，そして必要時すみやかに投与することが可能となる．今後も，これら課題を克服するための研究開発が望まれる．

（松浦桂司，髙見太郎，坂井田功）

●引用文献

1) Hamou C, et al. Mesenchymal stem cells can participate in ischemic neovascularization. Plast Reconstr Surg 2009；123（2 Suppl）：45S-55S.
2) Tepper OM, et al. Adult vasculogenesis occurs through in situ recruitment, proliferation, and tubulization of circulating bone marrow-derived cells. Blood 2005；105（3）：1068-1077.

3) Rennert RC, et al. Stem cell recruitment after injury: Lessons for regenerative medicine. Regen Med 2012;7(6):833-850.
4) Takahashi K, Yamanaka S. Induction of pluripotent stem cells from mouse embryonic and adult fibroblast cultures by defined factors. Cell 2006;126(4):663-676.
5) Deng XY, et al. Non-viral methods for generating integration-free, induced pluripotent stem cells. Curr Stem Cell Res Ther 2015;10(2):153-158.
6) Bossolasco P, et al. Neuro-glial differentiation of human bone marrow stem cells in vitro. Exp Neurol 2005;193(2):312-325.
7) Feng Z, et al. In vitro differentiation of rat bone marrow mesenchymal stem cells into hepatocytes. Hepatogastroenterology 2011;58(112):2081-2086.
8) Matsuura K, et al. Cardiomyocytes fuse with surrounding noncardiomyocytes and re-enter the cell cycle. J Cell Biol 2004;167(2):351-363.
9) Vassilopoulos G, et al. Transplanted bone marrow regenerates liver by cell fusion. Nature 2003;422(6934):901-904.
10) Kašėta V, et al. Quantitative evaluation of the transplanted lin(-) hematopoietic cell migration kinetics. Transpl Immunol 2016;34:54-59.
11) Lazennec G, Jorgensen C. Concise review: Adult multipotent stromal cells and cancer: Risk or benefit? Stem Cells 2008;26(6):1387-1394.
12) Godoy JA, et al. Combined dermatan sulfate and endothelial progenitor cell treatment: Action on the initial inflammatory response after arterial injury in C57BL/6 mice. Cytotherapy 2015;17(10):1447-1464.
13) Theise ND, et al. Liver from bone marrow in humans. Hepatology 2000;32(1):11-16.
14) Sakaida I, et al. Transplantation of bone marrow cells reduces CCl4-induced liver fibrosis in mice. Hepatology 2004;40(6):1304-1311.
15) Maeda M, et al. Autologous bone marrow cell infusions suppress tumor initiation in hepatocarcinogenic mice with liver cirrhosis. J Gastroenterol Hepatol 2012;27(Suppl 2):104-111.
16) Tanimoto H, et al. Improvement of liver fibrosis by infusion of cultured cells derived from human bone marrow. Cell Tissue Res 2013;354(3):717-728.
17) Salama H, et al. Autologous CD34+ and CD133+ stem cells transplantation in patients with end stage liver disease. World J Gastroenterol. 2010;16(42):5297-5305.
18) Nakamura T, et al. CD34(+) cell therapy is safe and effective in slowing the decline of hepatic reserve function in patients with decompensated liver cirrhosis. J Gastroenterol Hepatol. 2014;29(10):1830-1838.
19) Kim JK, et al. Autologous bone marrow infusion activates the progenitor cell compartment in patients with advanced liver cirrhosis. Cell Transplant 2010;19(10):1237-1246.
20) 北川一夫. 脳梗塞治療における再生医療の可能性. 診断と治療 2015;103(1):115-118.
21) Orlic D, et al. Bone marrow cells regenerate infarcted myocardium. Nature 2001;410(6829):701-705.
22) Liu B, et al. Impact of timing following acute myocardial infarction on efficacy and safety of bone marrow stem cells therapy: A network meta-analysis. Stem Cells Int 2016;2016:1031794.
23) Tanaka Y. Human mesenchymal stem cells as a tool for joint repair in rheumatoid arthritis. Clin Exp Rheumatol 2015;33(4 Suppl):S58-S62.

5 がんに対する細胞免疫療法

Summary
- がん免疫療法のうち，がんを抗原特異的に認識し攻撃するエフェクターT細胞を体外で大量に調製してから患者に輸注する細胞免疫療法（養子免疫療法）の開発が行われている．
- 標的抗原特異的エフェクターT細胞療法には代表的なものとして，①腫瘍抗原特異的TCR遺伝子導入T細胞療法，②CAR遺伝子導入T細胞療法があり，とくにCD19-CAR-T細胞療法は早期臨床試験において高い有効性が報告されている．
- 遺伝子改変T細胞療法のうちCAR遺伝子導入T細胞療法では高頻度にCRSを引き起こす．

Keywords ▶ 細胞免疫療法，遺伝子改変T細胞療法，キメラ抗原受容体（CAR），T細胞受容体（TCR），サイトカイン放出症候群（CRS）

1 はじめに

近年，がん免疫療法が実用化に向けて大きく前進してきている．がん免疫療法のうち，がんを抗原特異的に認識し攻撃するエフェクターT細胞を体外で大量に調製してから患者に輸注する細胞免疫療法（養子免疫療法）の開発もさかんに行われるようになってきている．細胞免疫療法は，非特異的エフェクター細胞療法，標的抗原特異的エフェクターT細胞療法に大別され，後者には腫瘍抗原特異的T細胞受容体遺伝子導入T細胞療法，キメラ抗原受容体遺伝子導入T細胞療法がある．現時点では，CD19陽性造血器腫瘍を対象としたCD19-CAR-T細胞療法は早期臨床試験で高い臨床効果を示しており，開発の成功に期待がかかっている．

語句　エフェクター細胞
⇒1章7の語句〈p.78〉参照．

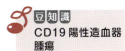
豆知識　CD19陽性造血器腫瘍
広範な分化段階のB細胞の細胞表面に発現するCD19分子を発現している造血器腫瘍の総称．多種にわたるB細胞系の悪性リンパ腫，白血病が含まれる．

2 がんに対する細胞免疫療法とは

がん細胞に直接関与して攻撃（破壊，増殖抑制）する作用をもつ細胞（エフェクター細胞）として，$CD8^+$T細胞，$CD4^+$T細胞，γδT細胞，NK（natural killer；ナチュラルキラー）細胞，NKT（natural killer T；ナチュラルキラーT）細胞などが知られている．がんに対する細胞免疫療法とは患者由来末梢血や腫瘍局所から得られた，これらの自己細胞を体外で処理・増殖させてから患者に輸注する方法である．体外での調製の際には，大別して抗原非特異的な刺激もしくは抗原特異的刺激（がん抗原や自己腫瘍細胞など）を行う方法がある．

近年では，がん患者由来のリンパ球に in vitro の閉鎖系で特定の標的抗原に対する抗原受容体遺伝子をウイルスベクターなどで導入・発現させて，人工的にがん抗原特異的に改変したT細胞を増殖させてから輸注するという，遺伝子改変T細胞療法の開発も試みられている．現時点では，抗原受容体としてT細胞受容体（T cell receptor：TCR）やキメラ抗原受容体（Chimeric antigen receptor：CAR）が用いられることが多い傾向にある．

有害事象例の中には，輸注療法の効果の促進のためのサイトカイン投与，患者にあらかじめ行った免疫抑制性薬剤投与や全身放射線照射による直接的な毒性によるものや，これらの前処置により輸注細胞の活性が修飾・増強されることによるものがある．前処置を受けた患者体内では，いわゆる恒常的リンパ球増殖（homeostatic lympho-proliferation）による輸注細胞の急速な増加と活性化に伴う体内のサイトカインの上昇，炎症反応などが出現し，とくに遺伝子改変T細胞療法のうちCAR遺伝子導入T（CAR-T）細胞療法では高頻度にサイトカイン放出症候群（cytokine release syndrome：CRS）を引き起こすことが知られている．

また，エフェクター細胞療法は現時点では多くの場合に患者の自己リンパ球が用いられているが，一部，非自己の細胞由来のエフェクター細胞療法も試みられている．

2.1 非特異的エフェクター細胞療法

非特異的エフェクター細胞の輸注療法には，活性化リンパ球療法，γδT細胞療法，NK細胞療法，NKT細胞療法などが含まれる．非特異的エフェクター細胞を用いる輸注療法では，重篤な有害事象の報告はほとんどない．

これらの輸注療法における治療の有効性に関する報告は散見されるものの，治療との因果関係については未確定であり，今後の検討課題である．科学的なエビデンスを構築するためには，適切な対照群を設定したうえで，統計学的解析を十分に考慮した臨床試験の実施を検討する必要があるだろう．

2.2 標的抗原特異的エフェクターT細胞療法

腫瘍抗原特異的T細胞療法

腫瘍浸潤リンパ球（tumor-infiltrating lymphocyte：TIL）から分離・調製された多クローン性の腫瘍抗原特異的T細胞輸注が主体である．

アメリカ国立がん研究所（National Cancer Institute：NCI）のRosenbergを中心に，1990年代半ばごろからTILを用いた腫瘍特異的T細胞を輸注する養子免疫療法（TIL養子免疫療法）の臨床試験が積極的に実施されてきた．主に，悪性黒色腫患者のがん組織を培養することによって，がん組織に浸潤しているがんに反応するリンパ球を拡大培養した後に患者に点滴静注する治療法である．細胞調製の技術改良を重ねた結果，進行悪性黒色腫を対象とした試験において，50〜

 in vitro

本章6-6の語句〈p.227〉参照．

T細胞受容体（TCR）

Tリンパ球の表面に発現し，抗原を認識する．

サイトカイン放出症候群（CRS）

1章2の語句〈p.14〉参照．

TIL養子免疫療法

1章9の語句〈p.99〉参照．

悪性黒色腫

皮膚，眼窩内組織，口腔粘膜上皮などに発生するメラノサイト由来の悪性腫瘍のこと．

70％程度の患者で完全寛解（complete response：CR）もしくは部分寛解（partial response：PR）し，CR例では長期間維持されたことが報告されている[1,2]．

TIL養子免疫療法の有効性を高めることに寄与した技術改良としては，患者由来TILを輸注する前に化学療法（シクロホスファミドやフルダラビンなど）や放射線照射を施行することによってリンパ球数を減らす処置を行うこと，TILの体外調製期間の短縮化，TILの調製方法の工夫[3,4]をしてリンパ球の老化を防ぐことがあげられる．前者により，体内のリンパ球との競合が少なくなった輸注TILが患者体内で活性化され増殖されるという，ホメオスタティック拡大（homeostatic expansion）が生じるものと考えられる．また，一時的にがん患者内の免疫抑制細胞（制御性T細胞〈regulator T cell〉や骨髄由来抑制細胞〈myeloid-derived suppressor cell：MDSC〉など）が減少することや，前処置により腫瘍細胞が破壊されることを契機に抗原提示細胞能が上がるものと考えられている．

腫瘍抗原特異的T細胞受容体遺伝子導入T細胞療法（図1）
●概要

患者末梢血由来のT細胞に，人為的に改変された腫瘍抗原特異的T細胞受容体（TCR）遺伝子をコードするウイルスベクターなどを in vitro の閉鎖系で導入し，増殖させてから輸注する治療法である．早期臨床試験において明確な腫瘍縮小や腫瘍消失例があり，長期にわたる寛解例も報告されている．一方で，急激な腫瘍細胞の傷害による腫瘍崩壊症候群も生じうる．標的抗原または正常組織で類似抗原を発現している細胞に対して過剰な免疫反応が生じ，死亡例を含む有害事象も報告されている．

  腫瘍崩壊症候群
抗悪性腫瘍薬や放射線照射の作用によってがん細胞が急速に大量に崩壊することにより，腫瘍内部に蓄積されていた核酸，リン酸，カリウムなどが血中に流れ出し，重度の電解質異常や臓器障害を引き起こすこと．

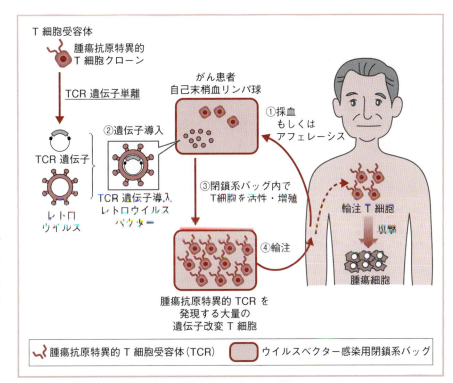

図1 腫瘍抗原特異的T細胞受容体遺伝子導入T細胞療法
（三重大学医学部　遺伝子・免疫細胞治療学教室より供与の図を改変）

● 代表的な臨床研究

前述の Rosenberg らは，2006 年に悪性黒色腫患者にレトロウイルスベクターにより MART-1（melanoma antigen recognized by T cells-1）抗原特異的 TCR を遺伝子導入したリンパ球を投与した臨床試験の結果を報告した．本試験において 17 例中 2 例で輸注細胞の長期間にわたる生体内維持，腫瘍縮小効果が示された[5]．また，より高い親和性の MART-1 抗原特異的 TCR や gp100 特異的 TCR を用いることにより奏効率が上がる（＜30％）ことが報告された[6]．

さらに，高親和性の NY-ESO-1 抗原特異的 TCR を用いた早期臨床試験では，悪性黒色腫患者で 45％，滑膜肉腫患者で 60％ の臨床効果が示され[7]，後に，CR 症例では長期間治療効果が維持されたことが報告された[8]．その後，June らのグループは NY-ESO-1 特異的高親和性 TCR を用いて，多発性骨髄腫患者において 80％（20 例中 16 例）に臨床効果を認め，無増悪生存期間（中央値）で 19.1 か月と長期間にわたる臨床効果を示したことを報告した[9]．

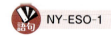

NY-ESO-1

⇒ 1 章 9 の語句⇒〈p.98〉参照．

● 今後の可能性

これまでは既知のがん抗原（分化関連抗原，がん精巣抗原，がん過剰発現抗原）由来の自己抗原を標的とした TCR を用いた治療が行われてきたが，本システムに有効性を示すがん種は限られていた．とくに，多くの固型がんにおいては数十〜数百もの（DNA ミスマッチ修復機能不全の患者では数千になることも）遺伝子変異が積み重なってがんが発症することもあるため，各々のがん患者で異なるがんに特異的な変異を認識する T 細胞を探索することの必要性が議論されている．

将来的には，次世代シーケンサーの技術革新により少量の腫瘍組織から，網羅的にがん患者個別の遺伝子変異が検出可能となっていること，さらには，バイオインフォマティックス（bioinformatics）の進歩により患者個別に免疫系に認識されるがん遺伝子変異（cancer neo antigen；がん新生抗原）由来のがん抗原アミノ酸配列の同定が可能となりつつあるため，患者個別変異に基づいた cancer neo antigen を標的とした TCR 改変 T 細胞療法の可能性が検討されている．

次世代シーケンサー

⇒ 1 章 9 の語句⇒〈p.100〉参照．

がん新生抗原

⇒詳しくは，1 章「9　がんワクチン」〈p.98〉参照．

● 有害事象

T 細胞療法においては，T 細胞の抗原反応性に起因すると考えられる有害事象が観察されてきた．悪性黒色腫患者に観察される皮膚白斑は代表的なものである．がん抗原特異的 TCR 遺伝子導入 T 細胞の養子免疫療法では特有の重篤な有害事象が報告されている[10-12]．とくに，人為的に遺伝子改変操作を加えた高親和性 TCR や動物由来 TCR を用いた遺伝子導入 T 細胞療法においては，その発現頻度が増加する傾向にある．

CEA（carcinoembryionic antigen；がん胎児性抗原）特異的 TCR 遺伝子導入 T 細胞療法では，重篤な大腸炎が認められた[13]．MAGE（melanoma antigen gene）-A3 抗原特異的高親和性 TCR 遺伝子導入 T 細胞療法においては，MAGE-A3 と同じアミノ酸配列を含む MAGE-A12 発現組織への交叉反応性に

よると考えられる重篤な中枢神経系毒性や心筋細胞のtitin由来アミノ酸ペプチドへの交叉反応性と考えられる心毒性による死亡例が報告され，臨床試験が中止となった[10-12]．

● **留意事項**

　分化関連抗原，がん精巣抗原，がん過剰発現抗原由来の自己抗原を標的としたTCRを用いた場合は，宿主のT細胞分化過程におけるネガティブセレクションによって生体内に存在するT細胞上のTCRのほとんどは低親和性から中親和性に限られるため，これらの自然ながん抗原特異的TCR導入T細胞療法による治療効果は不十分であると想定されている．したがって，近年，遺伝子改変技術を用いてこれらのがん抗原特異的TCRを高親和性に改変することや，動物由来のTCRを用いることにより抗腫瘍効果を高めることが見込める反面，前述のように，これらのTCRは生体内のネガティブセレクションを経ていないため，正常組織に対する交叉反応を生じる可能性には十分な注意が必要である．

キメラ抗原受容体遺伝子導入T（CAR-T）細胞療法

●キメラ抗原受容体（CAR）とは

　腫瘍抗原に特異的なモノクローナル抗体可変領域の軽鎖（VL）と重鎖（VH）を直列に結合させた単鎖抗体（scFv）をN末端側に，TCR ζ鎖をC末端側にもつキメラタンパクの総称である．人為的に改変されたCAR遺伝子を患者末梢血由来のT細胞にウイルスベクターなどを用いて in vitro 閉鎖系で導入し，増殖させてから輸注する[14]（図2）．

●3つの世代のCAR-T細胞

　CAR構造は細胞内シグナル伝達領域の構造により3つの世代に分類される．第一世代はCD3ζ鎖のみをシグナル伝達領域に用いたものであり，第二世代はCD3ζ鎖に加え，CD28もしくはCD137（4-1BB）などのT細胞の共刺激分子シグナル伝達領域を1つ組み込んだものであり，第三

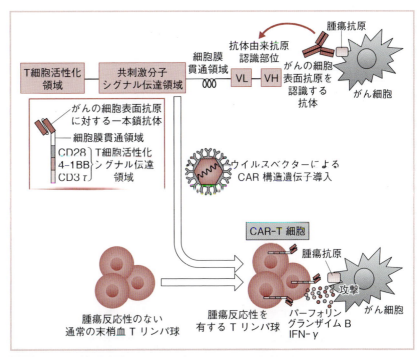

図2 キメラ抗原受容体遺伝子導入T（CAR-T）細胞療法の構造
IFN-γ（interferon γ；インターフェロンγ）．

世代はCD3ζ鎖に加え，CD28もしくはCD137（4-1BB）などのT細胞の共刺激分子シグナル伝達領域を2つ以上組み込んだものである（図3）．第一世代のCAR-T細胞と比較して，第二世代，第三世代のCAR-T細胞は，細胞増殖能や細胞傷害活性が高く，さらに生体内で長期間生存することが報告されている．また，4-1BBを含む細胞内シグナル伝達領域の構造がCAR-T細胞のexsaustion（疲弊）を防

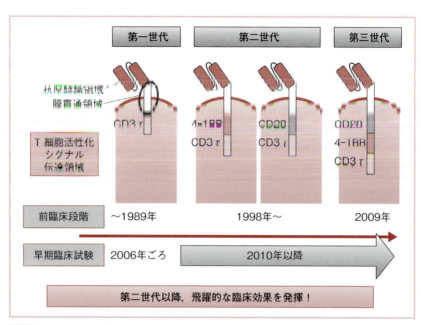

図3 CAR-T細胞療法開発の歴史

止し，細胞の寿命を延ばすと報告されている[15-17]．

● **CD19を標的としたCAR-T細胞療法の効果**

　CD19陽性急性リンパ性白血病に対してCD19-CAR遺伝子導入T細胞を投与（CD19 CAR-T細胞療法）された早期臨床試験では，大多数の症例においてCRを認め，長期にわたる寛解例も報告されている．2014年には，B細胞性急性リンパ性白血病に対してCD19を標的としたCAR-T細胞療法がアメリカ食品医薬品局（Food and Drug Administration：FDA）によりbreakthrough therapyと認定されており，臨床開発の成功の期待が高まっている．

　CD19はB細胞に限局して発現し，非Hodgkin（ホジキン）リンパ腫，急性リンパ性白血病（acute lymphocytic leukemia：ALL），慢性リンパ性白血病（chronic lymphocytic leukemia：CLL）などで発現する．これまで，治療抵抗性のB細胞系腫瘍に対して，CD28もしくは4-1BBをシグナル伝達領域に用いた，いわゆる第二世代のCAR-T細胞の早期臨床試験が複数の施設で行われ，いずれも優れた臨床効果が報告されている[17-24]．小児・若年者の再発・難治性のCD19陽性ALLを対象とした第I・II相臨床試験において，92％（39例中36例）もの高いCRを示し，長期寛解を維持する症例も認めている[23]．現在ではメガ・ファーマが臨床開発に参画し，臨床開発の成功が期待されている．また最近，既治療の多発性骨髄腫に対しても早期臨床試験において有効性が報告された[25]．

● **その他の腫瘍細胞表面抗原を標的としたCAR-T細胞療法の開発**

　そのほかの腫瘍細胞表面抗原を標的としたCAR-T細胞療法の開発も試みられているが，本システムによる標的抗原が細胞表面抗原に限られるため，標的抗

原が正常細胞に発現が認められる場合は，on-target off-tumor toxicity の問題がつきまとうため，CD19 ほどの高い臨床効果を示すものは現時点では報告されていない．

●有害事象

CD19-CAR-T 細胞療法施行患者における有害事象として，高い抗腫瘍効果とともに CRS や腫瘍崩壊症候群も高頻度で生じることが報告されている[22]．

CRS の臨床症状としては発熱，心機能障害による血圧低下，呼吸障害，神経障害などが特徴的であり，通常は CAR-T 細胞輸注後，数日～1 週間以内の発症が多いとされる．ただし，早い場合は細胞輸注数週間後の CRS 発症による死亡例も報告されているため，注意が必要である．

通常，CRS 発症時は集中治療室管理下で循環・呼吸状態をモニタリングしながら，すみやかに治療を開始することが推奨される．CRS 発症後の治療法としては抗 IL (interleukin；インターロイキン)-6 受容体抗体（トシリズマブ）が第一選択として用いられており，多くの症例で数時間以内に解熱，血圧の安定化を認めるが，24 時間以内に効果を認めない場合は再投与を検討する．トシリズマブに抵抗性の場合はステロイド投与（例：デキサメサゾン 10 mg）なども行われるが，ステロイドが CAR-T 細胞の増殖を抑制し抗腫瘍効果を低下させると考えられており，注意を要する．

また，臨床症状が敗血症に類似しているため，感染症のスクリーニング（培養検査）と経験的な抗菌薬治療を，CRS に対する治療と同時並行して行う．発症リスク因子として残存腫瘍量が報告されており，投与時の腫瘍崩壊症候群が過剰なサイトカイン放出に影響すると考えられている．実際，血清中の IL-6 や IFN-γ などの炎症性サイトカイン濃度や C 反応性タンパク（C-reactive protein：CRP）値（>20 mg/dL）が CRS の発症との相関を認めると報告されている[26]．

また，神経症状（頭痛，意識障害，錯乱，せん妄，失語，幻覚，振戦，痙攣，歩行障害など）は発熱や循環・呼吸動態が正常化した後に発症することもあるため，注意が必要である．

3 その他：非自己細胞を用いた細胞療法

歴史的には同種造血幹細胞移植療法やそれに伴うドナーリンパ球輸注療法は広く行われ，すでに実地臨床で用いられ臨床効果が確立している細胞療法である．

非自己のエフェクター細胞を用いる利点として，輸注細胞の均質性の確保，患者の状態による治療への影響の低減，輸注の随時性の確保などの優位性が得られる可能性がある．一方，欠点として，輸注細胞の拒絶反応や移植片対宿主病（graft-versus-host disease：GVHD）の問題がある．

また，ナチュラルキラー細胞（NK 細胞）や CAR-T 細胞療法などのエフェクター細胞の輸注療法にも一部，非自己の細胞を用いる試みがあるが，安全性や有

語句 on-target off-tumor toxicity

on target（標的分子）および off target（標的以外の分子）への toxicity（毒性）．

移植片対宿主病（GVHD）

ドナー（臓器提供者）の臓器が，免疫応答によってレシピエントの臓器を攻撃することによって起こる症状のこと．

効性については現時点では未確定である．

4 今後の展望

　近年，がんに対する細胞免疫療法は目覚ましい発展を遂げているが，実用化に向けては，現状では多くの課題が残されている．たとえば，腫瘍抗原特異的T細胞受容体遺伝子導入T細胞療法の開発においては，現状では単一がん抗原由来の単一エピトープを認識できるT細胞受容体のみを遺伝子導入したT細胞を輸注しているにすぎない．がん患者ごとに異なり多数存在すると想定されるneo antigen由来のエピトープにどのように対応していくかが課題であると考えられる．また，CAR-T細胞療法については，CD19陽性造血器腫瘍に対しては早期臨床試験で高い臨床効果を認めているものの，ほかのがん種での開発については，現時点では十分な臨床効果を得られているとはいいがたい．今後，ほかの疾患への適応の拡大を目指していくためには，いかにして標的抗原（細胞表面）を探索していくかが鍵となってくるであろう．

　日本のアカデミア発のシーズ（seeds）として，京都大学を中心としたグループによるがん組織等に由来するがん抗原特異的T細胞から樹立したiPS細胞から再度がん抗原特異的T細胞を大量に分化誘導したのちに自家移植する方法[27,28]や，FITC（fluorescein isothiocyanate；フルオレセインイソチオシアネート）標識した各種抗体を認識して複数の表面抗原を発現した腫瘍へ対応可能なFITC-CAR-T細胞療法[30]などが臨床試験開始を目指して準備が進められており，今後の開発に期待がかかる．

（北野滋久）

● 引用文献

1) Rosenberg SA, Restifo NP. Adoptive cell transfer as personalized immunotherapy for human cancer. Science 2015；348(6230)：62-68.
2) Gattinoni L, et al. Adoptive immunotherapy for cancer：Building on success. Nat Rev Immunol 2006；6(5)：383-393.
3) Butler MO, et al. Establishment of antitumor memory in humans using in vitro-educated CD8+ T cells. Sci Transl Med 2011；3(80)：80ra34.
4) Chapuis AG, et al. Transferred WT1-reactive CD8+ T cells can mediate antileukemic activity and persist in post-transplant patients. Sci Transl Med 2013；5(174)：174ra27.
5) Morgan RA, et al. Cancer regression in patients after transfer of genetically engineered lymphocytes. Science 2006；314(5796)：126-129.
6) Johnson LA, et al. Gene therapy with human and mouse T-cell receptors mediates cancer regression and targets normal tissues expressing cognate antigen. Blood 2009；114(3)：535-546.
7) Robbins PF, et al. Tumor regression in patients with metastatic synovial cell sarcoma and melanoma using genetically engineered lymphocytes reactive with NY-ESO-1. J Clin Oncol 2011；29(7)：917-924.
8) Robbins PF, et al. A pilot trial using lymphocytes genetically engineered with an NY-

ESO-1-reactive T-cell receptor : Long-term follow-up and correlates with response. Clin Cancer Res 2015 ; 21 (5) : 1019-1027.
9) Rapoport AP, et al. NY-ESO-1-specific TCR-engineered T cells mediate sustained antigen-specific antitumor effects in myeloma. Nat Med 2015 ; 21 (8) : 914-921.
10) Morgan RA, et al. Cancer regression and neurological toxicity following anti-MAGE-A3 TCR gene therapy. J Immunother 2013 ; 36 (2) : 133-151.
11) Cameron BJ, et al. Identification of a Titin-derived HLA-A1-presented peptide as a cross-reactive target for engineered MAGE A3-directed T cells. Sci Transl Med 2013 ; 5 (197) : 197ra03.
12) Linette GP, et al. Cardiovascular toxicity and titin cross-reactivity of affinity-enhanced T cells in myeloma and melanoma. Blood 2013 8 ; 122 (6) : 863-871.
13) Parkhurst MR, et al. T cells targeting carcinoembryonic antigen can mediate regression of metastatic colorectal cancer but induce severe transient colitis. Mol Ther 2011 ; 19 (3) : 620-626.
14) Mackall CL, et al. Immune-based therapies for childhood cancer. Nat Rev Clin Oncol 2014 ; 11 (12) : 693-703.
15) Kowolik CM, et al. CD28 costimulation provided through a CD19-specific chimeric antigen receptor enhances in vivo persistence and antitumor efficacy of adoptively transferred T cells. Cancer Res 2006 ; 66 (22) : 10995-1004.
16) Carpenito C, et al. Control of large, established tumor xenografts with genetically retargeted human T cells containing CD28 and CD137 domains. Proc Natl Acad Sci U S A 2009 ; 106 (9) : 3360-3365.
17) Savoldo B, et al. CD28 costimulation improves expansion and persistence of chimeric antigen receptor-modified T cells in lymphoma patients. J Clin Invest 2011 ; 121 (5) : 1822-1826.
18) Brentjens RJ, et al. Safety and persistence of adoptively transferred autologous CD19-targeted T cells in patients with relapsed or chemotherapy refractory B-cell leukemias. Blood 2011 ; 118 (18) : 4817-4828.
19) Kalos M, et al. T cells with chimeric antigen receptors have potent antitumor effects and can establish memory in patients with advanced leukemia. Sci Transl Med 2011 ; 3 (95) : 95ra73.
20) Kochenderfer JN, et al. Adoptive transfer of syngeneic T cells transduced with a chimeric antigen receptor that recognizes murine CD19 can eradicate lymphoma and normal B cells. Blood 2010 ; 116 (19) : 3875-3886.
21) Porter DL, et al. Chimeric antigen receptor-modified T cells in chronic lymphoid leukemia. N Engl J Med 2011 ; 365 (8) : 725-733.
22) Grupp SA, et al. Chimeric antigen receptor-modified T cells for acute lymphoid leukemia. N Engl J Med 2013 ; 368 (16) : 1509-1518.
23) Maude SL, et al. Chimeric antigen receptor T cells for sustained remissions in leukemia. N Engl J Med 2014 ; 371 (16) : 1507-1517.
24) Lee DW, et al. T cells expressing CD19 chimeric antigen receptors for acute lymphoblastic leukaemia in children and young adults : A phase 1 dose-escalation trial. Lancet 2015 ; 385 (9967) : 517-528.
25) Garfall AL, et al. Chimeric Antigen Receptor T Cells against CD19 for Multiple Myeloma. N Engl J Med 2015 ; 373 (11) : 1040-1047.
26) Davila ML, et al. Efficacy and toxicity management of 19-28z CAR T cell therapy in B cell acute lymphoblastic leukemia. Sci Transl Med 2014 ; 6 (224) : 224ra25.
27) Nishimura T, et al. Generation of rejuvenated antigen-specific T cells by reprogramming to pluripotency and redifferentiation. Cell Stem Cell 2013 ; 12 (1) : 114-126.
28) Vizcardo R, et al. Regeneration of human tumor antigen-specific T cells from iPSCs derived from mature CD8 (+) T cells. Cell Stem Cell 2013 ; 12 (1) : 31-36.

29) Tamada K, et al. Redirecting gene-modified T cells toward various cancer types using tagged antibodies. Clini cancer res 2012;18(23):6436-6445.

● **参考資料**

1. 厚生労働省医薬品等審査迅速化事業費補助金　革新的医薬品・医療機器・再生医療製品実用化促進事業　ガイダンス作成のための検討委員会．がん免疫療法開発のガイダンス 2015　早期臨床試験の考え方　安全で効果的な開発を目指して．2016．https://www.mhlw.go.jp/files/000205614.pdf

6 iPS細胞による再生医療：総論

Summary

- 患者由来の体細胞にOct3/4，Sox2，Klf4，c-Mycの4つの転写因子を導入する簡便な遺伝子操作によって，無限の増殖能と全身の細胞種への多分化能を有するiPS細胞が樹立された．
- iPS細胞の誕生によって，患者自身のiPS細胞を用いた拒絶反応のない再生医療（細胞療法）や難治性疾患の患者由来iPS細胞を用いた疾患モデルの作製とそれを用いた病態解析や治療薬探索が可能となった．そのほかにも，iPS細胞を用いた薬物毒性評価が研究されている．
- 今後のiPS細胞研究の課題として，リプログラミング機構の解明，ヒトiPS細胞の未分化維持機構の解明による均一な細胞株の樹立，分化誘導技術の進展による機能的に成熟した細胞や組織，臓器の作製などがあげられる．

Keywords ▶ iPS細胞，リプログラミング，細胞療法，疾患モデル作製，治療薬探索，薬物毒性評価

1 基礎

1.1 iPS細胞とは

　iPS細胞（induced pluripotent stem cell；人工多能性幹細胞）は，2006年に京都大学山中伸弥博士らがマウスで，そして，2007年に山中らと米ウィスコンシン大学ジェームズ・トムソン（James Thomson）博士らが同時にヒトで開発した多能性幹細胞である[1-3]．オリジナルの論文では，Oct3/4，Sox2，Klf4，c-Mycの4つの転写因子（山中4因子ともよばれる）を体細胞に導入するだけの簡便な遺伝子操作によって樹立されている（図1A）．

　別の多能性幹細胞であるES細胞（embryonic stem cell；胚性幹細胞）と形態学的にも機能的にも類似しており，同等の無限の自己複製（self-renewal）能と全身の細胞種へ分化する多分化能（多能性；multipotency）を有している．

　iPS細胞の開発当初，マウスやヒトの線維芽細胞から樹立が行われたが，その後，iPS細胞は生体内のほぼすべての細胞種から樹立可能であることが判明し，現在は患者が病院で受ける血液検査用の末梢血液1 mLからでも樹立可能となっている．iPS細胞が樹立されている動物種としては，マウスとヒトのiPS細胞と比べて培養条件が十分に確立されていない可能性もあるが，サル，ラット，ブタ，イヌ，ウサギなどからの樹立が報告されている．

語句　多能性幹細胞

全身の臓器を構成する外胚葉，中胚葉，内胚葉の3つの胚葉由来の細胞種に分化できる幹細胞．全能性を有する受精卵と異なり，胎盤などの胚体外組織には分化できない．ES細胞とiPS細胞以外に，胚性がん細胞（embryonic carcinoma cell；EC細胞），胚性生殖細胞（embryonic germ cell；EG細胞），mGS細胞（multipotent germ stem cell）などがある．

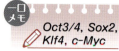

図1 iPS細胞を用いた臨床応用と実用化を目指した研究領域
iPS細胞は，患者由来の体細胞に Oct3/4, Sox2, Klf4, c-Myc の遺伝子導入によって樹立され，無限の自己複製能と全身の細胞種への多分化能を有する（A）．iPS細胞を用いて，細胞療法，疾患モデル作製，治療薬探索，薬物毒性評価などの研究が行われている（B）．

一口メモ

Oct3/4, Sox2, Klf4, c-Myc

未分化ES/iPS細胞に発現する転写調節因子．Oct3/4 (POU domain, class 5, transcription factor 1 : Pou5f1) はES/iPS細胞の未分化維持に必須の因子．Sox2 (SRY-related HMG box 2) と Klf4 (Kruppel-like factor 4) は Oct3/4 と協調して下流遺伝子の発現を制御する．がん関連遺伝子である c-Myc は iPS 細胞樹立効率を高める．

1.2 iPS細胞の誕生

　生物の個体においては，受精卵の1個の細胞が分裂を繰り返しながら，さまざまな体細胞種へと最終分化していく．全身の臓器を構成する最終分化細胞は，受精卵に由来するが多種類の細胞へ分化しうる多能性を発揮することはないと考えられていた．

　しかし，1958年にイギリス人のジョン・ガードン（John Gurdon）博士らが，紫外線照射で除核したアフリカツメガエルの未受精卵に，オタマジャクシの腸由来の体細胞核を移植すること（体細胞核移植〈somatic cell nuclear transfer : SCNT〉）によってクローンガエルを誕生させることに成功した．この現象は，最終分化した体細胞の核のプログラムが多能性を有する未分化状態に戻ったことを意味し，リプログラミング（再プログラム化〈reprogramming〉）または初期化とよばれている．その後，ヒツジやマウスといった哺乳類でも体細胞核移植によってリプログラミングを起こし，クローン動物が作製された．また，体細胞とES細胞を細胞融合（cell fusion）しても体細胞核のリプログラミングが生じることが報告され，リプログラミング誘導因子が，受精卵あるいはES細胞の細胞質に存在することが示唆された．

　この知見をもとに，山中らはES細胞に発現する24の候補遺伝子を選出し，1

因子ずつを線維芽細胞に導入したが，リプログラミングを起こすことはできなかった．しかし，24遺伝子すべてを同時に導入するという大胆な発想の実験を行ったところ，形態学的にES細胞に類似した幹細胞が得られることを発見した．そして，リプログラミング誘導因子の絞り込みを行ったところ，前述の4因子の組み合わせで十分であることがわかり，この遺伝子導入で樹立される多能性幹細胞をiPS細胞と名付けた．

1.3 iPS細胞の利点

現在までに，多数の幹細胞が同定または樹立されているが，再生医療の開発のために近年とくに注目を集めているのが，ES細胞とiPS細胞である．ES細胞は，受精卵の中にある内部細胞塊とよばれる細胞塊を取り出し，培養することで樹立される．1981年にマウスのES細胞が初めて樹立され，疾患モデルマウスの作製などによる医学の進展に多大なる貢献をした．その後，1998年にヒトのES細胞が樹立され，無限に増える移植用細胞の元となる供給源が登場し，再生医療が現実のこととしてとらえられるようになった[4]．

しかし，ヒトES細胞から作製される細胞種を再生医療に用いる場合，移植後に拒絶反応が生じて移植された細胞や組織が破壊されることや，それを抑えるために免疫抑制薬を投与したときに感染症やがんなどの重篤な副作用が生じることが問題であった．またヒトES細胞は，ヒトの受精卵を破壊して樹立されるため倫理的問題も生じていた．一方iPS細胞は，患者自身の体細胞から樹立されるため，移植後の拒絶反応の問題がない．また，受精卵を使用しないため倫理的問題も少ない．iPS細胞は，これらヒトES細胞にかかわる2つの問題点を解決可能とし，再生医療を実現化に向けて大きく加速させた（**表1**）．

またiPS細胞の別の利点として，難治性疾患の患者体細胞より樹立されるiPS細胞を用いて病態解析や治療薬探索（drug discovery）を行う疾患モデル作製

表1 ES細胞とiPS細胞の比較

	ES細胞	iPS細胞
原材料	受精卵胚盤胞の内部細胞塊	皮膚や血液などの体細胞
樹立対象（ドナー）の選択	困難	容易
樹立法	内部細胞塊の体外培養	遺伝子導入
増殖能	旺盛	旺盛
分化能	全身の細胞種	全身の細胞種
遺伝子操作	可能	可能
安全性	移植後に腫瘍形成の危険性あり	移植後に腫瘍形成の危険性あり
倫理的問題	受精卵の破壊に関する問題	ゲノム情報が漏出する危険性
拒絶反応	あり	本人由来の株ではなし

(disease modeling）研究が可能となったことがあげられる．具体的には，遺伝性疾患などの患者体細胞から病気の発症要因を有する疾患特異的iPS細胞（disease-specific iPS cell）を樹立し，そのiPS細胞を病気で傷害される細胞種へ分化誘導することによって試験管内で疾患を再現するモデルを作製する．そのモデルを用いて疾患の詳しい病態解析や治療薬探索を行う（図1B）（⇒本章「6-6 疾患再現，創薬スクリーニングへの応用」〈p.224〉参照）．

1.4 分化誘導研究の現状について

各臓器の発生過程を再現したヒトiPS細胞の分化誘導研究がさかんに行われている．外胚葉性器官としては，ドパミン神経，運動神経，グリアなどの神経細胞や視細胞，網膜細胞，角膜細胞などの眼や皮膚の細胞が誘導可能となっている．中胚葉性器官では，心筋や血管内皮などの心血管系細胞，血液細胞，骨・軟骨，骨格筋，脂肪，腎臓などの細胞の分化誘導の報告がある．内胚葉性器官では，肝臓，膵臓，腸，肺などの構成細胞が誘導されている．さらに，精子や卵などの生殖細胞も誘導可能となっている．

2 臨床

2.1 iPS細胞を用いた臨床応用と実用化を目指した研究領域（図1B）

iPS細胞から分化誘導される細胞種の移植により臓器の機能不全からの回復を図る細胞療法（cell therapy，狭義の再生医療）が注目を集めているが，そのほかにもiPS細胞を用いた臨床応用と実用化を目指した研究領域として前述の疾患モデル作製研究とそれを用いた治療薬探索，さらに薬物毒性評価（toxicology screening）などがあげられる．薬物毒性評価は，開発中の治療薬候補の毒性を，従来の人体を用いる治験ではなく，ヒトiPS細胞から分化誘導される細胞種を用いて試験管内で検証するものであり，心筋細胞や肝細胞を中心に複数の細胞種で研究が進められている（⇒本章「6-7 薬物毒性評価」〈p.233〉参照）．

2.2 再生医療

がん化の危険性の少ない安全なiPS細胞樹立方法の開発

iPS細胞の開発当初，レトロウイルスベクターやレンチウイルスベクターによる初期化因子の遺伝子導入によってiPS細胞が樹立されていたが，これらのベクターは，ホスト細胞の染色体内に組み込まれるため，がん遺伝子の近傍に組み込まれ活性化することによるがん化の危険性が危惧されていた．この問題を解決するため，染色体に組み込まれない，がん化の危険性の少ないiPS細胞樹立方法の開発がさかんに研究された．

一口メモ　レトロウイルスベクターとレンチウイルスベクターの特徴

ともにレトロウイルス科に属するRNAウイルスであり，逆転写酵素を用いて合成される二本鎖DNAが宿主細胞のゲノムに組み込まれ，そこからウイルスRNAが転写・増幅される．この性質を利用して外来遺伝子を染色体へ導入するベクターとして，基礎実験や遺伝子治療臨床試験でも汎用されているが，がん遺伝子近傍に挿入されがん遺伝子を活性化してしまうと，発がんを誘導する危険性がある．

京都大学iPS細胞研究所の沖田圭介博士らは，EB（Epstein-Barr；エプスタイン・バー）ウイルスの遺伝子配列由来のエピソーマルベクターを用いたOct3/4, Sox2, Klf4, L-Myc, Lin28, shp53の6因子の遺伝子導入によるiPS細胞の樹立法を開発した[5]．エピソーマルベクターは核内ではなく細胞質内で導入遺伝子を発現するため，本方法ではホスト細胞の染色体を傷つけず，がん化の危険性が少ない．また，本方法はどのような細胞種からでもオリジナルのiPS細胞樹立法と同等以上の効率でiPS細胞を樹立できる優れたものである．

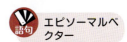

エピソーマルベクター

⇒2章2の語句〈p.146〉参照．

再生医療用iPS細胞バンクの整備

iPS細胞は患者自身の体細胞から樹立されるため，それから分化させた細胞を移植した際に拒絶反応が起こらないことが特長であるが，現在の技術レベルでは，患者各人からiPS細胞を樹立して移植を行う自家移植を実施するとコストが高い．また，患者の体細胞採取からiPS細胞株の樹立，最適iPS細胞株の選択，移植用細胞への分化誘導，移植のステップを行うのに年余の時間がかかるため，疾患によっては治療時期を逃してしまう問題がある．

これらの問題点を解決するために，京都大学iPS細胞研究所では，再生医療用のiPS細胞バンクの整備を進めている．すなわち，つくり置きのiPS細胞を準備しておき，患者が発生した際に最も適した型のバンクのiPS細胞株から分化誘導される細胞の移植が計画されている．その目的のため，拒絶反応に関連の深いHLA（human leukocyte antigen；ヒト白血球抗原）遺伝子座であるHLA-A，HLA-B，HLA-DRB1がホモであるドナーからのiPS細胞樹立が行われている．患者のHLA-A，HLA-B，HLA-DRB1遺伝子座の片方が同じ型のバンクのiPS細胞株を使用することが想定されており，前述のがん化の危険性の少ないエピソーマルベクターを用いて樹立が進められている．

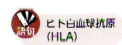

ヒト白血球抗原（HLA）

6番染色体短腕上に存在する主要組織適合遺伝子複合体（major histocompatibility complex；MHC）の産物．赤血球を除くほぼすべての細胞に存在し，自己と非自己の認識に関与する．各々が数十種類の異なるタイプを有するA，B，C，DR，DQ，DP座などの抗原から構成され，父母それぞれから受け継ぐハプロタイプ（haplotype）の組み合わせは数万通りあると考えられている．

ハプロタイプ

haploid genotypeの略語であり，単倍型ともよばれる．単一の染色体上に存在する遺伝子の組み合わせのことであり，連鎖して遺伝する傾向がある．

iPS細胞を用いた再生医療の実現に近い臓器と疾患

2014年秋に神戸の先端医療センター病院にて世界初のiPS細胞を用いた臨床研究である滲出型加齢黄斑変性患者へのiPS細胞由来網膜色素上皮細胞シートの移植が行われた．そのほかにも，パーキンソン病患者へのiPS細胞由来ドパミン神経細胞の移植や血小板減少症患者に対するiPS細胞由来血小板の輸血，脊髄損傷患者への神経前駆細胞移植，重症角膜疾患に対する角膜上皮および内皮細胞移植，重症心不全に対する心筋細胞移植などが数年内の実施に向け計画が進められている．また，糖尿病に対するiPS細胞由来膵細胞の移植やがん患者に対するiPS細胞由来T細胞の輸注によるがん治療も近い将来の実施が予想される．

3 課題と展望

3.1 課題

幹細胞では，セルフリニューアル（自己複製）機構の詳細はほぼ未解明のようにみえる．次に，マウス胚性幹細胞の未分化維持機構は解明されており，それに基づき細胞株間で分化能などの性質を均一にする維持培養法が確立されている．一方，ヒトES/iPS細胞の未分化維持機構は未解明であるため，現在の維持培養法では細胞株間の性質のばらつきが大きい．iPS細胞の分化誘導に関しては，さまざまな細胞種が作製可能となっているが，機能的に成熟した成体型の細胞や複数種の細胞が統合された機能的な組織や臓器を作製することがまだまだ困難である．臨床面では，iPS細胞由来細胞種のデバイスを含めた移植方法の開発と再生医療の適応疾患のさらなる検討が必要である．

3.2 展望

上述の課題の解決によりiPS細胞を用いた再生医療の適応疾患の拡大が期待される．また，iPS細胞樹立や移植用細胞作製のコストや時間を削減することによる自家移植の普及が期待される．分化誘導技術の進展により，機能的に成熟した細胞や組織・臓器の作製が可能となれば，より正確に病態を再現した疾患モデルの作製によって新規診断法や治療薬の開発，臓器移植におけるドナー不足の問題の解決が期待される．

4 iPS細胞を用いた再生医療において薬剤師に期待する役割

基本的な概念として，再生医療（細胞療法）は低分子による従来の医薬品とはまったく異なることを薬剤師は認識しておく必要がある．そのうえで，以下の役割が期待される．

- 従来の低分子医薬品と比較しての違い（薬効，メカニズム〈mechanism of action, mode of action：MOA〉など）を正確に理解し，患者に説明する．そのためには，発生，再生／分化に関する知識が必要となる．
- 再生医療において予想される副作用情報（線維化，がん化，移植片対宿主病〈graft-versus-host disease：GVHD〉など）を理解する．
- 細胞療法の補助となる薬剤（免疫抑制薬など），およびほかの薬剤併用などの投与管理，ならびに薬剤アレルギーの有無などの薬歴管理を行う．
- 再生医療を行う際に服薬中の薬剤との関連を理解し，患者に説明する．
- 低分子医薬品とは異なるため，新しい製剤的および薬物動態的概念をつくり上げていく．

また，ADME（Absorption〈吸収〉，Distribution〈分布〉，Metabolism〈代謝〉、Excretion〈排泄〉）や創薬に関する知識を活用して，iPS細胞由来細胞種を用いた薬物毒性評価系の開発や疾患特異的iPS細胞を用いた創薬における貢献も期待される．

（長船健二）

● 引用文献

1) Takahashi K, Yamanaka S. Induction of pluripotent stem cells from embryonic and adult fibroblast cultures by defined factors. Cell 2006；126(4)：663-676.
2) Takahashi K, et al. Induction of pluripotent stem cells from adult human fibroblasts by defined factors. Cell 2007；131(5)：861-872.
3) Yu J, et al. Induced pluripotent stem cell lines derived from human somatic cells. Science 2007；318(5858)：1917-1920.
4) Thomson JA, et al. Embryonic stem cell lines derived from human blastocysts. Science 1998；282(5391)：1145-1147.
5) Okita K, et al. A more efficient method to generate integration-free human iPS cells. Nat Methods 2011；8(5)：409-412.

● 参考資料

1. 長船健二. もっとよくわかる！　幹細胞と再生医療. 羊土社；2014.

6 iPS細胞による再生医療

6-1 網膜

Summary

- 視細胞が障害される疾患には，遺伝性の変性疾患である網膜色素変性や，網膜下の網膜色素上皮細胞（RPE）や脈絡膜血管を病巣として二次的に視細胞の障害をきたす加齢黄斑変性などがあげられる．
- これら網膜変性に対して幹細胞を用いた網膜再生治療法の開発が進んでいる．ES細胞およびiPS細胞は，未分化のまま半永久的に分裂を繰り返す高い増殖能と，三胚葉系のさまざまな細胞へと分化する多能性を有する．これらの性質を利用して，ES細胞やiPS細胞からRPE，視細胞，網膜組織を作製して移植する試みが行われている．
- 2014年には加齢黄斑変性患者のiPS細胞由来RPEシートを網膜下に自家移植を行う，iPS細胞を用いた世界初の臨床研究が実施された．将来の標準治療の実現に向けて，RPEシートの品質規格試験，安全性試験，他家移植の場合の拒絶反応対策などが進められている．

Keywords ▶ 加齢黄斑変性，網膜色素変性，ES細胞，iPS細胞，網膜色素上皮細胞（RPE），視細胞

1 はじめに

　パーキンソン病，ハンチントン病などの難治性神経疾患では，ドパミンニューロン，GABA（*γ*-aminobutyric acid；*γ*-アミノ酪酸）ニューロンなど疾患特異的な神経細胞が変性・脱落する．眼科領域の疾患では，網膜色素変性（retinitis pigmentosa）では視細胞（photoreceptor cell）が，加齢黄斑変性（age-related macular degeneration）では網膜色素上皮細胞（retinal pigment epithelium：RPE）が障害を受ける．それら疾患に対する治療戦略として，障害を受けた細胞を補うことにより組織を再構築し，機能を再生する治療法が提唱されている[1]．

　とくに，ES細胞やiPS細胞などの幹細胞の高い増殖・分化能を利用し，分化させた細胞や組織を移植する試みがなされている．本項では，加齢黄斑変性における網膜色素上皮細胞移植に焦点を当て，網膜再生医療に関する新規治療法開発の基礎研究と臨床応用，今後の展望を紹介する．

語句　黄斑

黄斑（macular）の中心部を中心窩（fovea）とよぶ．黄斑は視野の中心部に位置し，視細胞の錐体が高密度に分布するのに対し，視細胞の桿体の密度は低い．中心窩は視神経乳頭とは異なる．視神経は，網膜神経節細胞の軸索の束で，脳へ伸長している．網膜上で視神経の束となる部分が視神経乳頭であり，盲点となる．

2 基礎

2.1 網膜の構造・機能と疾患

　光は角膜および水晶体を透過し，眼球の内壁を覆う網膜に結像する（**図1A**）．視覚情報は，視細胞にて電気信号に変換された後，双極細胞，水平細胞，アマクリン細胞を経て，網膜神経節細胞の活動電位として圧縮され，脳の外側膝状体や大脳皮質視覚野へと伝達される（**図1B**）．神経組織である網膜は一度傷害を受けると修復はきわめて難しい．

　網膜色素変性は，視細胞の一種である桿体（かんたい）が遺伝子異常のため変性・脱落し，やがて失明に至る遺伝性疾患であり，日本では約3万人の患者が存在する．加齢黄斑変性では，黄斑の脈絡膜からの血管新生などによってRPEが変性し，二次的に視細胞が細胞死を引き起こす．欧米において高齢者の失明原因の第1位を占め，日本では約70万人の患者が存在する．現在までにこれら網膜変性に対する有効な治療法はほとんど確立されていない．

> **一口メモ　視細胞**
> ヒトの視細胞は2種類の桿体（rod）と錐体（cone）とが存在し，桿体は主に暗闇での視覚に，錐体は色覚や解像度の高い中心視野に関与する．われわれヒトに3色色覚があるのは，赤色，緑色，青色に反応する3種類の錐体細胞をもつためである．

2.2 医療応用に向けた展開

　ES細胞やiPS細胞を試験管内（*in vitro*）で目的の細胞へ分化誘導させ，それを移植することにより，組織の再構築と機能の回復を目指すという新規の治療法開発が行われている．これまでに治療の対象となる細胞への分化誘導系の確立は

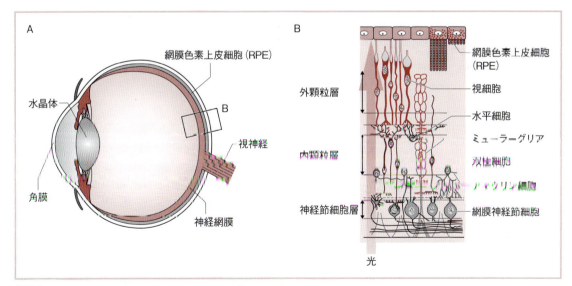

図1　眼球の構造と網膜における視覚情報伝達の仕組み
（小坂田文隆，高橋政代．体性幹細胞を用いた網膜再生．実験医学 2006；24（2）：256-262 より改変）
光は角膜および水晶体を透過し，眼球の内壁を覆う網膜に結像する（A）．視覚情報は，視細胞にて電気信号に変換された後，双極細胞，水平細胞，アマクリン細胞を経て，網膜神経節細胞の活動電位として圧縮され，脳の外側膝状体や大脳皮質視覚野へと伝達される（B）．

世界中で進められ，ES 細胞や iPS 細胞から網膜細胞や網膜組織を試験管内で作製することも可能になっている[2,3]（**表 1**）．

網膜や脳などの神経系の発生

網膜や脳などの神経系の発生は，三胚葉から形成され，外胚葉が神経誘導を受けることにより始まる．外胚葉から神経板を経て神経管が形成され，脳の領域化が起こり，成熟したさまざまなタイプの神経細胞へと分化する．*in vivo*（生体内で）の発生において受精卵が個体を形成するまでのあいだ，さまざまな前駆細胞を経て，最終的に成熟した細胞へ分化するのと同様に，ES 細胞も培養皿中でまず神経前駆細胞へ分化した後に，成熟した神経細胞へ分化する．ES 細胞や iPS 細胞の分化誘導は，*in vivo* の発生過程を *in vitro* で再現するのである（**図 2**）．

多能性幹細胞から網膜細胞への分化

マウスの 10.5 日目の胚では，将来網膜組織に発生する眼杯の内層に Rx が，外層に Mitf（microphthalmia transcription factor；小眼球症関連転写因子）が，両方の層に Pax6 が発現している．そこで，神経網膜前駆細胞は $Rx^+/Pax6^+$ 細胞，RPE 前駆細胞は $Mitf^+/Pax6^+$ 細胞と定義される．マウス ES 細胞を無血清の培地で浮遊培養し細胞塊を形成させる SFEB 法（serum-free floating culture of embryoid bodies-like aggregates；神経分化誘導法）に Wnt シグナルの阻害タンパク質である Dkk-1（Dickkopf-1）と Nodal シグナルの阻害タンパク質である Lefty（left-right determination factors）-A，FBS（fetal bovine serum；牛胎仔血清），アクチビン A を添加すると，Rx と Pax6 を共発現する神経網膜前駆細胞，Mitf と Pax6 を共発現する RPE 前駆細胞を誘導できる．

さらに長期間培養すると，成熟した RPE に特徴的な六角形の形態を有する色素細胞へと分化する．一方，$Rx^+/Pax6^+$ の神経網膜前駆細胞のみを単離し，

表 1 網膜再生研究の歴史

1960 年代	Altman J	マウス脳で新しい神経細胞が産生される
1998 年	Gage FH：Nature Medicine	ヒト脳でも新しい神経細胞が産生される
2001 年	Reh TA：Nature Neuroscience	鳥類の網膜で，傷害後にミューラーグリア細胞から網膜神経細胞が産生される
2004 年	Haruta M：IOVS	Monkey ES 細胞由来 RPE の移植により RPE 変性モデルラットの機能回復
2006 年	Ali RR：Nature	移植したマウス由来視細胞前駆細胞が成体マウス網膜に生着
2007 年	Yamanaka S：Cell	マウス線維芽細胞から多能性幹細胞の作製（iPS 細胞）
2008 年	Osakada F：Nature Biotechnology	ヒト ES 細胞から視細胞を誘導
2011 年	Eiraku M：Nature	マウス ES 細胞から網膜組織を誘導
2014 年	髙橋政代	加齢黄斑変性患者に対して iPS-RPE の自家移植を実施

IOVS（Investigative Ophthalmology & Visual Science），RPE（retinal pigment epithelium；網膜色素上皮細胞）．

図2 多能性幹細胞から網膜細胞への分化

Oct3/4（転写因子）や Nanog（転写因子）を発現する多能性幹細胞（ES 細胞および iPS 細胞）は，まず $Sox1^+$ の神経外胚葉へ運命決定される．その後，前後軸において前方の間脳の $Six3^+$ 細胞へ分化し，Rx, Mitf, Pax6 を発現する網膜原基が誘導される．眼杯内層の神経網膜前駆細胞（Rx^+ および $Pax6^+$）と眼杯外層の網膜色素上皮（RPE）前駆細胞（$Mitf^+$ および $Pax6^+$）に運命決定された後，神経網膜前駆細胞からは Crx^+ の視細胞前駆細胞を経て，錐体視細胞および桿体視細胞が分化し，RPE 前駆細胞からは多角形を有する RPE が分化する．

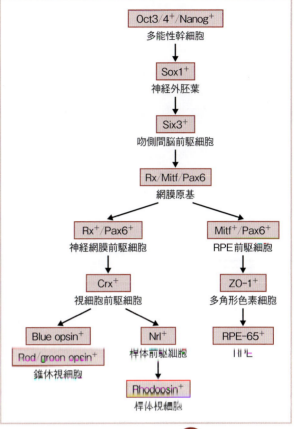

Notch シグナルを抑制する γ-セクレターゼ阻害薬の DAPT で処置すると，Crx^+ の視細胞前駆細胞へ分化する．次いで，視細胞の発生に重要な FGF（fibroblast growth factor；線維芽細胞増殖因子）-1，FGF-2，Shh（sonic hedgehog），レチノイン酸およびタウリンを添加すると，視細胞前駆細胞から成熟した red/green opsin$^+$ あるいは blue opsin$^+$ の錐体視細胞およびロドプシン$^+$ の桿体視細胞へ分化する．以上のように，発生にかかわる因子を ES 細胞・iPS 細胞に段階的に処置することにより，神経網膜前駆細胞を経て，RPE や視細胞へと段階的に誘導できる[2]．

細胞集団による自己組織化

さらに興味深いことに，立体構造をもった網膜組織を試験管内で人工的につくることができる．3,000 個程度の ES 細胞や iPS 細胞から改変 SFEBq 法により細胞凝集塊をつくり，特殊な培養液の中で浮遊立体培養を続けると，初期胚の眼組織である眼杯と酷似した杯状の網膜組織が三次元的に形成される[3]．この眼杯様の網膜組織をさらに培養し続けることで，生後マウスの網膜に近い神経網膜組織が形成される．この組織は多層構造を有し，神経細胞間のシナプスを形成する．

このように，細胞集団が自発的に秩序だった構造をつくり上げる現象を「自己組織化」とよぶ．この自己組織化を応用することで，ES 細胞や iPS 細胞から大脳，小脳，視床下部，下垂体などの脳組織も試験管内で誘導できる．この手法を用いて iPS 細胞より作製した立体網膜を視細胞が変性するモデルマウスやサルに移植する試みも行われている．

語句　運命決定

ある細胞が別の細胞へと分化するように方向が定められ，定まった細胞へと分化するために起きた細胞の変化がいかなる刺激によっても変更できなくなった非可逆的な状態．

豆知識　自己組織化

1種類あるいは少数の種類の要素が，外部から特別の制御とよばる情報を受けることなく，自分たちの内在的な特性を発揮して複雑な高次の構造を組み上げていくこと．たとえば，幾何学的な形状をもつ雪の結晶形成，シマウマや魚の縞模様の形成，心臓の拍動は自己組織化により発生するなど，パターンのない集合体の中で自発的な秩序が生まれてパターンが形成されていく現象．

3 臨床

上記で紹介した分化誘導方法を用いてRPEや視細胞，網膜組織を試験管内で作製し，それらを移植することで網膜変性疾患を治療する試みがなされている．

そのなかで最も治療法の開発が進んでいるのは，加齢黄斑変性によるRPEの再生で，2014年には加齢黄斑変性患者のiPS細胞からRPE細胞のシートを作製し，患者に自家移植をする医師主導の臨床研究が実施された[4]．ここでは，加齢黄斑変性に焦点を当て紹介する．

3.1 加齢黄斑変性の病態生理と疫学

加齢黄斑変性は，加齢により網膜の黄斑部が変性する疾患で，物がゆがんで見えたり，視野の中心が欠けて見えたりなどの症状を起こす．加齢黄斑変性には萎縮型（非滲出型）と滲出型の2つの病型があり，いずれも周辺部網膜は正常であるが，黄斑部が傷害されるために矯正視力は通常0.2以下に低下し，書字・読字不能となるため社会的失明となる．萎縮型加齢黄斑変性では，RPEや脈絡膜毛細血管の地図状萎縮病巣が認められる．欧米人に多く，進行はゆっくりである．現在のところ萎縮型加齢黄斑変性に対する治療法はない．一方，滲出型加齢黄斑変性では，黄斑部の脈絡膜からRPE下あるいは網膜下に新生血管が発生し，新生血管からの漏出液や出血が貯留し，網膜を傷害する．滲出型は日本人に多く，日本における高齢者の失明や視力低下の主要な原因疾患の一つとなっている．滲出型加齢黄斑変性は進行が速く，適切な治療を行わなければ，急速に視力が低下し，失明する危険性が高い．

3.2 従来の治療

加齢黄斑変性ではさまざまな治療法が試みられている．薬物治療，レーザーによる光凝固治療，光線力学的療法（photodynamic therapy：PDT），低線量放射線治療，新生血管抜去手術，網膜回転移動術，温熱療法などがある．

薬物治療

新生血管の発生には血管内皮増殖因子（vascular endothelial growth factor：VEGF）が関与する．薬物治療では，このVEGFを抗VEGF抗体により阻害することで脈絡膜新生血管を退縮させる．現在，VEGFの抗体医薬品として，ベバシズマブ，ラニビズマブ，アフリベルセプトの3剤が用いられている．これら抗VEGF抗体は硝子体腔に直接注射し，定期的な診察により脈絡膜新生血管の活動性に応じて，再度注射を行う．抗VEGF抗体は症状の進展を抑制するために基本的には投与し続ける必要がある．抗VEGF抗体の問題点は，長期間使用により薬剤への耐性が生じ，治療効果が弱まるタキフィラキシーが生じることである．

新生血管の伸展を抑制する目的で，VEGF をターゲットとした核酸医薬品も存在する．ペガプタニブは 28 塩基の一本鎖 RNA から成るアプタマー医薬品で，硝子体内投与により滲出型加齢黄斑変性にみられる中心窩下脈絡膜の血管新生を阻害することで病態の進行を止める．ペガプタニブは，日本で初めて承認された核酸医薬品で，注目度も高い．抗体医薬品に比べて，自己免疫に排除されにくいことが特徴である．しかし，いずれの抗 VEGF 療法も加齢黄斑変性の進行を抑えることが目的で，根本治療にはつながらない．

語句　アプタマー

⇒詳しくは，1章「10 核酸医薬品」(p.108) 参照．

レーザーによる光凝固治療

脈絡膜新生血管が黄斑の中心から離れた場所にある場合には，強い出力のレーザー光線で病変を凝固し，破壊することができる．しかし，病変が黄斑の中心に及んでいる場合は，レーザー凝固すると黄斑も傷害され，著しい視力低下を引き起こすため，レーザー凝固を行うことはほとんどない．

光線力学的療法（PDT）

PDT は，ベルテポルフィン（ビスダイン®）という光感受性物質を点滴し，薬剤の集積した新生血管に専用のレーザーを照射し，新生血管を除去する治療である．治療を行う前に造影検査を行い，脈絡膜新生血管をはじめとする病変を確認して，病変の大きさに合わせてレーザーの照射範囲を決定する．

3.3　iPS 細胞による網膜再生医療

滲出型加齢黄斑変性は，上述のように抗 VEGF 抗体の硝子体内投与により新

Topics

再生医療に関する法整備

薬事法の改正により「再生医療等製品」という区分が新たに加わり，「再生医療を国民が迅速かつ安全に受けられるようにするための施策の総合的な推進に関する法律（再生医療推進法）」，「医薬品，医療機器等の品質，有効性及び安全性の確保等に関する法律（医薬品医療機器等法）」，「再生医療等の安全性の確保等に関する法律（再生医療等安全性確保法）」の再生医療三法が制定され，認可までの期間が大幅に短縮されるなど，再生医療関連製品に関する規制が整備され始めている．生きた細胞や組織を主成分とする「再生医療等製品」は，従来の医薬品や医療機器とは特性が大きく異なるため，品質を確保するために考慮すべき事項も大きく異なる．したがって国内指針や ICH (International Council for Harmonization of Technical Requirements for Pharmaceuticals for human use；医薬品規制調和国際会議), WHO (World Health Organization；世界保健機関) などの生物製剤製造国際ガイドラインなどの従来の品質・安全性評価法が役立たない．iPS 細胞に由来する再生医療等製品の品質および安全性に関するガイドライン策定は喫緊の課題である．

生血管の発生・増殖を抑制する治療法は存在するが，すでに新生血管が存在している部位には線維性組織やRPEの障害が残り，周辺部の神経網膜も変性に陥る．そこで，新生血管をターゲットにするのではなく，RPEを置換・再生することで神経網膜を保護する根本治療を目指し，幹細胞を用いた移植治療が開発されている．

ドナー細胞として着目したのは，幹細胞の中で最も分化能に富む若い細胞とiPS細胞である．iPS細胞ではヒトの受精卵を使うという倫理的問題もなく，さらには患者本人の細胞を使うことができるので移植の際に拒絶反応を回避できるメリットがある．このiPS細胞の特性を利用して，2014年9月「ヒト幹細胞を用いる臨床研究に関する指針（平成22年厚生労働省告示第380号）」に従って滲出型加齢黄斑変性の患者にRPEシートの自家移植が実施された．これは，世界で初めてのヒトiPS細胞を用いた医師主導臨床研究である．

適応は50歳以上の滲出型加齢黄斑変性患者で，矯正視力が0.3以下，抗VEGF抗体治療やPDTなどの既存の治療法を施行しても網膜下滲出液が残存するなどの，効果が不十分か再発を繰り返す症例である．患者の皮膚から線維芽細胞を単離し，初期化因子をプラスミドで導入することによりiPS細胞を樹立し，安全性を検証したiPS細胞株をRPEへ分化誘導し，シート化させ，未分化細胞の混入の可能性も徹底的に検討をした．2014年9月12日に70歳代の滲出型加齢黄斑変性患者に対してiPS細胞由来RPEシートの自家移植手術が1例実施された．

この臨床試験の目的は，拒絶反応の有無，がん化の有無，手術に伴う有害事象を評価し，治療の安全性を判定することである．眼疾患では腫瘍を見つけやすく，かつ腫瘍が現れてもレーザーによってすぐに対処できる利点がある．この臨床研究における有効性の確認は，あくまでも副次的なものである．2015年10月の時点で，手術後の拒絶反応やがん化の兆候はなく，経過は良好と判断される．

4 課題と展望

4.1 課題

2014年に滲出型加齢黄斑変性患者に対してiPS細胞由来RPEシートの自家移植が1例実施された．1年後の予後は良く，1年の安全性は確認されている．今後はさらに長期の安全性を確認すると同時に，症例を増やす必要がある．

一方，自家移植では患者からの細胞の単離，iPS細胞の作製，RPEへの分化誘導，RPEシートの作製のステップなど，莫大な時間と準備費用が必要である．そこで，再生医療用iPS細胞バンクを構築する計画が進められている（⇒本章「6 iPS細胞による再生医療：総論」〈p.181〉参照）．京都大学で準備されているHLA3座ホモ接合型iPS細胞バンクを活用すれば，個々の患者からiPS細胞を

作製する必要がなくなり，品質の保証された iPS 細胞，および iPS 細胞から分化・作製した移植用細胞をあらかじめ準備しておくことができる．移植細胞を準備する期間の大幅な短縮，さらに患者1人あたりにかかる費用の削減に貢献し，他家移植による再生医療を実現することが可能になるであろう．

4.2 展望

現在の移植は RPE を対象にしているが，今後は神経の再生が可能になると期待される．網膜色素変性を対象とした，視細胞あるいは網膜組織の移植による視細胞の再生が考えられる．将来的には，脳とのシナプス接続の再生を行う網膜神経節細胞の移植も実現される日が待たれる．

〈小坂田文隆，髙橋政代〉

● 引用文献

1) 赤池昭紀ほか．網膜神経細胞死の再生・分化を制御する因子．日本薬理学雑誌 2010；135(4)：142-145．
2) Osakada F, et al. Toward the generation of rod and cone photoreceptors from mouse, monkey and human embryonic stem cells. Nat Biotechnol 2008；26(2)：215-224.
3) Eiraku M, et al. Self-organizing optic-cup morphogenesis in three-dimensional culture. Nature 2011；472(7341)：51-56.
4) Kamao H, et al. Characterization of human induced pluripotent stem cell-derived retinal pigment epithelium cell sheets aiming for clinical application. Stem Cell Reports 2014；2(2)：205-218.

● 参考資料

1. 小坂田文隆．iPS 細胞を用いた網膜変性疾患の病態解析と創薬研究．ファルマシア 2012；48(9)：842-846．
2. 独立行政法人医薬品医療機器総合機構（PMDA），iPS 細胞由来 RPE に関する安全性評価に関する報告書．http://www.pmda.go.jp/

6 iPS細胞による再生医療

6-2 神経（パーキンソン病）

Summary
- パーキンソン病は主に中脳ドパミン神経が障害され，振戦，筋固縮，無動，歩行障害，姿勢反射障害といったさまざまな運動症状を生じる．
- 主な治療である薬物治療，脳深部刺激療法では障害された中脳ドパミン神経自体を修復することはできず，失われたドパミン神経を補充する治療として，細胞移植治療の研究が進められている．
- 近年，iPS細胞は細胞移植治療の細胞源として注目されており，臨床応用に向けた研究が進められている．

Keywords ▶ パーキンソン病，ドパミン神経，細胞移植，iPS細胞

1 はじめに：パーキンソン病の病態と治療

本項では，加齢黄斑変性の次のターゲットの一つといわれているParkinson（パーキンソン）病に対する細胞移植（cell transplantation）治療について，現在までの研究成果や，iPS細胞を用いた細胞移植治療を今後臨床応用するためにどのような問題を解決すべきかについて述べる．

パーキンソン病は，中脳黒質-線条体系のドパミン神経（dopamine nerve）細胞が選択的に脱落し，振戦，筋固縮，無動，歩行障害，姿勢反射障害や自律神経障害といった多彩な症状を生じる難治性の神経変性疾患である．日本での有病率は人口10万人あたり100～150人ほどであり，多くの患者は中年以降に発症する．患者のうち，およそ5～10％は家族歴のある家族性パーキンソン病であり，残りの90～95％は孤発性である．原因となるメカニズムははっきりしていないが，遺伝性要因と環境要因とが関与していると考えられている．

現在行われている標準的な治療は薬物治療であり，L-ドパ（レボドパ），ドパミン受容体刺激薬，抗コリン薬などが用いられる．薬物治療は初期には有効であるが，病状が進行するにつれ薬剤の増量が必要になり，ウェアリングオフ（wearing off）現象やオンオフ（on-off）現象，ジスキネジア（dyskinesia）などの副作用も出現しやすくなるため，長期間にわたり症状をコントロールすることは困難である．そのほかの治療として脳深部刺激療法が行われ，症例によっては有効である．

語句 ウェアリングオフ現象
L-ドパの薬効時間が短縮し，L-ドパ服用後数時間でその効果が減弱する現象．

オンオフ現象
L-ドパの血中濃度とは無関係に症状が軽快したり（オン），悪化したり（オフ）する現象．

ジスキネジア
不随意運動の一種．パーキンソン病に伴うものは，L-ドパの長期投与に伴って出現し，四肢や頭部，体幹の舞踏病様の運動であることが多い．発症時期やパーキンソン病の重症度，L-ドパの投与量や投与期間が発症に影響していると考えられている．

2 パーキンソン病に対する細胞移植治療

2.1 ドパミン神経細胞移植

上記のような標準的治療では、一時的に症状を改善することはできても、失われた神経回路を再構築することはできず、疾患の進行を止めることはできない。より根治的な治療として、失われたドパミン神経細胞を補充する目的で細胞移植治療が行われてきた。これはドパミン神経細胞を移植することにより障害されたドパミン産生能自体を改善しようとする治療で、上記の薬物治療や脳深部刺激療法とはまったく異なるアプローチである。

1980年代後半にスウェーデンでヒト中絶胎児組織の中脳を用いた胎児腹側中脳組織移植が始められ、その後欧米を中心に現在までに約400例の手術が行われている。一部の症例では劇的な効果が認められ、移植後10年以上経っても臨床的な効果が持続したと報告されている[1]。しかし、胎児組織の移植治療には、患者一人の治療に4～10体の胎児が必要になることや、一部の症例で移植片による不随意運動が生じたとする報告があり[2]、一般的な治療にはなっていない。

2.2 幹細胞を用いた方法

近年では、ドナー細胞として中絶胎児の代わりに幹細胞を用いる方法が期待され、研究が進められている。幹細胞は、培養によって大量かつ比較的均一な細胞を得ることができ、凍結保存も可能である。とくにES細胞のような多能性幹細胞、および神経幹細胞を用いた研究がさかんに行われてきたが、iPS細胞の出現によりiPS細胞を用いた細胞移植治療への期待が一気に高まることとなった（表1）。

2.3 ダイレクトリプログラミングの開発

また最近の研究では、皮膚線維芽細胞のような体細胞から多能性幹細胞を経ずに直接、神経・心筋・肝細胞などを誘導するダイレクトリプログラミングの開発も進められている。

語句　脳深部刺激療法

脳の深部に電極を留置し、電気刺激を送ることによって症状の改善を図る方法。パーキンソン病では多くの場合、視床下核という直径5mmほどの部位に電極を留置するが、留置部位の正確性が手術の有効性の鍵となるため、MRI画像などを用いた定位脳手術という手法を用いる。

胎児腹側中脳組織移植

中絶胎児から得られる腹側中脳組織を採取し、それを患者脳に移植する方法。中絶胎児を利用することに対する倫理的な問題、一人の患者を治療するのに4～10体の胎児が必要となるという量的な問題、移植片内にドパミン神経前駆細胞以外の細胞も含まれているという質的な問題があり、現在では標準的治療にはなっていない。

表1　移植細胞の比較

	胎児中脳細胞	ES細胞	iPS細胞	間葉系幹細胞
多分化能	なし	あり	あり	限定的
自己複製能	限定的	あり	あり	あり
由来組織	中絶胎児	初期胚	体細胞	体細胞
倫理的問題	あり	あり	なし	なし

これまでにいくつかの細胞が移植細胞源として検討されてきた。

3 細胞移植治療の細胞源

3.1 ES細胞

ES細胞は胚胎盤の内部細胞塊より単離され，三胚葉すべてに分化する多能性と自己複製能を有する細胞である．多能性をもつがゆえに，ES細胞はあらゆる細胞移植の細胞源として用いられる可能性がある一方で，ES細胞から目的の細胞を高純度に誘導することが1つの課題となる．

ES細胞から神経外胚葉への分化は，主にTGF-β（transforming growth factor-β；トランスフォーミング増殖因子β）／アクチビン／ノーダルおよびBMP（bone morphogenetic protein；骨形成タンパク質）のシグナル経路により調節されているが，これら2つの経路を阻害すること（dual-SMAD inhibition法）により良好な神経分化が得られることが知られており，移植可能なドパミン神経細胞への誘導方法としては，dual-SMAD inhibition法を修正したfloor plate-based differentiation法が報告されている[3]．

3.2 iPS細胞

ES細胞の研究で得られたドパミン神経細胞の誘導技術を応用することにより，iPS細胞からのドパミン神経誘導法も確立されつつある．

3.3 その他の細胞

骨髄から採取される間葉系幹細胞は骨，心臓，血管などの間葉系細胞への分化能をもつことが知られている．一部の研究ではドパミン神経への分化が報告され，動物実験ではラットやマウスへの移植で有効性が示唆されている．また前述のダイレクトリプログラミングによって得られるinduced neuron（iN）はいまだ実験段階ではあるものの，今後の移植細胞源として期待されている．

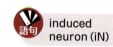

語句：induced neuron（iN）

iPS細胞の発見により，分化した細胞を未分化の状態にリセットすることが可能となった．同様に体細胞に複数の遺伝子を導入することにより，未分化状態を経ずに直接神経細胞をつくる方法が報告され[4]，そうして得られた神経細胞はinduced neuronとよばれている．

4 疾患動物モデルを用いた有効性および安全性の検証

前述のようにして作製されたドパミン神経移植の有効性および安全性を検証するためには，疾患動物モデルが必要となる．

パーキンソン病の疾患モデルとしては，1-メチル-4-フェニル-1,2,3,6-テトラヒドロピリジン（1-methyl 4-phenyl 1,2,3,6-tetrahydropyridine：MPTP）や6-ヒドロキシドパミン（6-hydroxydopamine：6-OHDA）といった神経毒を用いて中脳黒質-線条体のドパミン神経細胞を選択的に破壊した動物が使用される．ラットでは主に片側の黒質-線条体経路に直接6-OHDAを打ち込み，ドパミン神経細胞を脱落させる片側傷害モデルが用いられることが多い．このモデルの特徴は，アンフェタミンやアポモルヒネ塩酸塩水和物といった薬剤を投与することで，

一口メモ：MPTP，6-OHDAの神経毒性のメカニズム

ドパミン神経細胞の選択的神経毒であるMPTPはモノアミン酸化酵素によって1-メチル-4-フェニルピリジニウムイオン（MPP^+）に代謝され，ドパミン取り込み機構によって能動的にドパミン神経に取り込まれ，神経の変性を起こす．6-OHDAも同様の取り込み機構により神経細胞に取り込まれ，細胞毒性を生じる．

ドパミン系の左右の不均衡による一側への回転運動を観察できることである．病側の線条体に神経細胞が移植されドパミンが適切に放出されると，左右のバランスが改善され回転運動がみられなくなるため，移植された細胞のドパミン産生能を評価することが可能である．また著者の研究室では，霊長類の動物モデルとして，カニクイザルにMPTPを投与して作製したモデルを用いている．このサルのモデルは，ラットと比較して，人間のパーキンソン病に生化学的，病理学的，行動学的に近似しているといわれており，特徴的な症状（固縮，振戦，無動など）を観察することでより詳細な評価が可能である．

5 現在までの研究成果

著者らのグループでは，ヒトES細胞由来のドパミン神経細胞をカニクイザルMPTPモデルに移植し，神経症状の改善を認めた[5]．これは移植したES細胞由来の細胞がサル脳内でドパミン神経として機能していることを示すものである．また，ヒトiPS細胞由来のドパミン神経をサルに移植し，腫瘍化せずに生着したことを報告している[6]．

パーキンソン病患者由来のiPS細胞については，患者皮膚線維芽細胞から樹立したiPS細胞由来のドパミン神経細胞がパーキンソン病モデルラットの運動機能を改善したという報告がある[7]．これはパーキンソン病患者からiPS細胞を樹立し，ドパミン神経細胞を分化誘導させて患者自身に移植するという自家移植の有効性を示唆している．しかし一方で，家族性のみならず孤発性パーキンソン病患者由来のiPS細胞でも，長期培養により形態の異常および脆弱性が認められたとの報告もあり[8]，自家移植についてはさらなる検討が必要である．

一口メモ 家族性パーキンソン病と孤発性パーキンソン病

パーキンソン病の多くは家族歴のない孤発性であり，その病因は多因子的であると考えられている．一方で5〜10%は家族性であり，これまでに20ほどの原因遺伝子が同定されている．

6 課題と展望

これまで述べたように，ヒトES/iPS細胞由来のドパミン神経細胞は疾患モデル動物に生着しパーキンソン病の症状を改善しうるが，臨床応用する前に解決すべき問題がいくつかある（図1）．

6.1 治療適応の選択

胎児中脳組織移植の経験から，細胞移植治療は重症例には効果が低く，初期であるほど治療効果が高いことがわかっている．また，治療薬であるL-ドパに対する運動症状の改善度が高い例ほど有効であるといわれており，有効性の高い症例を選択する基準が必要である．

6.2 ドナー細胞の分化誘導，選別

ヒトES細胞由来の移植片では，分化が進んで成熟した神経細胞は，分裂はし

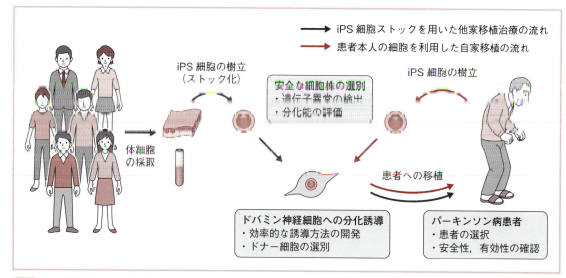

図1 iPS細胞を用いた細胞移植治療の流れと課題
iPS細胞ストック，患者本人由来 iPS 細胞を用いた治療の流れを示す．それぞれの段階で解決しなければならない問題がある．

ないが生着率がきわめて低く，逆に分化度が低い細胞では，生着はしやすいが分裂能が高く移植後に腫瘍を形成する可能性が高くなる．また，胎児中脳組織移植では，移植片に含まれるセロトニン神経細胞が不随意運動を誘発する可能性が示唆されているため[2]，それらが移植片に混入しないようにすることが望ましい．

 ES/iPS 細胞は，その多能性のために同じ培養条件でも違う分化度の細胞が混在していると考えられ，移植に必要なドパミン神経細胞を精度高く誘導する分化プロトコールや，細胞を選別する技術が必要になる．細胞を選別する方法として，蛍光を用いた FACS（fluorescence-activated cell sorting）や磁気を用いた MACS（magnetic-activated cell sorting, MACS® cell separation technology）が試されている．著者らのグループは，ヒト iPS 細胞由来神経組織から FACS を用いてドパミン神経前駆細胞を選別し，動物に移植することで，腫瘍形成することなく動物の行動異常が改善することを報告した[9]．

6.3 がん化の制御

 動物実験において，iPS 細胞の移植後に脳内で腫瘤や腫瘍を形成したという報告が散見される．がん化のリスクを低下させるためには，前述した iPS 細胞樹立方法の検討，細胞選別の技術に加え，ドナー細胞の分化度のコントロールが重要と考えられる．ほかにも抗悪性腫瘍薬などの薬剤によるがん化のコントロールが試みられており，さらに著者らは定位放射線治療の手法により細胞の腫瘍性増殖を抑制できるのではないかと期待している．

豆知識

FACS

細胞の散乱光の違いを検出して，不均一な細胞集団から目的とする細胞を選別する技術．免疫抗体法と同様の方法で蛍光標識された抗体で細胞を染色することにより，目的とする表面抗原をもつ細胞集団を選別することができる．

MACS®

蛍光ではなく磁気で標識されたマイクロビーズを細胞に反応させ，磁力により目的とする細胞を選別する技術．FACSと比較して短時間に大量の細胞を分離できるメリットがある．

表2 自家移植と他家移植の比較

自家移植	他家移植（細胞ストック）
・免疫反応が少ない	・免疫抑制が必要
・感染の可能性は低い	・未知の病原体感染の可能性がゼロではない
・患者ごとに細胞のチェックが必要	・あらかじめ移植に適した細胞を準備可能

自家移植，他家移植それぞれにメリットおよびデメリットがある．

6.4 移植片-宿主間の免疫反応

胎児中脳組織移植では多くの例で免疫抑制薬が使用され，免疫抑制が有効であると考えられている．著者らは，カニクイザルを用いた実験で，自家移植では他家移植と比べ免疫反応が少ないことを報告したが[10]，コスト面など別の問題もあり，患者由来iPS細胞を細胞移植治療の細胞源として使用可能かどうかは，さらなる検討が必要である（表2）．

6.5 iPS細胞ストック

本章「6 iPS細胞による再生医療：総論」で述べられている再生医療用iPS細胞バンク構想でのiPS細胞ストックを使用し，時間とコストの問題の解決が検討されている．

7 おわりに

パーキンソン病は胎児中脳組織移植での実績があり，幹細胞移植治療のターゲットとして研究が進んできた．近年では，移植治療の細胞源としてのiPS細胞の登場により，自家移植や細胞ストックが実現する可能性が出てきた．iPS細胞は発表された当初と比較すると樹立方法などの改良により安全性の向上が見込まれており，臨床応用へ向けてさらなる安全性の確保，有効性の評価が行われている．

（菊地哲広，高橋　淳）

引用文献

1) Kefalopoulou Z, et al. Long-term clinical outcome of fetal cell transplantation for Parkinson disease : Two case reports. JAMA Neurol 2014 ; 71 (1) : 83-87
2) Carlsson T, et al. Impact of grafted serotonin and dopamine neurons on development of L-DOPA-induced dyskinesias in parkinsonian rats is determined by the extent of dopamine neuron degeneration. Brain 2009 ; 132 (Pt2) : 319-335.
3) Kriks S, et al. Dopamine neurons derived from human ES cells efficiently engraft in animal models of Parkinson's disease. Nature 2011 ; 480 (7378) : 547-551.
4) Vierbuchen T, et al. Direct conversion of fibroblasts to functional neurons by defined factors. Nature. 2010 ; 463 (7284) : 1035-1041.
5) Doi D, et al. Prolonged maturation culture favors a reduction in the tumorigenicity and the dopaminergic function of human ESC-derived neural cells in a primate model of Parkinson's disease. Stem Cells 2012 ; 30 (5) : 935-945.

6) Kikuchi T, et al. Survival of human induced pluripotent stem cell-derived midbrain dopaminergic neurons in the brain of a primate model of Parkinson's disease. J Parkinsons Dis 2011 ; 1 (4) : 395-412.
7) Hargus G, et al. Differentiated Parkinson patient-derived induced pluripotent stem cells grow in the adult rodent brain and reduce motor asymmetry in Parkinsonian rats. Proc Natl Acad Sci U S A 2010 ; 107 (36) ; 15921-15926.
8) Sanchez-Danés A, et al. Disease-specific phenotypes in dopamine neurons from human iPS based models of genetic and sporadic Parkinson's disease. EMBO Mol Med 2012 ; 4 (5) : 380-395.
9) Doi D, et al. Isolation of human induced pluripotent stem cell derived dopaminergic progenitors by cell sorting for successful transplantation. Stem Cell Reports 2014 ; 2 (3) : 337-350.
10) Morizane A, et al. Direct comparison of autologous and allogeneic transplantation of iPSC-derived neural cells in the brain of a non-human primate. Stem Cell Reports 2013 ; 1 (4) : 283-292.

● 参考資料
1. Katsukawa M, et al. Fail-Safe Therapy by Gamma-Ray Irradiation Against Tumor Formation by Human-Induced Pluripotent Stem Cell-Derived Neural Progenitors. Stem Cells Dev. 2016 ; 25 (11) : 815-825.

6 iPS細胞による再生医療

6-3 神経（脊髄損傷）

- 一度損傷した脊髄は再生しないといわれており，根本的な治療法はいまだに存在しない．しかし近年の基礎研究の発展により，損傷脊髄に神経幹細胞を移植することで機能回復が得られることがわかってきた．
- 中枢神経由来の神経幹細胞を胎児組織やES細胞から採取する場合，倫理的問題が障害となる．日本では，移植細胞の供給源として，これらの組織や細胞を使用することは認められていない．
- iPS細胞から神経幹細胞を誘導し，疾患モデル動物の脊髄損傷に移植すると，運動機能が回復することが近年わかってきた．
- ただし，iPS細胞は人工的に作製されるため，移植を行う前に安全性に対する十分な検討が必要である．

Keywords ▶ 脊髄損傷，iPS細胞，神経幹細胞，細胞移植，有効性・安全性

1 はじめに：脊髄損傷とその治療の現状

1.1 脊髄損傷とは

中枢神経は脳と脊髄に分けられる．過剰な外力が脊椎に加わると，靱帯や椎間板を含む脊椎全体が脱臼し，脊髄神経が破綻して運動・感覚神経が障害される．これが脊髄損傷（spinal cord injury）である．一度損傷した脊髄は再生するのが困難であり，重篤な機能障害が後遺症として残る．

かつては交通事故やスポーツ外傷など，脊髄損傷は主に若年者に頻度が高い外傷と考えられていた．しかし超高齢社会を迎えた現在では，高齢者における転倒などの軽微な外傷による脊髄損傷発生の頻度が増加している．国内の脊髄損傷患者数は10〜15万人であり，年間の新規発生者数は5,000人と推測される[1]．

1.2 治療の限界

脊椎の脱臼を伴う脊髄損傷に対しては，整復しない限り継続して脊髄が圧迫されるため，圧迫を取り除くために早期に手術（除圧固定術）を行う（図1）．また手術後は，筋力を維持し生活の質を向上させるため，リハビリテーションを行う．しかし，手術もリハビリテーションも対症療法であり，損傷した脊髄そのものを再生させる根本的な治療法は，医療の進歩した現在も存在しない．

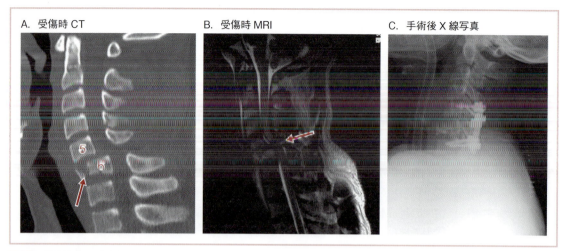

図1 脊髄損傷の症例

受傷時，CTで第5・6頸椎の脱臼骨折（A ➡）を，MRIで脊髄の著明な圧迫像（B ➡）を認めた．インストゥルメンテーションを使用して固定術を行った（除圧固定術）(C)．

1.3 再生医療への期待

このような背景からこれまで，さまざまな基礎的研究のアプローチを用いて，脊髄損傷の治療を開発しようとする試みがなされてきた．なかでも中枢神経由来の神経幹細胞（neural stem cell）移植は，損傷によって失われた細胞を置換する有力な治療方法として，注目を集めている（図2）．神経幹細胞は，その性質を

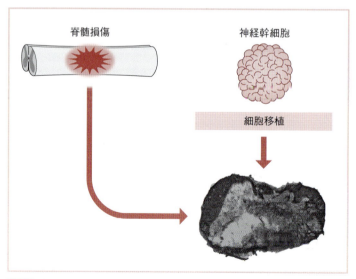

図2 脊髄損傷に対する細胞移植

脊髄損傷が起こると細胞が死滅し，機能が失われる．脊髄神経の元となる神経幹細胞を移植することにより，組織の再生を促すことができると考えられている．

保持したまま増殖できる自己複製能と，ニューロン，アストロサイト，オリゴデンドロサイトの三系統へ分化する多分化能を有する細胞である（図3）．神経幹細胞は，胎児の中枢神経を形成し，成体においても脳や脊髄に一部存在することがわかっている．また，増殖因子の下で培養し増殖させることが可能である．

では，移植する神経幹細胞をどこから誘導するか？　胎児や成体の神経組織から採取することは倫理的に問題があり，日本では認められていない．そこで，神経組織に変わる一つの細胞供給源として，近年発明されたiPS細胞が脚光を浴びている．iPS細胞は，体の皮膚や血液細胞などにいくつかの因子を導入し，細胞を初期化することにより作製される．iPS細胞は，神経細胞を含め，さまざまな細胞に分化できる人工多能性幹細胞であり，再生医療への応用に期待が高まっている．本項では，脊髄損傷の病態と細胞移植（cell transplantation）の歴史，さらにiPS細胞を利用した移植研究の成果と課題について概説する．

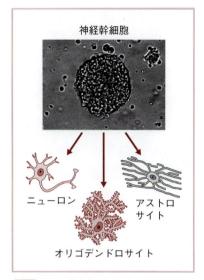

図3 神経幹細胞の多分化能
（名越慈人，岡野栄之．神経幹細胞と神経堤幹細胞．日本組織光学会監．ティッシュエンジニアリング2007．日本医学館；2007．p.11 より一部抜粋）

2 脊髄損傷の病態

脊髄損傷の病態は，一次損傷と二次損傷に分けられる．一次損傷は，外傷など機械的外力による損傷であり，この時点で損傷の程度がほぼ決定する．

一次損傷に続いて生じる自己崩壊的な組織障害機序を二次損傷とよぶ（図4）．損傷後数分以内に，脊髄内の白質で浮腫が生じ，灰白質で出血が起こるため，損傷部への血流が障害される．結果として，脊髄が虚血状態に陥って神経細胞の正常な機能が失われる．

続いて，損傷後数時間〜数日かけて血管透過性が亢進し，損傷部に白血球やマクロファージなどの炎症細胞が浸潤してくる．これらが分泌するサイトカインやケモカインが有害な反応を引き起こし，神経軸索や髄鞘に傷害を与える．さらに，一次損傷ではイオンのバランスが崩れ，神経軸索へNa^+やCa^{2+}が大量に流入する．その結果，神経軸索から興奮性神経伝達物質であるグルタミン酸が過剰に放出され，シナプス後神経へ大量に取り込まれ，軸索内で細胞死が起こる．これらの複雑な機序が相互作用して，ニューロンやオリゴデンドロサイトが細胞死に至り，神経軸索の損失と脱髄が起こる．

最終的には，反応性グリア細胞が損傷部周囲に集積しグリア瘢痕を形成し，軸索の再生を阻害する．

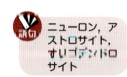

ニューロン，アストロサイト，オリゴデンドロサイト

脊髄など中枢神経を構成する代表的な3つの細胞．ニューロンは神経の伝導にかかわる．アストロサイトは，栄養の供給や神経構造の支持に役割を果たす．オリゴデンドロサイトは，ニューロンに巻き付いて髄鞘を形成し，正常に神経伝達を行う役割を担っている．

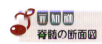

脊髄の断面図

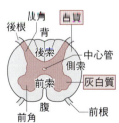

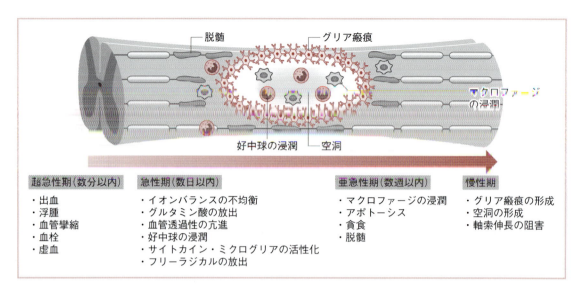

図4 脊髄二次損傷の病態の推移
(名越慈人,中村雅也. iPS 細胞由来神経幹細胞を用いた脊髄再生医療の開発. 月刊糖尿病 2016;8:76 より)

3 脊髄損傷に対する神経幹細胞移植の歴史

3.1 神経幹細胞の分化のメカニズム

　脊髄が損傷すると,内在する神経幹細胞は損傷部へ移動するものの,その大部分はグリア瘢痕の原因となるアストロサイトへ分化し,神経軸索となるニューロンや軸索を髄鞘化するオリゴデンドロサイトへはほとんど分化しない.著者らが神経幹細胞の分化に影響を与えるサイトカインや神経栄養因子の発現を解析したところ,アストロサイトへと分化誘導を促進する IL-6 (interleukin-6;インターロイキン-6) や ciliary neurotrophic factor (毛様体神経栄養因子) が損傷直後から上昇することがわかった[2].この結果は,神経幹細胞を損傷急性期に移植しても,期待されるニューロンやオリゴデンドロサイトへは分化しないことを意味している.そこで炎症が沈静化する時期で,かつグリア瘢痕が形成される慢性期にまでは至らない損傷後1〜2週に細胞移植を行うと,細胞の生着率が向上し,目的の細胞へ分化するのではないかと考えた.実際,ラットの脊髄損傷モデルを作製し,損傷9日後に胎児組織由来の神経幹細胞を移植すると,細胞はアストロサイトのみならずニューロンやオリゴデンドロサイトへも分化した.さらにニューロンへ分化した細胞は宿主のニューロンとシナプスを形成し,運動機能の回復に寄与することがわかった[3].

　次に著者らは前臨床試験として,サル脊髄損傷モデルにヒト胎児脊髄由来の神経幹細胞を移植した.すると,移植した細胞は三系統の細胞へ分化し,損傷領域の縮小と運動機能の改善を認めた[4].

> **語句　グリア瘢痕**
> 脊髄損傷が起こると損傷部にアストロサイトが集結し,その後,慢性期にかけて固い瘢痕組織に置き換わる.瘢痕の中には,神経の伸長を阻害する因子が含まれており,脊髄再生を阻む大きな要因の一つである.

3.2 ES細胞を利用した細胞移植

　胎児組織由来の神経幹細胞だけでなく，胚性幹細胞（ES細胞）を利用した細胞移植研究もさかんに行われてきた．ES細胞は，胎生初期の胚盤胞における内部細胞塊を取り出して培養したものである．内部細胞塊の細胞は，その一つひとつが三胚葉（内胚葉，中胚葉，外胚葉）のいずれにも分化できる多能性を有しており，誘導因子を用いることで，神経系細胞へ分化させることも可能である．

　1999年に世界で初めて，損傷脊髄に対するマウスES細胞由来神経幹細胞移植の有効性が報告された[5]．ヒトES細胞を用いた研究では，Keirsteadらがオリゴデンドロサイトへの分化を促進する因子を加えた培養液を用いることで，オリゴデンドロサイト前駆細胞（oligodendrocyte progenitor cell：OPC）を効率的に誘導することに成功し，これをラット亜急性期脊髄損傷へ移植したところ，脱髄した神経軸索が再髄鞘化され，運動機能が回復することを報告した[6]．

4 胎児組織やES細胞を用いた研究に対する倫理的問題

　アメリカなどある特定の国々では，胎児組織やES細胞を用いた細胞移植の臨床治験が行われている（⇒Column参照）．しかし日本では，これらの細胞を用いた治験は認められておらず，その理由として倫理にかかわる問題が解決に至っていないことがあげられる．たとえば胎児組織は，自然流産のみならず妊娠中絶で得られるケースが多い．もし胎児組織の利用を認めると，中絶の増加や胎児組

Column

ヒト神経幹細胞を用いた臨床試験

　ヒト神経幹細胞が臨床試験として初めて脊髄損傷に移植されたのは，ES細胞由来OPCである．アメリカで2010年10月から臨床試験（治験）が開始され，合計5名の胸髄完全損傷の患者に対して，損傷後14日以内にOPCの移植が行われた．移植後1年が経過してもとくに副作用は認められず，安全性が確認されたが，運動および感覚機能の回復は認められなかった．その後，この治験は2011年11月に財政的な理由で打ち切られた．現在は，同じアメリカの別の会社に知的・有形財産が移譲され，2015年3月からOPCを用いた治験が再開された．この治験では，2018年までに13名の患者の登録を目指している．
　またOPCとは別に，胎児脳組織由来の神経幹細胞を用いた移植の治験も進行している．神経幹細胞に特徴的な細胞表面の抗原を利用して，純化・回収した細胞をマウス脊髄損傷モデルに移植すると，機能の回復が得られることが証明されていた．この結果をふまえ，2011年3月から2015年6月までスイスとカナダで12名の胸髄損傷患者に対する神経幹細胞移植の臨床試験が行われた．しかし有意な治療効果が認められず，また資金難に陥ったため，その後の治験は中止された．

織の売買につながる可能性が指摘されている．また生命の根源となる ES 細胞の利用に関しても，倫理的に疑問を呈する意見も多い．したがって，厳格な規制の下で ES 細胞や胎児組織の治験利用が認可されたとしても，倫理的な問題に線引きをすることは今後も難しい状況と考えられる．

5 iPS 細胞を用いた細胞移植研究

山中らによる iPS 細胞の発見は，細胞移植を用いた再生医療の推進に大きな変革をもたらした．iPS 細胞は成体の体細胞から誘導することが可能であるため，患者自身の細胞から作製することができれば前述のような倫理的問題を回避し，さらに移植後の免疫拒絶の問題を克服できると考えられる．

5.1 マウス iPS 細胞の移植

著者らのグループは，世界で初めて iPS 細胞を損傷脊髄の細胞移植研究に利用し，2010 年に報告した[7]．Tsuji らはマウス iPS 細胞から，ニューロンを優位に産み出す神経細胞塊とグリア細胞（アストロサイトとオリゴデンドロサイト）を優位に産み出す神経細胞塊を作製することに成功した．この 2 種類の細胞をマウスの損傷脊髄に移植すると，グリア細胞優位の神経細胞塊が，神経軸索の伸長と血管形成・再髄鞘化を認め，運動機能の回復に寄与することがわかった．

5.2 ヒト iPS 細胞の移植

ヒト iPS 細胞を用いた移植研究を世界で初めて行ったのも著者らのグループである．Nori らはヒト線維芽細胞より誘導した iPS 細胞を神経幹細胞へ誘導し，免疫不全マウスの損傷脊髄へ移植したところ，宿主のニューロンとのシナプス形成，軸索伸長，髄鞘の増加と血管形成を認め，運動機能が回復することが明らかになった[8]．さらに Kobayashi らは前臨床試験として，ヒト iPS 細胞由来神経幹細胞を霊長類であるコモンマーモセット脊髄損傷モデルへ移植し，二次損傷の抑制と軸索の伸長が機能回復につながることを明らかにした[9]．

5.3 特定の細胞に分化させ，移植

また iPS 細胞を特定の細胞へ分化させて移植し，その効果を検証する研究も報告されている．Fujimoto らは，ヒト iPS 細胞を神経上皮様幹細胞へと分化誘導し免疫不全マウスの損傷脊髄へ移植したところ，移植細胞がニューロンへ優位に分化し，シナプスを形成して運動機能の回復が得られることを報告した[10]．さらに損傷後 7 週において，マウスにジフテリア毒素を投与して移植細胞を選択的に除去したところ，回復した機能が低下したため，移植した細胞から分化したニューロンが機能回復に寄与していることを証明した．最近著者らのグループも，ヒト iPS 細胞を OPC へ分化させマウス損傷脊髄へ移植したところ，移植細胞は成

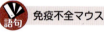

免疫不全マウス

NOD/SCID (non obese diabetes/severe combined immunodeficiency) マウスといわれる動物で，体内のリンパ球が欠損している．ヒトの細胞を通常の野生型マウスへ移植した場合，免疫拒絶反応が生じ，移植細胞はマウスの体内で死滅してしまう．免疫不全マウスを用いることで，移植されたヒト由来の細胞は免疫学的な攻撃を免れ，長期にわたって生存することが可能になる．ヒト ES/iPS 細胞から分化培養した細胞の移植研究を行う際に頻用される動物である．

熟オリゴデンドロサイトへ分化して脱髄した神経軸索を再髄鞘化し，軸索伸長を促進し，運動機能が回復することを報告した[11]．

再生医療へ向けた次のステップとしては，移植に適した安全なiPS細胞の選別法と分化誘導法を確立していくことが重要な課題である．

6 iPS細胞移植における安全性：移植後のがん化の問題

このようにiPS細胞を用いた細胞移植研究は，ここ数年で飛躍的な成果をあげている．しかし臨床応用を考えた場合，人工的に作製された多能性幹細胞に対する安全性，とくに移植後のがん化の問題については議論の的になっている．

iPS細胞を用いた細胞移植治療を推進するにあたり，安全性の確立に向けて，今後も徹底的に基礎研究を進めていくことが重要と考えられる．

6.1 がん化の機序

2010年に著者らはマウスiPS細胞由来神経幹細胞移植の有効性を報告したが，用いた細胞は移植前段階で安全性の高いものであることがわかっていた[7]．逆にがん化しやすい細胞をマウス損傷脊髄に移植すると，髄内で腫瘍を形成し，いったん回復した運動機能が低下することもわかった[7]．これはヒト由来iPS細胞も同様で，がん遺伝子である $c\text{-}Myc$ を除いた $Oct4$，$Sox2$ および $Klf4$ の3つの初期化因子で作製したヒトiPS細胞を神経幹細胞へ誘導しマウス脊髄損傷モデルへ移植したところ，やはり腫瘍が形成されていることがわかった[12]．この結果は，がん化にかかわると考えられていたがん遺伝子 $c\text{-}Myc$ を初期化因子として使用しないことにより，逆に不完全なリプログラミングを生じ，ゲノムの不安定性を介して腫瘍を形成する可能性を示している．

6.2 免疫抑制薬使用との関連

がん化した移植細胞を除去する手段を検討するために，Itakuraらはがん化しやすいヒトiPS細胞由来神経幹細胞をマウス脊髄へ移植し，免疫抑制薬を使用したものと使用しないもの，さらに途中で使用を中止したものの3群の結果を比較した[13]．免疫抑制薬を使用したマウスの移植細胞はがん化してすべての個体が死亡し，使用しなかった場合はがん化が認められず生存率も100%であった．興味深いことに，移植後100日で免疫抑制薬の投与を中止すると，移植細胞由来の腫瘍細胞は徐々に減少して消失し，200日ではとくに再発も認められなかった．組織学的には，薬剤投与中止後にミクログリアやリンパ球が活性化し，腫瘍に浸潤して消失させる可能性が示唆された．

7 iPS細胞の臨床応用へ向けた整備

現在，慶應義塾大学では，iPS細胞を用いた再生医療を推進すべく，品質評価体制の構築に取り組んでいる．京都大学iPS細胞研究所から受け入れているiPS細胞の品質管理に関しては，細胞の形態や表面抗原，残存する多能性幹細胞数（規定値以下を設定），次世代シークエンサーによる変異解析，核型，感染検査といった厳格な基準を設けて施行する．さらに腫瘍の発生に関連する遺伝子の発現をiPS細胞に対して解析し，不完全なiPS細胞を除去するシステムを整えている．

8 おわりに

iPS細胞を用いた再生医療は，国家プロジェクトの一つとして進行中である．これまでの基礎研究により，損傷脊髄に対するiPS細胞由来神経幹細胞移植の有効性は証明されてきたが，その一方で人工的に作製されたiPS細胞の安全性に関しては，解決しなければならない問題も抱えている．今後も引き続き，iPS細胞の有効性と安全性を両面から検討し，再生医療を推進していくべきと考える．

（名越慈人，中村雅也）

> **語句** 次世代シーケンサー
> ⇒1章9の語句〈p.100〉参照．
>
> **核型**
> ⇒本章2の語句〈p.146〉参照．

● 引用文献

1) 加藤真介ほか．超高齢社会を迎えた日本の外傷性脊髄損傷の疫学．脊椎脊髄ジャーナル 2016；29（4）：284-289．
2) Nakamura M, et al. Differences in cytokine gene expression profile between acute and secondary injury in adult rat spinal cord. Exp Neurol 2003；184（1）：313-325.
3) Ogawa Y, et al. Transplantation of in vitro-expanded fetal neural progenitor cells results in neurogenesis and functional recovery after spinal cord contusion injury in adult rats. J Neurosci Res 2002；69（6）：925-933.
4) Iwanami A, et al. Transplantation of human neural stem cells for spinal cord injury in primates. J Neurosci Res 2005；80（2）：182-190.
5) Brüstle O, et al. Embryonic stem cell-derived glial precursors：a source of myelinating transplants. Science 1999；285（5428）：754-756.
6) Keirstead HS, et al. Human embryonic stem cell-derived oligodendrocyte progenitor cell transplants remyelinate and restore locomotion after spinal cord injury. J Neurosci 2005；25（19）：4694-4705.
7) Tsuji O, et al. Therapeutic potential of appropriately evaluated safe-induced pluripotent stem cells for spinal cord injury. Proc Natl Acad Sci USA 2010；107（28）：12704-12709.
8) Nori S, et al. Grafted human-induced pluripotent stem-cell-derived neurospheres promote motor functional recovery after spinal cord injury in mice. Proc Natl Acad Sci USA 2011；108（40）：16825-16830.
9) Kobayashi Y, et al. Pre-evaluated safe human iPSC-derived neural stem cells promote functional recovery after spinal cord injury in common marmoset without tumorigenicity. PLoS One 2012；7（12）：e52787.
10) Fujimoto Y, et al. Treatment of a mouse model of spinal cord injury by transplantation of human induced pluripotent stem cell-derived long-term self-renewing neuroepithe-

lial-like stem cells. Stem Cells 2012 ; 30 (6) : 1163-1173.
11) Kawabata S, et al. Grafted Human iPS Cell-Derived Oligodendrocyte Precursor Cells Contribute to Robust Remyelination of Demyelinated Axons after Spinal Cord Injury. Stem Cell Reports 2016 ; 6 (1) : 1-8.
12) Nori S, et al. Long-term safety issues of iPSC-based cell therapy in a spinal cord injury model : Oncogenic transformation with epithelial-mesenchymal transition. Stem Cell Reports 2015 ; 4 (3) : 360-373.
13) Itakura G, et al. Controlling immune rejection is a fail-safe system against potential tumorigenicity after human iPSC-derived neural stem cell transplantation. PLoS One 2015 ; 10 (2) : e0116413.

6 iPS細胞による再生医療

6-4 心筋

Summary

- 心筋細胞には再生能力がないため，心臓は一度損傷を受けると，心臓の臓器再生は不可能といわれている．
- 近年，自己骨格筋筋芽細胞シートが虚血性心筋症に対して保険償還されたが，本再生医療等製品で認められる効果は分泌されるサイトカインによる血管新生，抗線維化効果であり，本来の再生治療とは言い難い．
- 喪失した心筋細胞を補填する本来の再生治療を目指して，iPS細胞由来心筋細胞の開発が行われているが，臨床応用のためには，がん化の制御，安全性評価および大量の心筋細胞の生産法の確立が必要である．

Keywords ▶ 心不全，iPS細胞，心筋細胞，細胞シート

1 はじめに：重症心不全治療の限界

　心不全（heart failure）は，主に心筋梗塞などの虚血，もしくは拡張型心筋症のような遺伝的素因にて，心筋細胞が死滅し線維素に置き換わり，心臓が拡大して心臓の収縮力が減退した状態で，全身に十分な血液が行きわたらない状況である．現在の心不全治療は，症状が軽症の場合は薬による治療，重症化すれば人工心臓，心臓移植といった外科的治療が行われる．しかし，人工心臓は感染・脳梗塞・脳出血の合併症が，心臓移植はドナー不足といった問題があり，新しい治療法の開発が必要である．

　新しい重症心不全治療として，自己骨格筋筋芽細胞シート（ハートシート®）が2015（平成27年）に保険償還されたが，これまでの治験や臨床研究にて，高度の線維化を伴い，残存心筋細胞の少ない重症心筋症に対しては，サイトカインのパラクライン効果を有するハートシート®では有効性を上げることができないことがわかっている．このような超重症化した心不全に対する細胞治療には，技術革新が必要であると考えられており，心筋細胞の枯渇した，線維化が進んだ重症心不全に対しては，体外で作製された心筋細胞の補填と，移植した組織体から産生されるサイトカインによる線維組織のリモデリング，血管新生が必須である．

　本項では，心筋細胞供給とサイトカインのパラクライン効果を併せもつ可能性のあるiPS細胞由来心筋細胞シートを用いた心不全治療の試みに関する基盤研究を紹介し，今後の展望に関して概説する．

語句 拡張型心筋症

心筋細胞が遺伝的要因，ウイルスなどにより死滅し，心室の壁が薄くなり，心臓の収縮力が低下する疾患．

パラクライン

⇒2章1の語句〈p.140〉参照．

2 iPS細胞由来心筋細胞シートの非臨床研究

　著明な線維化を呈し，心筋細胞を多量に失った重症心不全に対しては，失った健常な心筋細胞を補うことが必要であり，心筋細胞の枯渇した梗塞巣に，健常な心筋細胞を移植により補填することが機能回復に有効な治療になりえるものと思われる．近年，最終分化した体細胞よりiPS細胞が誘導され[1]，適切な分化誘導法により，軟骨細胞，肝細胞など，さまざまな細胞に分化することが報告された．また，ヒトiPS細胞から，生体組織の心筋細胞に生理的，解剖学的に相同性の高い，心筋細胞を誘導することが可能となっている[2]．

2.1 iPS細胞由来心筋細胞シートが示す多様な機能

　iPS細胞由来心筋細胞を用いて，心筋細胞シートを作製することが可能であり，大動物心不全モデルを用いた同組織の心不全に対する有効性も得られている[3]．また，移植したiPS細胞由来心筋細胞シートは移植を受けたラットの心臓内（レシピエント心内）で，収縮・弛緩を繰り返し，作業心筋として機能する可能性が示されると同時に，レシピエント心と同期して挙動しており，同組織の拍動がレシピエント心に対して治療作用する可能性があることが示されている[4]．また，iPS細胞由来心筋細胞シートは作業組織として機能するだけではなく，同組織から肝細胞増殖因子をはじめとしたサイトカインが分泌され，移植した臓器に血管新生を起こさせ[3]，血流の改善，線維組織のリモデリングが起こることも示されている．

　さらに，iPS細胞に発現しているN-glycanなどの糖鎖の発現パターンは，心筋細胞への分化過程において，成熟心筋細胞と類似した発現パターンに遷移していくことが示されており，iPS細胞由来心筋細胞の免疫原性を検証するうえで重要であるものと思われる[5]．HLA (human leukocyte antigen；ヒト白血球抗原) ホモiPS細胞由来心筋細胞は，カニクイザルの脳への同種移植実験において，免疫原性を抑制する[6]ことが報告されており，著者らもカニクイザル心臓への移植において同様の結果を得ている[7]．

　臨床応用の際には京都大学iPS細胞研究所 (CiRA) が構築しているHLAホモiPS細胞をHLAマッチングした患者に移植することが免疫学的に有効であることが予想される．

2.2 今後の検討課題

in vivo での生着効率の向上

　今後，移植iPS細胞由来心筋細胞の生着効率を促進させることにより，より有効性を向上させることが可能であると思われるが，*in vivo* での生着効率の向上には，iPS細胞の免疫原性の抑制，移植組織に対する栄養血管の構築が必要である．免疫原性の抑制に関しては，iPS細胞由来心筋細胞を移植した際の免疫反応のメ

免疫原性
⇒1章2の語句〈p.14〉参照．

ヒト白血球抗原 (HLA)
→本章6の語句〈p.185〉参照

カニズムの解明，免疫原性を制御しうる骨髄間葉系幹細胞との混合移植などの基礎的研究が必須であるものと思われる．

栄養血管の構築

中でも，組織を維持しうる栄養血管の構築に関しては，新生血管は血管内皮細胞を裏打ちする平滑筋細胞を有するような機能的血管が必要であり[8]，豊富な血管網を有する大網とiPS細胞由来心筋細胞シートを同時移植することにより，心筋細胞の血管が維持されることが非臨床研究で解明されている[9]．

心筋細胞シート中の心筋細胞の比率の検討

臨床応用において，iPS細胞由来心筋細胞シート内で何％の心筋細胞から成る組織体が心筋組織として最も機能しうるか，*in vitro* で検証を行った．90％以上の心筋細胞から成る心筋細胞シートは，電気伝導性，組織全体の電気生理学的同調性は最良であったが，収縮力が強すぎるため，心筋組織としても構造を維持することが不可能であった．

50〜70％の心筋細胞を有する心筋組織体は，電気伝導性，組織全体の電気生理学的同調性は良好であると同時に，多量のサイトカインを産生することが，*in vitro* 試験にて示された[10]．同組織をラット梗塞モデルに移植したところ，50〜70％の心筋細胞を有する心筋細胞シートを移植した群において機能改善が最も高く，臨床応用の際には，50〜70％の心筋細胞を有する心筋細胞シートが有用であることが示唆された．

3 臨床応用に向けた課題と展望

3.1 課題

本細胞の心不全への応用においては，細胞の大量培養法の開発，安全性の検討が重要である．大量培養法に関しては，すでに基本技術は開発されており[11]，臨床応用化が待たれる．また同時に同細胞の安全性の検証を十分に行うことが重要であり，すでに，Lin 28を中心とした未分化細胞のマーカー，およびNOGマウスを用いた造腫瘍性にかかわる安全性の検証システムがほぼ確立されている．また，造腫瘍性に関する安全性だけではなく，分化誘導後にがん化を促す遺伝子異常が発生していないか検証するシステムも構築されており，今後のiPS細胞臨床株における造腫瘍性，遺伝子における安全性が検証されれば，心不全患者への臨床応用が行われるものと思われる．

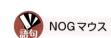

NOGマウス

NOD/Shi-scid-IL2Rγ^{null}マウス．高度の免疫不全マウス（⇒本章6-3の語句〈p.208〉参照）として日本で開発された．細胞の安全性を調べるために用いる．

腫瘍原性を有する未分化細胞の駆逐方法の開発

iPS細胞由来心筋細胞の安全性を担保するためには，腫瘍原性を有する未分化

細胞をいかにして駆逐するかが重要なポイントである．未分化細胞の駆逐方法に関しては，FACS (fluorescence-activated cell sorting)[12,13]，分子標的治療薬[14]，無糖培地[15]などの方法が報告されているが，細胞の収率・安全性などの観点から臨床応用には不向きであるものと考えられる．

著者らは，未分化細胞の表面抗原を解析したところ，成熟心筋細胞と比較して，CD30抗原が高頻度に発現しており，同細胞表面抗原をターゲットとした未分化駆逐法を開発した[16]．CD30発現腫瘍原性細胞，とくにCD30陽性リンパ腫に対してアポトーシスを誘導する薬剤ブレンツキシマブ ベドチン（アドセトリス®）が市販されている．同薬剤は抗CD30抗体結合薬剤であり，CD30抗原に結合することにより，細胞の微小管重合を阻害し，細胞をアポトーシスに誘導する作用のある薬剤である．同薬剤を処理したiPS細胞由来心筋細胞シート内に存在する未分化iPS細胞は劇的に減少しており[16]，NOGマウス移植による安全性検証試験においても，腫瘍形成は認めず，iPS細胞の臨床応用において，重要な役割を果たすものと考えられる．

心筋細胞の精製方法の確立

腫瘍原性を有する未分化iPS細胞の駆逐法を開発するだけではなく，心筋細胞の精製方法の確立も重要である．iPS細胞由来心筋細胞は細胞表面にインテグリンサブユニットα1・α3・α7を有しており，同インテグリンのリガンドはlaminin-221であることを発見した．培養皿にlaminin-221をコーティングし，同培養皿上でiPS細胞由来心筋細胞を培養すると，20%心筋細胞の純度を向上させることが可能であり，同方法は臨床応用の際の心筋細胞の純度向上に有用であるものと思われる．

万一の腫瘍形成に備えた対策

臨床応用のためには，上記技術により，人体に投与しても安全なiPS細胞を作製することが最も重要であるが，人体投与後，万一の腫瘍形成に備えた対策も開発する必要がある．同種のiPS細胞由来心筋細胞を移植し，万一腫瘍が発生した場合には，免疫抑制薬を中止することにより，腫瘍が消失することが報告されており，二重三重の安全性が非臨床研究レベルで検証されている[17]．

3.2 展望

iPS細胞は体内へ移植する治療用のツールのみではなく，さまざまな薬剤の薬効・安全性を検証するシステムとしても有用である．著者らは，iPS細胞由来心筋細胞を三次元組織化し，同組織は心筋組織と電気生理学的，運動力学的に相同性を有することを検証している．また，iPS細胞由来心筋組織にさまざまな薬剤を添加し，心筋組織の挙動を組織学的，電気生理学的，生化学的にとらえることにより，薬剤の心毒性や薬効を検討している．同システムを用いた創薬スクリー

語句 FACS
細胞の表面抗原の違いや抗体により細胞を仕分ける方法（⇒本章6-2の豆知識〈p.200〉も参照）．

無糖培地
糖が混入していない培地．

CD30抗原
iPS細胞表面に発現している特異的抗原（⇒1章7の豆知識〈p.81〉も参照）．

インテグリン
すべての細胞の細胞膜に発現しているタンパク質で，細胞接着分子．細胞外マトリックス（ラミニン）の受容体として機能する．

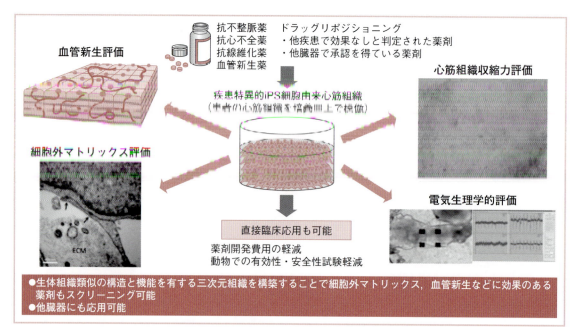

図1 iPS細胞から構築した三次元組織モデルの創薬への応用
iPS細胞由来心筋細胞を用いて心筋組織を作製し，心筋組織にさまざまな薬剤を投与し，薬剤の心毒性や薬効をさまざまな検出システムを用いて検討することが可能である．本システムを用いることにより，安価に薬剤のスクリーニングが可能であり，創薬が加速されるものと思われる．

ニングが可能となれば，実験動物を使用せずに，新薬の薬効や安全性のデータを得ることが可能となり，創薬の効率化，低コスト化が期待される（図1）．

（宮川　繁）

●引用文献

1) Takahashi K, Yamanaka S. Induction of pluripotent stem cells from mouse embryonic and adult fibroblast cultures by defined factors. Cell 2006 ; 126(4) : 663-676.
2) Yu T, et al. In vivo differentiation of induced pluripotent stem cell-derived cardiomyocytes. Circ J 2013 ; 77(5) : 1297-1306.
3) Kawamura M, et al. Feasibility, safety, and therapeutic efficacy of human induced pluripotent stem cell-derived cardiomyocyte sheets in a porcine ischemic cardiomyopathy model. Circulation 2012 ; 126(11 Suppl 1) : S29-S37.
4) Higuchi T, et al. Functional and electrical integration of induced pluripotent stem cell-derived cardiomyocytes in a myocardial infarction rat heart. Cell Transplant 2015 ; 24 (12) : 2479-2489.
5) Kawamura T, et al. Structural Changes in N-Glycans on Induced Pluripotent Stem Cells Differentiating Toward Cardiomyocytes. Stem Cells Transl Med 2015 ; 4(11) : 1258-1264.
6) Morizane A, et al. Direct comparison of autologous and allogeneic transplantation of ipsc-derived neural cells in the brain of a non-human primate. Stem Cell Reports 2013 ; 1(4) : 283-292.
7) Kawamura T, et al. Cardiomyocytes Derived from MHC-Homozygous Induced Pluripotent Stem Cells Exhibit Reduced Allogeneic Immunogenicity in MHC-Matched Non-Human Primates. Stem Cell Reports 2016 ; 6(3) : 312-320.

8) Kainuma S, et al. Cell sheet therapy with omentopexy promotes arteriogenesis and improves coronary circulation physiology in failing heart. Mol Ther 2015 ; 23 (2) : 374-386.
9) Kawamura M, et al. Enhanced survival of transplanted human induced pluripotent stem cell-derived cardiomyocytes by the combination of cell sheets with the pedicled omental flap technique in a porcine heart. Circulation 2013 ; 128 (11 Suppl 1) : S87-S94.
10) Kawamura M, et al. Enhanced survival of transplanted human induced pluripotent stem cell-derived cardiomyocytes by the combination of cell sheets with the pedicled omental flap technique in a porcine heart. Circulation. 2013 ; 128 (11 Suppl 1) : S87-94.
11) Matsuura K, et al. Elimination of remaining undifferentiated induced pluripotent stem cells in the process of human cardiac cell sheet fabrication using a methionine-free culture condition. Tissue Eng Part C Methods 2015 ; 21 (3) : 330-338.
12) Dubois NC, et al. SIRPA is a specific cell-surface marker for isolating cardiomyocytes derived from human pluripotent stem cells. Nat Biotechnol 2011 ; 29 (11) : 1011-1018.
13) Hattori F, et al. Nongenetic method for purifying stem cell-derived cardiomyocytes. Nat Methods 2010 ; 7 (1) : 61-66.
14) Miyagawa S, et al. Y. Building a new treatment for heart failure-transplantation of induced pluripotent stem cell-derived cells into the heart. Curr Gene Ther 2016 ; 16 (1) : 5-13.
15) Tohyama S, et al. Distinct metabolic flow enables large-scale purification of mouse and human pluripotent stem cell-derived cardiomyocytes. Cell Stem Cell 2013 ; 12 (1) : 127-137.
16) Shigawa N, et al. Immunogenic targeting of CD30 eliminates tumorigenic human pluripotent stem cells (iPSC) allowing safer clinical application of hipsc-based therapy. Abstract of American Heart Association Scientific Sessions. 2014 ; 5113.
17) Kawamura A, et al. Teratocarcinomas arising from allogeneic induced pluripotent stem cell-derived cardiac tissue constructs provoked host immune rejection in mice. Sci Rep 2016 ; 6 : 19464.

6-5 血小板

Summary
- 血小板減少を伴う疾患には，自己抗体による血小板の破壊が原因である特発性血小板減少性紫斑病や，造血の異常によって血小板産生の低下する再生不良性貧血，骨髄異形成症候群などが含まれる．
- 血小板製剤は，少子高齢化と若年層の献血人口の減少によって，需要が供給を大きく上回り，将来不足することが危惧されている．
- とくに血小板輸血不応になった場合のHLA/HPA一致血小板製剤の輸血ドナーを準備することはいっそう困難になり，献血にのみ依存した現状ではその安定供給は困難である．
- iPS細胞から，半永久的に分裂を繰り返す不死化巨核球株を創成し，新たな血小板製剤供給システムを提案した．このシステムを用いた献血に依存しない血小板製剤の医療への実用化を開発している．

Keywords▶ 特発性血小板減少性紫斑病，再生不良性貧血，骨髄異形成症候群，iPS細胞，造血幹細胞，巨核球

1 基礎

1.1 生体における血小板造血・機能と疾患

血小板の産生メカニズムと機能

　血小板（platelet）は，核のない小さな細胞（直径2〜4μm）で，生体内では主に骨髄中で巨核球（megakaryocyte）から産生される．血小板は，血管の破綻による出血起点において，細胞や血漿中に存在する凝固因子と協調して止血をする機能を担っている．その止血機構は巧妙に設計されており，出血した組織への粘着，活性化，血小板凝集のための各種の因子の放出反応によりそれがさらに他の血小板を再活性化し，血小板血栓を強固にする一連のメカニズムを呈する．

　血小板を産生する巨核球は，造血幹細胞（hematopoietic stem cell：HSC）から，造血前駆細胞（hemopoietic progenitor cell：HPC），巨核球共通前駆細胞（megakaryocyte progenitor cell：M-P）を経て形成される．直径35〜125μmの細胞である（図1）．巨核球は，その成熟に伴い，紐状の突起を出す胞体突起（proplatelet）とよばれる特殊な形態をとる．この紐状突起は類洞とよばれる血管内で血流による剪断を受けて，最終的に血小板が産生される．1個の巨核球から約2,000個の血小板が産生されると推測した記述が散見されるものの，実際に測定した証拠はない．

語句　巨核球

骨髄中に存在し，末梢血には存在しない．直径35〜160μmの骨髄中最大の造血系細胞．細胞分裂を伴わない染色体分裂を行って成熟するため，不定型の核をもつ．通常，染色体数が8n〜32nと高い倍数体を有し，最も大型の巨核球では64nを示すものがある．

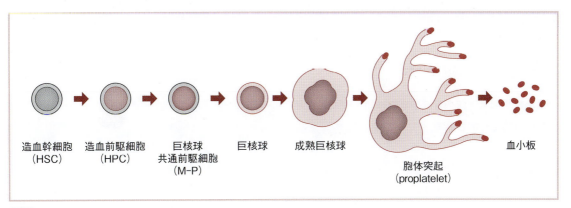

図1 造血幹細胞から巨核球, 血小板への分化
巨核球は, 造血幹細胞から段階的に分化し, 前巨核球を経て成熟する. その成熟過程では, 細胞分裂を伴わない染色体分裂 (endomitosis) を行うために, 染色体数が 8n〜32n の倍数体になる. 成熟巨核球になると細胞質に多数の顆粒と小胞が現れ, 胞体突起を形成する. 血小板は, この胞体突起が分断されることによってつくられる. 血小板が放出されるまでに約 10 日を要し, 成人では 1 日に血液 1μL あたり 3〜4 万個の血小板が産生されている.

血小板減少を伴う疾患

血液中の血小板の正常値は 14〜44 万/mm^3 で, 通常 10 万/mm^3 以下になると血小板減少症とされる. 血小板数が 5 万/mm^3 以下になると, 皮膚の内出血が起き, 赤い小さな斑点 (点状出血) が多数現れ, ちょっとした打ち身で青あざができて, それが拡大するようになり, 血小板数 1 万/mm^3 以下になると, 歯ぐきの出血や便や尿の血液が認められることもあり, 傷がなくても出血するようになる.

特発性血小板減少性紫斑病 (idiopathic thrombocytopenic purpura:ITP) は, 免疫の働きに異常が生じ, 免疫細胞が血小板を攻撃し, 破壊することが原因の疾患である. 免疫異常の原因は不明だが, *Helicobacter pylori* (ヘリコバクター・ピロリ, 以下ピロリ) 菌を除菌することで ITP の患者の血小板数が増加することが知られている[1].

再生不良性貧血 (aplastic anaemia), 骨髄異形成症候群 (myelodysplastic syndrome), 白血病, 悪性リンパ腫などの血液の疾患や, 遺伝性の疾患である Fanconi (ファンコニー) 貧血では, 骨髄での血小板産生量が低下することに起因し, 末梢血中の血小板が減少する. そのほかにも, オキサリプラチンなどの抗悪性腫瘍薬の副作用によって, 血小板の減少が起きることが知られている.

2 臨床

2.1 血小板輸血の現状

血小板製剤は，血小板減少または血小板機能異常による出血予防または，出血治療の目的で輸血される．

血小板製剤を用いた輸血治療は，現在の医療では欠くことのできない治療の一つである．しかし，輸血製剤は，すべて献血によって供給されており，先進国共通の社会問題である少子高齢化および献血ドナー，とくに若年ドナーの減少の影響によって，近い将来危機的状況になることが予測されている．必要献血者（献血を必要とする人）の約85％は50代以上といわれ，今後，少子高齢化がますます進行した状況では，需要と供給のバランスが崩れ，2027年には約85万人の献血者（延べ人数）が不足すると推計されている（図2）．本統計は赤血球製剤，血漿成分を含むすべての輸血製剤の全体像を示しているものの，血小板製剤は，血液製剤のなかでも少子高齢化による影響が最も懸念されている．

現在，日本では，血小板製剤はすべてが成分献血システムに切り替わり，2週間に1度，同一ドナーから提供されることが可能になった．しかしながら，HLA（human leucocyte antigen；ヒト白血球抗原）および HPA（human platelet antigen；ヒト血小板抗原）を完全一致させた血小板製剤のなかでも特殊なタイプでドナー数が少数である場合，たちまち患者への供給が遮断される危険を孕む．さらに，血小板製剤は冷凍して長期間保存することも冷蔵することもできず室温で保存するため，バクテリアの繁殖を回避しなくてはならず，使用可能期限は，ほかの血液製剤と比べ短いことが特徴としてあげられる（表1）．

2.2 従来の治療

血小板の減少を伴う疾患は，種類も多く，原因も多岐にわたるため，ここではITPの治療について記述する．ITPでは，ピロリ菌が陽性であれば，プロトンポンプ阻害薬（ランソプラゾール），アモキシシリン，クラリスロマイシンを使用した除菌療法を行う．除菌療法に効果がなかった場合やピロリ菌陰性の場合は，副腎皮質ステロイドの投与や，免疫グロブ

献血

全血献血と成分献血がある．血液中のすべての成分を献血する全血献血には400 mL献血と200 mL献血がある．一方，成分献血は，成分採血装置を使用して血小板や血漿といった特定の成分だけを採血する血小板成分献血と血漿成分献血がある．

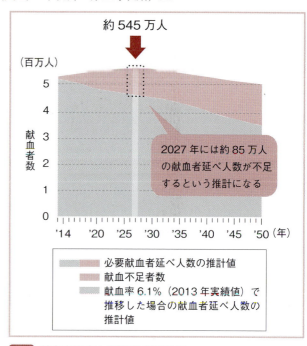

図2 献血由来血小板製剤の問題点

(厚生労働省の薬事・食品衛生審議会〈血液事業部会〉．平成26年度第1回．2014年12月19日〈平成26年12月19日〉．資料2-3 わが国における将来推計人口に基づく輸血用血液製剤の供給本数等と献血者数のシミュレーション〈2014年試算，グラフ4〉．http://www.mhlw.go.jp/file/05-Shingikai-11121000-Iyakushokuhinkyoku-Soumuka/0000070548_2.pdf より)

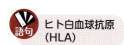

ヒト白血球抗原 (HLA)

⇒2章6の語句〈p.185〉参照．

表1 輸血製剤の性状の違い

種類	全血	赤血球	血小板	血漿
主な用途	大量出血	慢性貧血，外科手術，外傷時など	出血性疾患，病態時（移植後，抗がん剤治療後）	血液凝固因子の欠乏による出血
保存温度	2～6℃	2～6℃	20～24℃	－20℃
有効期間	21日	21日	4日	1年

> **メモ**
> **ヒト血小板抗原（HPA）**
>
> 血小板固有の血液型．HLA同様に細胞表面に発現する細胞膜貫通型の糖タンパク質のポリモルフィズムによって分類される．

> **豆知識**
> **血液型の発見**
>
> ABO式となる血液型は，1900年，オーストリアの病理学者カール・ラントシュタイナー（Karl Landsteiner）によって発見された．この発見が今日の輸血医療の道を拓き，以来，輸血は医療の最も基本的な治療手段の一つとして普及している．1930年，ラントシュタイナーは血清学および免疫化学への貢献により，ノーベル生理学・医学賞を受賞している．輸血にかかわる，もう一つの重要な分類法となるRh血液型も1940年にラントシュタイナーとその弟子アレクサンダー・ソロモン・ウィーナー（Alexander Soromon Wiener）によって発見されている．

リン静脈注射による副腎皮質ステロイド療法を実施する．シクロホスファミド水和物などの免疫抑制薬を使用することもある．薬の効果が持続しなかった場合や，副作用が生じた場合は，脾臓を切除する手術（脾臓摘出術）を行う．それでも効果がない場合は，血小板の増殖・分化を促進する血小板造血増殖刺激因子製剤（ロミプロスチム，エルトロンボパグ オラミン）を投与する．

2.3 再生医療が求められる背景

血小板減少が認められる患者に対して，異なる献血ドナーからの血小板製剤を複数回投与（頻回投与）することにより，抗HLA/HPA抗体が出現し，血小板輸血不応とよばれる状態となる．したがって，血小板輸血不応患者に対しては以降，HLA/HPAタイプの一致する血小板製剤の輸血が必須となるが，前述したように，現在の献血に依存した血小板製剤ではドナーの確保が容易でないことから，その安定供給は困難を極める[2]．

2.4 iPS細胞由来血小板製剤の開発

iPS細胞では，あらゆるHLA/HPA型をバンク化することで，血小板輸血不応に対応可能になることが期待できる．iPS細胞による再生医療で大きな懸念とされる移植後のがん化に対しては，血小板は無核の細胞かつ輸血前にフィルターによる有核細胞の除去や混在リンパ球の排除目的で実施されている放射線照射を併用すること[6]で，安全性の確保が容易であるといった利点もある．

直接，巨核球に分化させる方法の問題点

従来，ES細胞やiPS細胞を，直接的に巨核球に分化させ，血小板を産生する研究がなされていた．しかしながら，この方法では，巨核球を大量に得ることができないことや，その巨核球から産生する血小板の数が少ないといった問題から，実用化困難と考えられた．ES細胞やiPS細胞を再生医療に用いる細胞のうち必要とされる細胞数は，網膜色素細胞では10^4個，ドパミン産生細胞では10^6個程度である．これは培養皿1枚で足りる量である．それに対して血小板を臨床で用いるときに必要な細胞数は約2×10^{11}個と，ほかの細胞種と比較して莫大な数であるため，臨床で応用・実用化するには，血小板の元となる巨核球が大量に必

要となる.

半永久的に増殖可能な巨核球の開発

そこで著者らは，ES細胞やiPS細胞のように，試験管内で半永久的に増殖可能な巨核球（不死化巨核球細胞株〈immortalized MKCLs：imMKCLs〉）を開発した[4]（図3A）.

iPS細胞を，血管内皮増殖因子（vascular endothelial growth factor：VEGF）存在下で，フィーダー細胞上で共培養することで，内皮細胞由来の嚢状構造体になり，その内部に多分化能をもつ造血前駆細胞（HPC）を形成する．このiPS細胞から誘導したHPCに対し，テトラサイクリン誘導発現システム（図3B）を用いて，c-MycとBMI1を発現させると自己複製に伴う増殖能を有する巨核球細胞株（megakaryocytic cell lines：MKCLs）に誘導される．さらにc-MycとBMI1の発現を抑制すると巨核球成熟に必須であるGATA1，NF-E2，β1-チューブリンの発現が上昇し，成熟巨核球および血小板の産生が誘導される．しかし，このMKCLsはアポトーシス経路が活性化し，自己複製を長期間維持できない欠点があった．そこでさらに，アポトーシス制御遺伝子ファミリーの一種であるBcl-xLをMKCLsに導入したところ，5か月以上にわたって自己複製が可能なimMKCLsを樹立することに成功した．これにより，3つの遺伝子発現（ドキシサイクリン塩酸塩水和物〈DOX〉存在下）の状態では巨核球数を指数関数的に増やすことが可能となり，3つの遺伝子を抑制（DOX非存在下）することで増

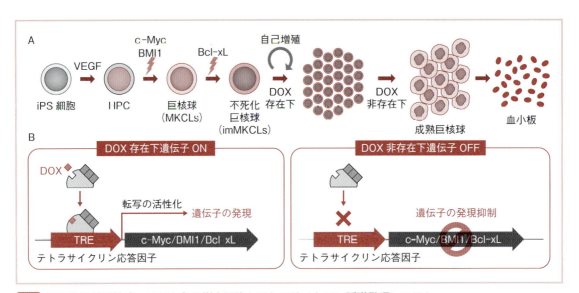

図3 不死化巨核球株（imMKCLs）の樹立経路とテトラサイクリン誘導発現システム

iPS細胞由来造血前駆細胞にc-Myc, BMI1遺伝子を導入するとMKCLsになり，さらにBcl-xL遺伝子を導入するとimMKCLsになる（A）.
抗生物質テトラサイクリン誘導体であるドキシサイクリン塩酸塩水和物（DOX）によって，目的遺伝子の発現を調節できるシステムである．DOX存在下では，目的遺伝子を発現し，非存在下では発現が抑制される（B）.

殖した大量の巨核球から血小板を大量に作製することが可能となった．

3 課題と展望

3.1 課題

　imMKCLsの開発によって，血小板産生細胞を無限に増殖させることが可能になった．また，本細胞株をマスター細胞として品質保証した凍結バイアル化する管理方法を採用できるようになったことで，実用化計画を立てることにつながった．一方，依然として，培養皿などの中でimMKCLsから産生される血小板は，1つの巨核球細胞あたり数十個程度であり，生体内で1巨核球から産生される1,000個レベルにとうてい及ばない．この技術上の大きな谷をさらに埋めるための技術革新ならびに最終製品として製造するまでの全体のコストを大きく下げるためのブレークスルーが今後の鍵となる．

3.2 展望

　最新の研究では，血小板を産生する際の培養法や血小板の産生を促進する薬剤の添加によって，当初とは比べものにならないほどに，巨核球細胞あたりの血小板の産生数とその機能が向上している．さらに，iPS細胞由来血小板が，動物実験において止血効果があることも確認できている．近い将来，iPS細胞由来血小板が，医療の現場で使用されるようになり，血小板製剤の不足の危機を救うだろう．

（福永淳一，江藤浩之）

●引用文献

1) Gasbarrini A, et al. Regression of autoimmune thrombocytopenia after eradication of Helicobacter pylori. Lancet 1998 ; 352 (9131) : 878.
2) Stroncek DF, Rebulla P. Platelet transfusions. Lancet 2007 ; 370 (9585) : 427-438.
3) van der Meer PF, Pietersz RN. Gamma irradiation does not affect 7-day storage of platelet concentrates. Vox Sang 2005 ; 89 (2) : 97-99.
4) Nakamura S, et al. Expandable megakaryocyte cell lines enable clinically applicable generation of platelets from human induced pluripotent stem cells. Cell Stem Cell 2014 ; 14 (4) : 535-548.

6-6 疾患再現，創薬スクリーニングへの応用

- 疾患をもつ患者より採取した体細胞を用いて樹立したiPS細胞からは，さまざまな分化細胞を得ることができる．
- 疾患特異的iPS細胞研究には，①疾患特異的iPS細胞の樹立，②適切な分化系の構築，③機能評価系の構築が必要である．
- 疾患特異的iPS細胞は，患者の病態を反映しており，臨床へと結びつけるツールとして疾患の病態解析や創薬などへの応用が可能なことから，医学・生物学分野への幅広い貢献が期待されている．

Keywords ▶ 疾患特異的iPS細胞，疾患モデル，化合物スクリーニング，病態解析

1 はじめに

人工多能性幹細胞（iPS細胞）の特徴は，①すべての細胞・組織に分化できる多能性（pluripotency）を有する，②体細胞より誘導できる，という点にある．

従来から研究に用いられてきた多能性幹細胞として，ES細胞（胚性幹細胞）があげられるが，ヒトの初期胚からつくられるES細胞と比較して，iPS細胞は線維芽細胞や血球など個人の体細胞から人工的に樹立することができる点が大きく異なっている．そのため，疾患をもつ患者から血液や皮膚線維芽細胞などの体細胞を採取し，これらからiPS細胞を樹立する（疾患特異的iPS細胞〈disease-specific iPS cell〉）と，このiPS細胞を患者の罹患細胞へ分化させることにより，同じ患者由来のさまざまな分化細胞を得ることができる．

iPS細胞は無限の増殖能をもつので，目的の分化細胞をiPS細胞を経て大量に誘導・培養し，病態の解析に用いたり，創薬研究へ応用したりすることが可能となりうる．とくに神経疾患や心筋疾患など，従来得ることがきわめて困難であった患者由来の神経細胞や心筋細胞を疾患特異的iPS細胞から得られることのメリットは大きい．

このように，疾患特異的iPS細胞は，患者の病態を反映し臨床へと結びつけるツールとして，疾患の病態解析（pathological analysis）や創薬などへの応用が可能なことから，医学・生物学分野への幅広い貢献が期待されている．本項では，iPS細胞の疾患再現，創薬スクリーニングへの応用について紹介する．なお，すでに100以上の疾患特異的iPS細胞を用いた研究の報告がなされており，個々の研究について詳細を言及することは難しいため，各論については必要があれば

語句　多能性

個体を構成するすべての胚葉（内胚葉，中胚葉，外胚葉）へ分化できる幹細胞の能力のことである．ただし，それ自体では一つの個体とはならない．

項末の参考資料を参考にしていただきたい．

2 ヒト疾患解析の手法

ヒトの疾患研究で使用される実験系としては，①患者由来試料・細胞，②疾患モデル動物，③ヒト（不死化）細胞株，および④ヒト化マウス，⑤疾患特異的iPS細胞などが主に用いられる．

2.1 患者由来試料・細胞

ヒト疾患研究は，患者などから直接得られた試料を得て行うことが望ましいが，ヒト試料から細胞を培養しさまざまな解析を行おうとすると，さまざまな制約からそれが難しいことが多い．たとえば神経細胞や心筋細胞などは，低侵襲で患者から採取することは難しい．患者由来細胞の表現型は外部環境（治療やサイトカイン環境）などの影響を受けるため，実験系の信頼性にも問題が生じうる．

2.2 疾患モデル動物

疾患モデル動物はきわめて重要なツールであり，ノックアウト，ノックインなどの遺伝子改変動物を用い，さまざまな疾患とその責任遺伝子についての知見が得られている．一方，マウスやゼブラフィッシュなどの疾患モデル動物を用いた場合，ヒトと疾患モデル動物がもつ遺伝子の数や機能が異なるため，疾患モデル動物にヒトの責任遺伝子が存在しない場合や，ヒトとマウスで遺伝子が共通でも表現型が異なる場合がある．またヒトの場合，1つの責任遺伝子に対して多くの変異型が存在することが多いが，マウスモデルでは変異型は代表的なものに限定されるか，機能喪失型変異ではノックアウトで代表される．そのため，表現型-遺伝子型関係（phenotype-genotype correlation）の検討などは難しい．

2.3 ヒト（不死化）細胞株

患者由来線維芽細胞やEB（Epstein Barr：エプスタイン-バー）ウイルスで不死化したB細胞などのヒト細胞（株）や，すでに存在するヒト細胞株に遺伝子導入を行うなどして，ヒトの細胞株を解析に用いた場合，遺伝子改変動物で見られた，ヒトと他の動物種のあいだの遺伝子差異に帰着する問題は回避できる．しかし，この手法で解析できる手法が限定されること，遺伝子導入をした場合に生理的な発現から逸脱する場合が多いこと，培養細胞株ではしばしば核型の変化がみられることなどにより，患者病態を反映できる可能性は高くない．

2.4 ヒト化マウス

免疫不全マウスは免疫が低下し，異物を排除できないマウスであり，ヒトの正常細胞やがんなどの細胞を移植するとマウスの体内で生着する．このヒト細胞が

ノックアウト

ノックアウトは，特定の遺伝子を人為的に破壊し，機能を失わせるときに起こる異常を見るために行われる．点変異によるフレームシフト，ナンセンス変異，ミスセンス変異による機能の欠失，ゲノム編集技術などにより，遺伝子を破壊する．一般的には，内在性の遺伝子を破壊したES細胞からキメラマウスを介して生殖系列に変異した遺伝子を伝達するノックアウトマウスとして利用されることが多い．

ノックイン

ノックインは，ノックアウトと同様に作製するが，ゲノム上の遺伝子と入れ替える部分に，何か機能的な遺伝子を入れておくところが異なる．たとえば，ある遺伝子の内部にGFP遺伝子を導入すると，その遺伝子の発現する場所や時期が，蛍光によりモニターできるようになる．最近では，ノックアウトの目的でも，発現の指標となるような遺伝子をノックインすることが普通になってきた．

核型

⇒本章2の語句〈p.146〉参照．

免疫不全マウス

⇒本章6-3の語句〈p.208〉参照．

体内で生きているマウスをヒト化マウスといい，ヒト細胞の生体内におけるさまざまな反応やヒト疾患の病態解析，疾患治療研究あるいはヒト細胞にしか感染しないウイルスを用いた感染実験など，ヒトではできない生体実験が行われている．高度の免疫不全マウスとして日本で開発されたNOD/Shi-scid-IL2Rγ^{null}マウス（NOGマウス）は，さまざまなヒト細胞が生着しやすく，ヒト化マウスの研究に広く使われるようになった．最近では，遺伝子組換え技術とNOGマウスの組み合わせで臓器レベルでのヒト化マウスも可能になりつつあり，肝臓の80％がヒトの肝細胞に置き換わったマウスもつくられている．

2.5 疾患特異的iPS細胞

疾患特異的iPS細胞は，ヒトプライマリ細胞に近い機能をもつ細胞を誘導でき，さまざまな細胞種に分化が可能である．また，ヒトES/iPS細胞の遺伝子改変技術も進歩しており，疾患特異的iPS細胞をさらに遺伝的に改変することも可能になっている．したがって，上記のさまざまな方法を補完しうる手法として，疾患解析・創薬など，疾患モデルを応用した研究を推進しうるツールになると考えられる．

> **一口メモ　プライマリ細胞**
> 採血，生検などで患者などから採り出した，手を加えていない細胞．投薬，炎症などサンプルを採取されたヒトの置かれている状態の影響を受けている細胞である．

3 疾患特異的iPS細胞を用いた研究

3.1 研究の概略

疾患特異的iPS細胞を用いた研究の流れを図1に示す．疾患特異的iPS細胞研究に必要な要素として，①疾患特異的iPS細胞の樹立，②適切な分化系の構築，③機能評価系の構築，があげられる．まず対象となる疾患を選定し，その疾患を

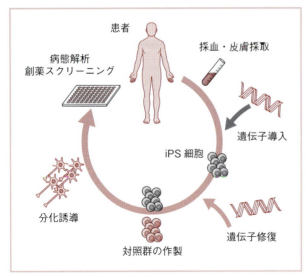

患者末梢血から分離した単核球や皮膚を培養して得られた線維芽細胞に，初期化に必要な遺伝子をプラスミド（エピソーマル）ベクターを用いて遺伝子導入することにより，疾患特異的iPS細胞が樹立される．
遺伝子変異をもつ疾患特異的iPS細胞の責任遺伝子をゲノム編集技術により修復したクローンは，コントロールiPS細胞（対照群）として使用される．
疾患特異的iPS細胞およびコントロールiPS細胞を患者の侵されている組織の細胞に分化させ，病態解析，創薬スクリーニングに使用される．

図1 疾患特異的iPS細胞研究の流れ

もつ患者より同意を得て血液や皮膚組織を採取し，これらからiPS細胞を樹立する．得られたiPS細胞株の評価を行い，iPS細胞としての水準を満たすものを選んで目的の細胞へ分化誘導する．分化細胞を回収し，さまざまな病態解析研究や創薬研究に用いる．

　対象疾患として適しているのは，疾患特異的iPS細胞によって in vitro での病態再現が可能と予測される疾患である．in vitro の分化誘導・解析では，患者の環境要因がキャンセルされてしまうので，環境要因が発症に占める割合が高い疾患は病態再現が困難である．一方，遺伝的要因が強い疾患，とくに浸透率の高い単一遺伝子疾患はiPS細胞を用いた病態再現に適しており，すでに多くの疾患再現・解析研究が報告されている．また解析系の問題として，iPS細胞からの分化誘導が可能な細胞種が疾患の発症・病態に重要な働きを果たしている疾患が望ましい．

3.2 関連する指針とインフォームドコンセントの内容など

　疾患特異的iPS細胞を用いた研究は，ドナーから細胞を得て行う研究であるので，一般的には侵襲を伴う観察研究にあたる．研究者は，まず倫理委員会に研究計画書を提出し，承認を受けた後，ドナーとなる患者からインフォームドコンセントを取得する必要がある．また，iPS細胞やそのソースとなる体細胞およびiPS細胞からの分化細胞などの遺伝子解析が必要である．これらの前提をふまえ，文部科学省・厚生労働省「人を対象とする医学系研究に関する倫理指針」，および文部科学省・厚生労働省・経済産業省「ヒトゲノム・遺伝子解析研究に関する倫理指針（平成26年11月25日一部改正）」に従って研究計画を立案する必要がある．

　細胞の使用範囲であるが，一般的に文部科学省「ヒトES細胞の分配及び使用に関する指針」の禁止行為を援用して，以下の行為を行うことは避けている．
- ヒトiPS細胞を使用して作成した胚の人又は動物の胎内への移植その他の方法によりヒトiPS細胞から個体を生成すること．
- ヒト胚へヒトiPS細胞を導入すること．
- ヒトの胎児へヒトiPS細胞を導入すること．
- ヒトiPS細胞から生殖細胞の作成を行う場合には，当該生殖細胞を用いてヒト胚を作成すること．

　なお，ヒトiPS細胞から生殖細胞の作成を行う場合には，文部科学省「ヒトiPS細胞又はヒト組織幹細胞からの生殖細胞の作成を行う研究に関する指針」に従って研究計画書を作成し，インフォームドコンセントを得なければならない．

　また本指針では，iPS細胞の使用範囲として，再生医療（ヒトへの移植治療等）には使用しない旨，説明しておく必要があることや，iPS細胞が細胞バンク等から配布され，さまざまな研究者や製薬企業等がそれを利用して研究を進める可能性があることなども説明している．

in vitro

「試験管内で」という意味で，試験管や培養ディッシュの中で生物の組織や細胞を用いて行う生物学の実験をさす．外的な培養条件を厳密にコントロールして実験ができる．

in vivo

生体内での反応をいうときに用いる．試験管内のような人工環境内で行われる *in vitro* 試験と異なり，個体全体の反応を見ることができる．マウス，ラットなどの実験動物，時にはサルなどの，よりヒトに近い動物を用いた *in vivo* 実験も行われている．

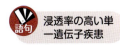

浸透率の高い単一遺伝子疾患

遺伝性疾患は，家族内での罹患者間における表現型の差異が大きいことが特徴である．明らかな変異遺伝子保因者がはっきりした病気の表現型を発現しない場合，低浸透（reduced penetrance）とよばれる．浸透率の高い単一遺伝子疾患として，鎌状赤血球症，血友病など多くの疾患が知られている．

4 iPS細胞の樹立方法

最初のステップとして，インフォームドコンセントを得たドナーから血液や皮膚組織を採取し，ここからソースとなる体細胞を分取する．他方，アメリカのCoriell Institute for Medical Research (http://www.coriell.org/)など，さまざまな疾患をもつ患者由来の繊維芽細胞や不死化 B 細胞株を収集しているレポジトリもあるので，このような組織から体細胞を入手することも可能である．細胞レポジトリから購入した細胞は通常，連結不可能匿名化されており，さまざまな実験に使用が可能であるが，詳細な使用条件についてはそれぞれのレポジトリに確認し，適切な物質移動合意書を締結しておく必要がある．また，詳細な病歴が不明な場合も多いため，患者表現型との関連を評価することが困難な場合もある．

iPS 細胞の樹立方法の詳細については，さまざまな手法が開発されており，詳細はここでは述べないが，樹立にあたって考慮すべきことは，①ソースとなる細胞の種類，②遺伝子導入方法，③取得するクローン数とコントロールをどうするか，といった事柄である．

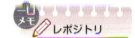

レポジトリ

組織，細胞，DNA などを集積し，貯蔵する場所，組織をさす．ここを通じて研究者はヒトの組織，細胞やDNAなどを容易に入手することができる．

連結不可能匿名化

⇒2章2の語句〈p.148〉参照．

4.1 ソースとなる細胞の種類

最も一般的な細胞は，末梢血から分取した単核白血球細胞である．また，生検で採取した皮膚より培養した線維芽細胞がしばしば用いられる．そのほかにもさまざまな細胞からの樹立が可能であり，たとえば手術によって摘出された組織から分離した細胞や白血病芽球からの樹立も報告されている．

このような細胞から iPS 細胞を樹立すると，たとえば腫瘍特異的な変異をもった iPS 細胞の分化能や腫瘍形成能などの評価ができると考えられる．

4.2 遺伝子導入方法

一般的に，iPS 細胞を樹立するためには，体細胞を多能性幹細胞へ転換するための遺伝子を外的に導入しなければならない．最初に報告された論文では，$Oct4$，$Sox2$，$Klf4$，$c\text{-}Myc$ の 4 つの遺伝子の導入により細胞が初期化されることが報告された．その後，遺伝子の種類や組み合わせの違い，遺伝子導入方法の進歩などにより，より効率的で簡便な方法が開発されている．

遺伝子導入について一般的なのは，ウイルスベクターを用いる方法であるが，最近開発されたプラスミド（エピソーマル）ベクターを用いる方法はウイルスの生成が不要で，通常のプラスミドを用いた遺伝子導入方法で行えることから，ウイルスベクターを用いる方法よりかなり簡便である．

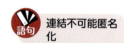

プラスミド（エピソーマル）ベクター

組換え DNA 技術において，外来性 DNA を組み込み，宿主細胞中で染色体とは物理的に独立して存在するDNAをさす．

4.3 取得するクローン数とコントロール

取得するクローン数

著者らは 6～12 クローン程度を取得し，ストックを作製してから，いくつか

のクローンの分化能や未分化性などを評価して，クローンを選別している．実際の疾患解析に使用するクローンは 1 症例あたり 1〜3 クローンを用いて行っていることが多いと思われる．

コントロール

通常，実験においては，患者由来の細胞（患者群）とその比較のためのコントロール群（対照群）が必要になる．対照群としては，患者家族から樹立した iPS 細胞や，分化能などの特性がすでに報告されている標準的な ES/iPS 細胞を用いることが多い．ゲノム編集技術を用いて，患者 iPS 細胞がもつ遺伝子変異を修復した iPS 細胞株を使用することもある（後述）．体細胞モザイクで発症する疾患では，ある個人から特定の遺伝子変異をもつ細胞と変異をもたない細胞由来のクローンを得ることができ，後者を前者のコントロールとして用いることができる．

5 ゲノム編集技術と iPS 細胞技術の組み合わせ

最近の生物学分野における著しい技術革新の一つとして，ゲノム編集技術の発展があげられる．この技術の発展により，遺伝子変異の導入や修復が簡便に行えるようになった．遺伝子変異が原因で発症する疾患をもつ患者から樹立した iPS 細胞に対して，責任遺伝子の修復を行えば，当該遺伝子変異以外はゲノム配列が相同な iPS 細胞株を得ることができるので，疾患解析の理想的なコントロールとすることができる．

一方で，すでに広く研究に使われている iPS 細胞株や ES 細胞株の遺伝子を改変し，疾患関連遺伝子変異を導入することもできる．こうすることで，標準的な ES/iPS 細胞をもとにさまざまな遺伝子改変株をつくることができるので，異なる複数の遺伝子疾患の比較や，多因子疾患の解析を効率的に行うことが可能になる．

このように，ゲノム編集技術を疾患解析に組み合わせることにより，さまざまな研究を効率的かつ正確に実施することができるため，ゲノム編集技術は疾患特異的 iPS 細胞を用いた研究には欠かせない技術になっている．

6 iPS 細胞と分化系

分化誘導は，iPS 細胞を用いた研究で最も多くの労力が割かれるポイントである．iPS 細胞からの *in vitro* 分化系では，しばしば分化させた細胞は幼弱な表現型を呈し，成人型の分化細胞まで至らないことがある．したがって，遺伝子異常を伴い乳幼児期に発症する疾患に比べて，成人期に発症する疾患の表現型の発露は遅れるかもしれず，場合によってはみられないかもしれない．しかし，胎児・新生児疾患の解析を行うという観点からすると，この点は逆に利点となりうると

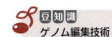

豆知識 ゲノム編集技術

配列・部位特異的な DNA 切断酵素（ヌクレアーゼ）を用いて，任意の場所でゲノムを切断し，さまざまな改変を加える技術のことである．TALENs (transcription activator-like effector nucleases) や CRISPR (clustered regularly interspaced short palindromic repeats) /Cas9 (CRISPR associated protein 9) などのシステムが用いられる．DNA を切断部位で相同組み換え修復する際に組み込む DNA 配列を工夫することにより，目的の遺伝子の破壊や修復が可能となる．

語句 体細胞モザイク

ある個体の中で，その個体に由来しながら遺伝的に異なる細胞が混在する状態．疾患関連遺伝子変異をもつ患者では，通常すべての体細胞に同じ遺伝子変異が存在するが，体細胞モザイクの患者の場合，同じゲノムをもちながら，遺伝子変異をもつ細胞ともたない細胞が体内に存在する．

考えられる.

また，ヒト多能性幹細胞は理論的にはすべての細胞種に分化が可能であるとされるが，実際には分化系が確立されていない細胞種も数多く存在するため，疾患解析のためにまず分化系構築が必要な場合もある．すでに分化系が存在する細胞でも，より高効率・高機能の細胞を誘導する系を求めて，日々技術革新が進んでいる．

さらに，従来は目的の細胞を分化させることが主眼であったが，最近は，大脳・眼組織・腸などに類似した複雑な三次元構造がヒト多能性幹細胞から誘導可能なことが報告されている[1]．これらの"オルガノイド（organoid,「器官〈organ〉」様構造物）"を用いた疾患モデル作製・研究も進められている．

7 疾患特異的 iPS 細胞を用いた創薬スクリーニング

創薬候補化合物探索のための iPS 細胞を用いた大規模スクリーニングは，近い将来に実現可能な研究として，大きな期待がかけられている．すでに多くの疾患特異的 iPS 細胞を用いた報告では，少数の活性既知の化合物を用いて表現型を改善させる研究が行われている．一方，大規模な化合物スクリーニングは，①特定の分化細胞を大量に純化し，②疾患に関連した表現型をこれらの細胞で再現し，さらに③これをハイスループットスクリーニングの解析系に最適化する必要があるため，技術的な要件が高い．しかし，すでに数千以上の化合物スクリーニングの結果，有用なものを見いだした研究はいくつも報告されており，今後さらに多数実施されていくと思われる．

また，既存薬の薬効・適応拡大を目指すドラッグ・リポジショニング研究への応用も進められている．具体的な手法としては，既存薬・承認薬のライブラリを用いて iPS 細胞からの分化細胞の表現型を改善させる化合物を探索するといった手法で，探索する化合物数が少なくてすむこと，ヒットがあった場合はすでに体内動態がわかっている場合が多いため，臨床試験や治験が実施しやすいというメリットがある．

8 課題と展望

8.1 疾患特異的 iPS 細胞研究の課題

疾患特異的 iPS 細胞には多くの可能性があるが，iPS 細胞技術を用いて，疾患の病態生理を深く解析するためには，解決すべき課題が存在する．たとえば，しばしば問題になることは，ある患者から樹立した複数 iPS 細胞株について，株ごとに表現型のばらつきが存在しうることであり，これが大きいと疾患に関連した真の表現型の解析が困難になる．このような株間のばらつきは，さまざまな要因

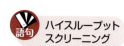

語句　ハイスループットスクリーニング

大規模に物質（化合物）を処理して行うスクリーニングを高速・高効率・低コストで行う技術．ハイスループット技術の開発には複数の技術の融合が不可欠であり，iPS 細胞を用いたハイスループット創薬スクリーニングのためには，iPS 細胞から目的とする細胞への効率的，特異的な分化法の開発が最も重要である．

豆知識　ドラッグ・リポジショニング

ドラッグ・リプロファイリングともいう．ある疾患に有効な既存薬から，別の疾患に有効な新たな薬効を見つけ出すことである．冠動脈拡張薬の治療薬として開発されたシルデナフィルクエン酸塩が勃起不全改善薬として適応となった事例や，睡眠導入薬のサリドマイドが胎児への催奇形性のため発売中止となった後，多発性骨髄腫治療薬として復活した例などが有名．製薬会社におけるドラッグ・リポジショニングの利点は，研究開発コストの時間的・金銭的な軽減にある．

により生じる．また，いくつかの疾患，とくにFanconi（ファンコニー）貧血などのDNA修復異常症などではiPS細胞の樹立自体が難しいことがある．このような場合は，いったん遺伝子修復を行ってiPS細胞を樹立し，その後導入遺伝子を除去するなど，特殊な方法が必要になる場合がありうる．

　従来は，疾患特異的iPS細胞を用いた研究は，1～数例程度の症例対照研究がほとんどであった．今後は，より大規模な症例対照研究や，多因子疾患・孤発性疾患などの研究が実施されると考えられる．しかし，現状ではiPS細胞樹立・分化誘導・解析に多大な人的・時間的・金銭的コストが要求されるため，多数のiPS細胞を用いた大規模な研究のためには，これらのコストを大幅に削減できるような技術的革新が求められる．また，疾患特異的iPS細胞を多数保管し，研究者へ分譲する疾患特異的iPS細胞バンクの構築も重要である．欧米ではすでに大規模な疾患特異的iPS細胞バンクの構築が進行中であり，日本でも理化学研究所（理研）バイオリソースセンターへの疾患特異的iPS細胞の寄託が研究者により進められている（理研バイオリソースセンターのホームページ〈http://ja.brc.riken.jp/〉から，寄託されたiPS細胞の情報が閲覧可能である）．

　前述したように，今後は十分に機能評価がされた"正常"iPS細胞クローンやES細胞に疾患特異的変異を導入し，疾患モデルとして用いることも広く行われると思われる．この場合，①iPS細胞クローンの評価に時間と労力を割く必要がない，②臨床研究に関する研究計画書を整備し，個別に患者から同意を取得するという手順が省略できる，③分化能・分化した細胞の機能などが十分に解析されたクローンを使用できる，といった利点があるため，単一遺伝子疾患の解析にはこちらが主流となっていくかもしれない．

8.2 展望

　疾患特異的iPS細胞を用いることにより，疾患の表現型の一部を切り出して*in vitro*で再現可能であることが次々と証明されている．今後，より詳細な病態の解析，創薬候補化合物探索や毒性評価，既存薬のリポジショニングなど，さまざまな応用や発展が期待される．iPS細胞を用いた創薬や病態解明が進み，これまで治療法のなかった疾患に対するアプローチが進展することを期待したい．

　疾患特異的iPS細胞を用いた研究は始まって日も浅いが，急速に進展しており，薬剤師を目指す学生や臨床の薬剤師にとっても目の離せない領域になってきている．常に興味や関心をもって，研鑽を積んでいただきたい．

（齋藤　潤，中畑龍俊）

●引用文献

1) Gabriel E, et al. CPAP promotes timely cilium disassembly to maintain neural progenitor pool. EMBO J 2016 ; 35 (8) : 803-819.

● **参考資料**
1. 長船健二編. iPS 細胞研究最前線―疾患モデルから臓器再生まで. 別冊「医学のあゆみ」. 医歯薬出版；2015.
2. 岡野栄之編. 再生医療―新たな医療を求めて. 日本臨牀 2015；73（増刊号）.

⑥ iPS細胞による再生医療

6-7 薬物毒性評価

> **Summary**
> - 肝毒性は医薬品候補化合物の開発中止の主要な原因である．
> - ヒト肝細胞を用いて将来起こりうる高い潜在的毒性発現を研究開発の初期段階に予測できれば，より安全性の高い医薬品を効率良く開発することにつながる．
> - ヒトiPS細胞から分化誘導した肝細胞は，毒性試験や薬物動態試験，薬効評価試験などの創薬研究のための新規細胞ソースとして期待されている．
> - サイトカインや増殖因子，低分子化合物などを，発生段階を模倣したようにヒトiPS細胞に順次添加していくことで，ヒトiPS細胞から肝細胞への分化が誘導できる．さらに，遺伝子導入や三次元培養技術などを組み合わせることで，高機能な肝細胞の作製が可能になる．

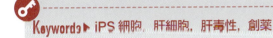 iPS細胞，肝細胞，肝毒性，創薬

1 薬物誘発性肝障害の評価

　肝臓（肝細胞〈hepatocyte, liver cell〉）は生体内外の物質の代謝・解毒・排出などに関与する主要な臓器（細胞）であり，医薬品は主に肝細胞でシトクロムP450（cytochrome P450：CYP）などの薬物代謝酵素（drug-metabolizing enzyme）により代謝され，抱合系酵素により解毒を受け，トランスポーターにより排出される（図1）．薬物誘発性肝障害（肝毒性〈hepatotoxicity〉）は，毒性が原因で生じる医薬品候補化合物の開発中止の約2〜3割を占め，最も主要な原因の一つである．ヒト肝細胞を用いて将来起こりうる高い潜在的毒性発現を研究開発の初期段階に予測できれば，より安全性の高い医薬品を効率良く開発することにつながると考えられる．

1.1 疾患モデル動物やヒト初代培養（凍結）肝細胞を用いた評価

　現行の毒性評価系では，主に疾患モデル動物やヒト初代培養（凍結）肝細胞が使用されている．しかしながら，動物実験には「種差の壁」の限界があり，ヒト特異的に発生しうる毒性を予測することは困難である．また，ヒト初代培養肝細胞を用いた毒性評価系は，上述した「種差の壁」の克服は見込めるが，コストや高機能なヒト肝細胞ロットの安定供給が難しいといった問題などから，安定的な *in vitro* 毒性評価を行うことは困難である．

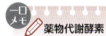 薬物代謝酵素

第一相薬物代謝酵素はCYP群が代表的．肝臓の肝細胞や小腸の小腸上皮細胞に存在し，一般に医薬品を水に溶けやすい形に変換し，体外へ排出しやすくする．医薬品の代謝にとくに重要なものは，CYP3A4，CYP1A2，CYP2C9，CYP2C19，CYP2D6，CYP2E1などが知られる．第二相薬物代謝酵素には抱合系酵素があり，トランスポーターによって排泄される．

ヒト初代培養（凍結）肝細胞

本項では，ヒト凍結肝細胞も含めてヒト初代培養肝細胞と記載する．

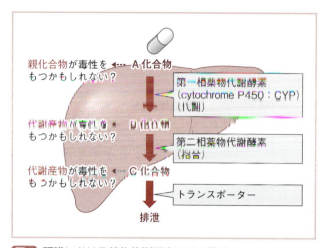

図1 肝臓における薬物代謝酵素とその機能

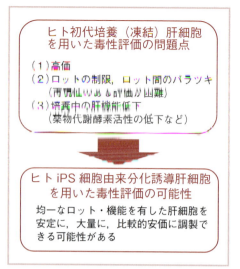

図2 ヒト初代培養（凍結）肝細胞を用いた毒性評価の問題点とヒトiPS細胞由来分化誘導肝細胞への期待

1.2 iPS細胞から肝細胞を大量供給して行う毒性評価

　一方，無限に増殖可能なヒトiPS細胞から肝細胞を安定的かつ大量に供給することができれば，実用性の高い *in vitro* 毒性評価系の構築が可能となる（図2）．また，薬物代謝酵素の活性は個人差が大きいことが知られているが（薬物代謝酵素の種類によるが，数十～千倍程度），将来的には，さまざまな個人由来のヒトiPS細胞由来分化誘導肝細胞を用いることで，個人差を反映した評価系が開発できる可能性もある．

2 ヒトiPS細胞由来肝細胞の作製法

2.1 ヒトiPS細胞から肝細胞への分化誘導

　ヒトiPS細胞から分化誘導した肝細胞を創薬の毒性評価に利用するためには，ヒトiPS細胞由来肝細胞における薬物代謝酵素の活性がヒト初代培養肝細胞に匹敵するレベルであることが最重要事項となる．ヒトiPS細胞は中内胚葉，内胚葉，肝幹前駆細胞を経由して成熟した肝細胞へと分化することが知られており（図3），それぞれの分化過程で，サイトカインや増殖因子，低分子化合物などを，発生段階を模倣したように添加していくことで，ヒトiPS細胞から肝細胞へ分化誘導する方法が開発されている．

　ヒトiPS細胞から内胚葉への分化誘導ステップでは，アクチビンAがほぼすべてのプロトコールで使われている．内胚葉から肝幹前駆細胞への分化過程では

アクチビンA

TGF-βスーパーファミリーに属するサイトカインであり，細胞の分化や増殖など，多彩な生理作用をもつ．2005年，アクチビンAがヒトES細胞から内胚葉への分化誘導に有効であることが報告された[1]．

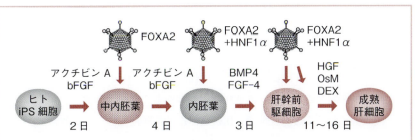

図3 液性因子と転写因子の導入を組み合わせることによるヒトiPS細胞から肝細胞への高効率分化誘導

ヒトiPS細胞をアクチビンAとbFGFで培養することによって得られた培養2日目の中内胚葉に対してFOXA2発現アデノウイルスベクターを作用させた．さらに，アクチビンAとbFGFで4日間培養した後，培養6日目の内胚葉に対してFOXA2およびHNF1α発現アデノウイルスベクターを作用させた．BMP4とFGF-4を用いて3日間培養した後，培養9日目の肝幹前駆細胞に対してFOXA2およびHNF1α発現アデノウイルスベクターを作用させた．その後，肝幹前駆細胞をHGF，オンコスタチンM (OsM)，デキサメタゾン (DEX) を用いて11～16日間培養することによって（培養12日目にFOXA2およびHNF1α発現アデノウイルスベクターをさらに作用），高い薬物代謝機能やアルブミン産生能などを有した肝細胞へ分化させることができる．

FGF (fibroblast growth factor；線維芽細胞増殖因子) シグナルとBMP (bone morphogenetic protein；骨形成タンパク質) シグナルが重要であることが知られており，FGF-4とBMP2の組み合わせ[2]や，FGF-1/2/4とBMP2/4の組み合わせ[3]によって，内胚葉から肝幹前駆細胞が分化誘導できることが報告されている．また，本過程では，DMSO (dimethyl sulfoxide；ジメチルスルホキシド) によるヒストンのアセチル化が有効であることも知られており，DMSOを用いた方法も報告されている[4]．

肝幹前駆細胞から肝細胞への分化過程においては，HGF (hepatocyte growth factor；肝細胞増殖因子) やオンコスタチンM (oncostatin M；OsM)，デキサメタゾン (dexamethasone；DEX) などを用いて分化誘導する方法が一般的である．

さらに各分化ステップで，基本培地や細胞外マトリックスの種類，血清やフィーダー細胞の有無などが各プロトコールで工夫されている．

なお，ヒトiPS細胞から肝細胞への分化誘導については，ヒトES細胞を出発材料とした研究が，とくに海外では先行して進められてきており，両者は共通の方法で分化誘導できる．

2.2 さらに高機能なヒトiPS細胞由来肝細胞の作製を目指した試み

上述の分化誘導法により，ヒトiPS細胞から肝細胞を分化誘導するための基本技術が確立された．しかしながら，CYPをはじめとする薬物代謝酵素の発現量

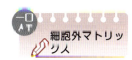

細胞外マトリックス
I型コラーゲンやマトリゲル，ラミニンが汎用される．

はヒト初代培養肝細胞と比較していまだに低いものであり，ヒトiPS細胞由来肝細胞の毒性評価系への応用には，よりいっそう成熟した肝細胞を作製する必要がある．

分化誘導した肝細胞の機能向上・成熟化を促す方法としては，分化関連遺伝子を導入することや，三次元培養や支持細胞との共培養により肝機能を高めること，分化過程で目的の細胞を純化・濃縮していくこと，肝細胞分化に適したiPS細胞を作製・選択すること，などが考えられる．

分化関連遺伝子の導入

たとえば，肝細胞分化に重要な役割を果たす転写因子（FOXA2〈forkhead box protein A2〉，HNF1α〈hepatocyte nuclear factor-1 alpha〉など）を，ヒトiPS細胞から肝細胞への分化途中の細胞に，アデノウイルスベクターを用いて遺伝子導入することによって，ヒトiPS細胞から肝細胞への分化効率が高まることが報告されている[5]．

三次元培養や共培養

また，肝細胞は生体内で肝細胞同士，あるいは他の細胞との相互作用のもと，機能を発揮していると考えられ，そのような細胞同士の相互作用を *in vitro* で一部模倣することによってもヒトiPS細胞由来肝細胞の肝機能は向上する．具体的には，三次元培養や，線維芽細胞や血管内皮細胞との共培養を行うことで，より高機能なヒトiPS細胞由来肝細胞が作製できる．

肝細胞分化に適したiPS細胞の作製・選択と純化・濃縮

一方で，上述の方法などでヒトiPS細胞から肝細胞への分化誘導を行っても，すべての細胞が肝細胞へと分化するわけではなく，またiPS細胞株の種類によっても肝細胞への分化度は異なることが知られている．そこで，肝細胞分化に適し

語句　アデノウイルスベクター

遺伝子治療臨床研究（試験）で最も広く用いられているベクターであり，高効率な遺伝子発現効率を示す．導入遺伝子は，宿主染色体には組み込まれずに，染色体外でエピソーム（環状DNA）として存在するので，一過性の遺伝子発現を示す．そのため，細胞分化の方向づけを行わせるために，分化の適した段階で一過性に高効率に転写因子を発現させ，肝細胞などへの分化効率を高めるためには最適なベクターである．

Column

ヒト初代培養肝細胞と肝機能

ヒト初代培養肝細胞における肝機能（アルブミン産生量や薬物代謝酵素活性）は，培養により急速に減弱することが知られている．たとえば，アルブミン産生量や薬物代謝酵素活性は，48〜72時間も培養したヒト初代培養肝細胞では，単離直後の細胞と比べると，10〜100倍以上減弱することが知られている．一方で，製薬企業における毒性試験では，細胞間コミュニケーションが形成された培養48〜72時間後のヒト初代培養肝細胞が使用されている．したがって，ヒトiPS細胞由来分化誘導肝細胞が毒性評価系に使用できるかどうかは，培養48〜72時間後のヒト初代培養肝細胞と比べ，とくに薬物代謝酵素活性が同等レベルであるか否かが重要な指標になるといえる．

たヒトiPS細胞株を用い，ヒトiPS細胞から肝細胞への分化段階のいずれかの段階で，薬剤選択や細胞表面マーカーを用いたソーティング，あるいは特定の細胞外マトリックスへの接着能などを指標に，目的の細胞を純化させたり，濃縮させることも，高機能なヒトiPS細胞由来肝細胞の作製にきわめて有効と考えられる．

3 ヒトiPS細胞由来肝細胞の毒性評価系への応用

ヒト肝がん細胞株であるHepG2細胞などは，しばしば毒性評価研究に用いられるが，薬物代謝酵素の活性がきわめて低いことが欠点であり，ヒト肝細胞で生じる可能性がある毒性を正しく評価することができない．薬物誘発性肝障害の多くは，薬物が薬物代謝酵素で代謝されて生じる反応性代謝物が原因であることが知られており，反応性代謝物による毒性を検出できることが，評価系への応用の最大のポイントとなる（**図1**）．現在ではさまざまなヒトiPS細胞由来肝細胞が入手可能であるが，用いるiPS細胞の種類（どのような個人からiPS細胞が樹立されたか）や分化誘導法が異なるため，それぞれの細胞株で一長一短の特徴がある．

3.1 反応性代謝物による毒性の検出

このような中，反応性代謝物による毒性を検出できるヒトiPS細胞由来肝細胞も報告されている．たとえば，それぞれCYP3A4，CYP2C9で代謝されることによって細胞傷害性を示すことが知られているアフラトキシンB1，ベンズブロマロンをヒトiPS細胞由来分化誘導肝細胞に作用させたところ，その細胞毒性がCYP3A4，CYP2C9の阻害薬であるケトコナゾール，スルファフェナゾールをそれぞれ作用させることによって減弱することが報告されている[1]．ヒトiPS細胞由来分化誘導肝細胞を毒性評価系へ応用するための基盤技術は，整備されつつあるといえる．

3.2 個人差を反映した毒性評価

さらに，ヒトiPS細胞由来肝細胞を用いると，従来のヒト初代培養肝細胞を用いた場合には実施できなかった毒性評価も可能になる可能性がある．たとえば，薬物代謝酵素活性の個人差は数十～千倍程度ときわめて大きく，ヒト初代培養肝細胞を用いた場合には，このような個人差を反映した毒性評価を行うことができない．一方で，ヒトiPS細胞由来肝細胞は，iPS細胞の樹立に使用された個人の遺伝的背景を引き継ぎ，それぞれ個人差を反映した細胞になっていることが確認されており，ヒトiPS細胞由来肝細胞を用いることで，個人差を反映した毒性評価も可能になると考えられる．

すなわち，iPS細胞技術を利用することで，これまで安定供給が困難であった特異な薬物代謝酵素活性を有した肝細胞の安定供給も可能になるわけである．実

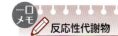

反応性代謝物

肝毒性評価においては，親化合物（薬剤そのもの）だけでなく，薬物代謝酵素により代謝された代謝物（反応性代謝物）による毒性を評価できることが必要であり，薬物代謝酵素活性が高いヒト初代培養肝細胞が汎用されている．

薬物代謝酵素活性の個人差

主要な薬物代謝酵素であるCYP3A4では数十倍の個人差があると報告されている．また，CYP2C9やCYP2D6などではそもそもこれらの活性を欠損した個人（poor metabolizer）も存在する．これらの酵素活性の大小あるいは有無は，薬物代謝酵素コード遺伝子中のSNP，すなわち遺伝的多型によって多くの場合決まっている．しかし，特異な薬物代謝酵素活性を有したヒト初代培養肝細胞を安定的に入手することはきわめて困難であり，このような細胞を用いた毒性評価を行うことは実質的に不可能である．

際に，CYP2D6遺伝子座のSNP（スニップ）(single nucleotide polymorphism；一塩基多型）のためにCYP2D6タンパク質自体が産生されない遺伝的背景を有したヒトiPS細胞由来肝細胞を用いると，CYP2D6による代謝によって毒性の有無が決まるデシプラミンやペルヘキシリンの細胞毒性が，ヒト初代培養肝細胞を用いた場合と同様に反映されることが確認されている[1]．ヒトiPS細胞由来肝細胞を用いることで，従来技術では解析が困難であった毒性評価も可能になる道が開けてくる．

4 課題と展望

4.1 課題

　本項でも述べてきたように，ヒトiPS細胞から肝細胞への分化誘導技術の開発は目を見張る進歩があるが，依然としてヒト初代培養肝細胞（とくに単離直後のヒト初代培養肝細胞）と比較すると，薬物代謝酵素活性は劣るのが現状である．これをいかに高めるかが，ヒトiPS細胞由来肝細胞の幅広い分野での応用に向けての最大の課題である．また肝細胞に限ったことではないが，ヒトiPS細胞から分化誘導された細胞は，その表現型が胎児型に近く，成人型ではないことが知られている．たとえば，ヒトiPS細胞由来肝細胞の場合では，成人型の薬物代謝酵素であるCYP3A4が発現しているにもかかわらず（CYP3A4は胎児ではほとんど発現していない），胎児型のCYP3A7も発現しており（CYP3A7は成人では減弱する），胎児型と成人型の肝細胞が混在した状態になっている．同様に，胎児肝細胞で発現し，成人肝細胞では発現していないαフェトプロテインもヒトiPS細胞由来肝細胞では発現している．この胎児型の表現型を成人型により近づけることも，ヒトiPS細胞由来肝細胞の幅広い分野への応用に向けた課題である．

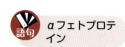

語句　αフェトプロテイン

胎児肝臓で産生される血清タンパク質の一種であり，生後まもなく消失する．肝臓がんをはじめとする肝疾患時に上昇することから，腫瘍マーカーとしても知られている．

4.2 展望

　現在，製薬企業のヒトiPS細胞由来肝細胞の創薬応用への期待はきわめて高く，これはヒト初代培養肝細胞を用いた毒性試験を含む種々の創薬研究への応用に課題があることの現れでもある．さらに，ヒトiPS細胞由来肝細胞を用いることで，従来のヒト初代培養肝細胞では評価できなかった特異な薬物代謝酵素活性を有した肝細胞を用いた毒性評価が可能になれば，より"きめの細やかな"毒性試験の実施も期待できる．本項で述べたような課題が克服され，ヒトiPS細胞由来肝細胞が創薬コスト削減・期間短縮・創薬シーズ（seeds）のヒット率の向上などの創薬研究の効率化につながることを期待している．また，薬剤師や薬学研究者の本研究分野への積極的な参画と貢献を期待したい．

　　　　　　　　　　　　　　　　（水口裕之，高山和雄）

● 引用文献

1) D'Amour KA, et al. Efficient differentiation of human embryonic stem cells to definitive endoderm. Nat Biotechnol 2005 ; 23 (12) : 1534-1541.
2) Cai J, et al. Directed differentiation of human embryonic stem cells into functional hepatic cells. Hepatology 2007 ; 45 (5) : 1229-1239.
3) Brolén G, et al. Hepatocyte-like cells derived from human embryonic stem cells specifically via definitive endoderm and a progenitor stage. J Biotechnol 2010 ; 145 (3) : 284-294.
4) Hay DC, et al. Efficient differentiation of hepatocytes from human embryonic stem cells exhibiting markers recapitulating liver development in vivo. Stem Cells 2008 ; 26 (4) : 894-902.
5) Takayama K, et al. Generation of metabolically functioning hepatocytes from human pluripotent stem cells by FOXA2 and HNF1α transduction. J Hepatol 2012 ; 57 (3) : 628-636.
6) Takayama K, et al. Prediction of interindividual differences in hepatic functions and drug sensitivity by using human iPS-derived hepatocytes. Proc Natl Acad Sci USA 2014 ; 111 (47) : 16772-16777.

7 ES細胞による再生医療

- 多能性幹細胞には，iPS細胞に加え，ES細胞が存在し，再生医療等製品の原料になる．
- ES細胞が有する無限の増殖能と全身の細胞種への多分化能を利用して，一定の特性と品質をもつ細胞を大量に供給するシステムを構築し，再生医療への応用が期待されている．
- アメリカでは，ES細胞を原料とした再生医療等製品が開発され，治験が始まった．
- ヒトES細胞を再生医療等製品の原料とする場合，医薬品医療機器等法とは別に国の倫理指針に従う必要がある．
- ヒトES細胞に由来する再生医療等製品は生存する細胞から形成され，受け入れ・保管方法を含めた管理について試行錯誤を経ることになり，薬剤師としての貢献は大きいと想定される．

Keywords ▶ 多能性幹細胞，多分化能，無限増殖能，免疫抑制薬，ヒト白血球抗原（HLA）

1 ES細胞とは

　多能性幹細胞（pluripotent stem cell）には，iPS細胞に加え，ES細胞が存在し，再生医療製品の原料になる．ES細胞は正確には胚性幹細胞（embryonic stem cell）であり，一般的にはES細胞とよばれることが多い．ES細胞は胚盤胞期の胚の一部に属する内部細胞塊よりつくられ，生体外ですべての組織に分化する多能性を保持し，かつ無限に増殖させることができる幹細胞株である．

　ヒトでは1998年にジェームス・トムソン（James Thomson）らが，不妊治療を受けていた夫婦から提供された受精卵由来の胚盤胞からヒトES細胞を樹立した．アメリカにおいて，ES細胞由来のオリゴデンドロサイト前駆細胞製剤の臨床試験を脊髄損傷の患者に開始し，有効性および安全性に関し議論された[1]．また，ヒトES細胞を用いた加齢黄斑変性およびStargardt（シュタルガルト）病の治療について臨床試験が行われている[2]．さらに，I型糖尿病に対し，ES細胞を原料とする再生医療等製品の治験がアメリカで開始された．これらの臨床試験で懸念された造腫瘍性はまったく認められなかった．日本では，京都大学と国立成育医療研究センターにて合計12株のヒトES細胞が樹立されており，ES細胞が有する多分化能（pluripotency）と無限の増殖能を利用して，一定の特性と品質をもつ細胞を大量に供給するシステムを構築し，再生医療への応用が期待されている．

> **Column**
> ### 造腫瘍性
>
> 再生医療等製品による造腫瘍性が，とくにES細胞およびiPS細胞といった多能性幹細胞を原材料とした場合の安全性上の重大な関心事となっている．多能性幹細胞は生体に移植することで，奇形腫（テラトーマ）を形成する．再生医療等製品に目的とする細胞以外に，原料となる多能性幹細胞が残存した場合，患者の投与部位などで奇形腫を形成する可能性がある．また，再生医療等製品が形質転換（がん化）する可能性もある．そのことから，ES細胞を原料とする再生医療等製品では，腫瘍性試験を施行する必要がある．

2 ES細胞の特徴

2.1 多分化能（多能性）と増殖性

ヒトES細胞は，受精後5〜7日経過したヒト胚盤胞内の内部細胞塊から取り出された細胞を培養して得る（図1）．ES細胞の特徴の一つは，神経細胞および血球細胞などさまざまな細胞に分化する点である．このようにさまざまな細胞に分化する能力を多分化能（多能性）という．また，ES細胞は不死であり，無限に増殖する高い増殖能をもつ．これは，元となる内部細胞塊の特徴を受け継いでいるのかもしれない．一方，ヒト生命の萌芽である胚（胚盤胞）を滅失するという倫理面に関し議論が重ねられ，適切な手続きを踏むことが求められた．

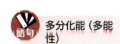
多分化能（多能性）

⇒本章6-6の語句〈p.224〉参照．

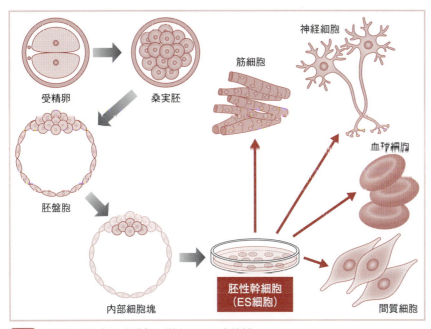

図1 胚性幹細胞（ES細胞）の樹立とその多能性

2.2 ES細胞を原料とした製剤開発

ES細胞の多能性に基づき，病気や事故で失われた機能を補填するために，組織を修復する治療法として再生医療が期待され，ヒトES細胞を原料とする製剤開発が進んでいる．たとえば糖尿病であれば，血糖値を下げるインスリン産生能が低下することが原因となり血糖値が上がる病気であり，進行すれば高血圧，動脈硬化，心筋梗塞，失明を起こすため，治療としてインスリンのタンパク質医薬品が利用されている．ヒトES細胞からインスリン産生細胞であるβ細胞を薬剤として投与することで血糖値に応じたインスリンが産生されることになり，理論的に理想的な治療法となる．

その他の治療では，ドパミン産生神経細胞によるパーキンソン病，神経細胞による脊髄損傷，心筋細胞による心筋梗塞・心筋症，肝細胞による肝機能障害，骨芽細胞による骨粗鬆症，筋芽細胞による筋ジストロフィー，造血幹細胞による白血病，表皮細胞による火傷といった治療法が想定されている．

3 国内で樹立されたヒトES細胞株

日本では2003年に京都大学にて初めてヒトES細胞が樹立された．京都大学にてヒトES細胞樹立が継続され，合計5つのヒトES細胞（KhES1〜5）が樹立された．その後，2010年に国立成育医療研究センターにおいて，新たにSEESという名称のES細胞が7株（SEES1〜7）樹立され，合計12株が樹立された．海外から分配されたヒトES細胞株は30株以上存在し，日本の指針と同等の基準に基づき樹立されたものの使用が許可されている．ヒトES細胞の分配は，京都大学および国立成育医療研究センターに加え，理化学研究所（筑波）が主に行っている．

研究としての使用計画は，2016年（平成28年）3月現在，109計画が文部科学省に届けられている．研究内容としては，血管，中枢神経，網膜を含めた眼球，造血器，心筋，腎臓，免疫系，肝臓，膵臓，内分泌，呼吸器の分化・発生にかかわるものが主である．それらに加え，フィーダー細胞および培地にかかる培養技術，遺伝子導入法，足場の開発が進んでいる．基礎研究としては，多能性維持機構，初期化メカニズム，染色体操作，環境化学物質による影響，薬効・毒性試験，マーカー探索，エピゲノム，発がん，動的遺伝子ネットワーク，自閉症，品質評価にかかるものがあげられる．研究実施期間は43機関にのぼり，申請計画数は66である．大学，研究所に加え，企業からの研究申請も多い．

4 主要先進国の取り組み

アメリカにおいては，ES細胞に関する連邦の法的規制はなく，研究は認めら

語句 エピゲノム

エピゲノムは「体細胞分裂の際に保存されるDNA塩基配列以外の情報」として整理される．具体的には，DNAメチル化，ヌクレオソームの位置，ヒストンのアセチル化およびメチル化があげられる．さらには，広い考え方では，non-coding RNAや核内高次構造も含まれる．これらのエピゲノムは，発生・分化過程において遺伝子転写に関与し，ゲノム全体での遺伝子発現セットを規定する．iPS細胞は，そのエピゲノム状態を変化させることにより作製される．

れている．一方，国立衛生研究所（National Institutes of Health；NIH）の行政指針に基づき，政府資金は交付されない．民間資金による研究に対しては連邦政府としての規制はなく認められている．また，2001年に発表された大統領方針により，すでに樹立された余剰胚由来のヒトES細胞を用いた研究にのみ，政府からの公的助成が認められている．

イギリスにおいては「ヒト受精・胚研究法（Human Fertilisation and Embryology Act）」による規制のもと，ヒトES細胞樹立が可能である．イギリス幹細胞バンク（UK Stem Cell Bank）がヒトES細胞の分配・使用に関して指針を定めており，実際に分配も行われている．

ドイツにおいては，樹立は胚保護法により禁止されており，使用に関しては余剰胚から作製されたES細胞に関して厳しい規制下で認められている．

カナダでは，「ヒト生殖補助法（Assisted Human Reproduction Act）」および「ヒト多能性幹細胞研究ガイドライン（Guidelines for Human Pluripotent Stem Cell Research）」に基づき，余剰胚からの樹立および使用が認められている．

オーストラリアでは，樹立は「ヒト胚研究法（The Research Involving Human Embryos Act）」で認められ，使用に関しては指針として定められている．

韓国では，樹立および使用に関して生命倫理法の下で厳しい条件下で認められている．

このように，各国のヒトES細胞の樹立・使用への対応は異なる．

5 ヒトES細胞にかかる規制

5.1 倫理的な規制

日本におけるヒトES細胞の基礎的研究利用のみの場合における規制は，「ヒトES細胞の樹立に関する指針（樹立指針）」（文部科学省・厚生労働省告示第2号，平成26年11月25日）および「ヒトES細胞の分配及び使用に関する指針（分配使用指針）」（文部科学省告示第174号，平成26年11月25日）である（図2）．禁止行為としては，ヒトES細胞をヒト胚に導入すること，ヒト胎児に導入すること，ヒトES細胞から作製した生殖細胞を用いてヒト胚を作製すること，といった発生学的な研究があげられ，薬事的な研究については問題ないとされる．また，ES細胞から作製した分化細胞は，使用計画の終了後に使用・保存する場合や，ほかの使用機関に譲渡する場合には，倫理審査委員会の審査や国への報告は不要である．一方で譲渡先に対し，分化細胞がヒトES細胞由来である旨を通知することが求められる．

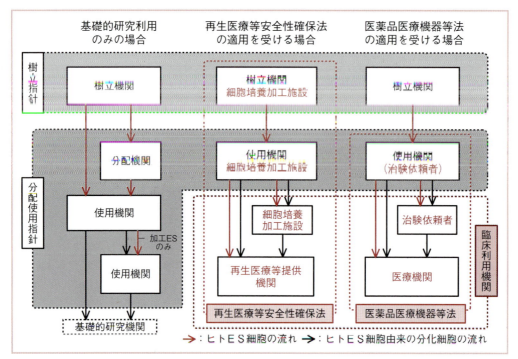

図2 ヒトES細胞の利用目的により適用される手続き
(文部科学省 生命倫理・安全対策室, ヒト胚・幹細胞研究に関連する倫理指針のポイント. 平成28年1月版. http://www.lifescience.mext.go.jp/files/pdf/n1662_01.pdf より)

5.2 再生医療等安全性確保法における規制

再生医療等安全性確保法

　本章「3　再生医療の実用化促進のための新たな法律とレギュラトリーサイエンス」の項で述べたとおり，ES細胞に由来する細胞製剤は，日本においていまだ一例の投与も行われていないことから，「再生医療等の安全性の確保等に関する法律（再生医療等安全性確保法）」では第一種再生医療等に分類される（➡本章「3　再生医療の実用化促進のための新たな法律とレギュラトリーサイエンス」〈p.152〉参照）．

ヒトES細胞の分配及び使用に関する指針

　また，再生医療等安全性確保法を順守するとともに，ヒトES細胞を操作する段階においては「ヒトES細胞の分配及び使用に関する指針」（以下，指針）を順守することが求められる（図2）．特定細胞加工物を製造する細胞培養加工施設では，指針に従い，厚生労働省・文部科学省に届出をする義務がある．特定細胞加工物が製造される段階では，ヒトES細胞由来の分化細胞という扱いになることから，指針の対象とはならず，臨床利用機関（医療機関）では改めてヒトES細胞由来特定細胞加工物に関して，届出義務は課せられない．細胞培養加工施設

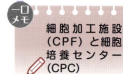

細胞加工施設（CPF）と細胞培養センター（CPC）

再生医療等製品および特定細胞加工物を製造する施設として，一般的にはセルプロセッシングセンター（CPC：細胞培養センター）という呼称が定着している．一方，海外では細胞加工施設または細胞調整施設として，cell processing facility（CPF）という言葉が一般的である．CPCというと，研究機関全体や製造施設全体をさすような規模が大きい施設のイメージがあり，紀ノ岡正博氏（大阪大学）は，「わが国ではCPCという言葉で定着している製造施設をCPFと表現するほうが望ましい」と提唱している．

からヒトES細胞由来である旨を通知することが求められるのみである.

5.3 医薬品医療機器等法における規制

「医薬品,医療機器等の品質,有効性及び安全性の確保等に関する法律(医薬品医療機器等法,薬機法)」においても,再生医療等安全性確保法と同じ考え方となる.ヒトES細胞に由来する再生医療等製品は製造過程においては,ヒトES細胞の分配及び使用に関する指針を順守することが求められる(図2).一方,医療機関においては,再生医療等製品はヒトES細胞由来の分化細胞という扱いになることから,指針の対象とはならず,医療機関では改めて届出義務は課せられない.製造施設からヒトES細胞由来である旨を通知されるのみである.

ここで,再生医療等安全性確保法と医薬品医療機器等法と項目を区別して記載しているものの,薬剤師の立場からすれば,両者はまったく同一と考えたほうがよい.いずれの法令においても患者の安全を担保するうえで同じ考え方が求められる.異なる法令が2つ用意されていると考えると理解しやすい.再生医療等安全性確保法は,医師法・医療法の特別法であり,もともとが倫理指針である「ヒト幹細胞を用いる臨床研究に関する指針」に由来している.医薬品医療機器等法は薬剤・医療機器の流通に対する規制である.日本ではこの2つの法令のもとで再生医療が施行される.特定細胞加工物と再生医療等製品は同じ意味であり,別の法律の中で名称が異なっているだけである.

6 薬剤師に期待される役割

ヒトES細胞に由来する再生医療等製品は,他の原材料から製造される再生医療等製品同様に,製品自体が生存する細胞から形成される.薬剤の受け入れ・保管方法は,低分子化合物から成る製品とはまったく異なる管理が求められると想定される.また,出荷された薬剤が入荷した後,患者に投与されるまでに改めて製造過程をとる場合がある.体細胞製品である「ハートシート®」は製品の形態として,筋芽細胞とともに培養キットで提供され,病院内培養室において患者に投与されるシート状にする.その行程は,日本再生医療学会が認定する認定医および臨床培養士がかかわるとともに,患者に投与される薬剤が病院内で培養されることから薬剤師の関与は必須である.

また,ほかの生物製剤であるサイトカイン,酵素,抗体医薬品以上に管理行程が複雑である可能性が高い.これは,すべての再生医療等製品にいえることであり,ヒトES細胞由来製品である場合の特殊性はない.

7 課題と展望

ES細胞の特徴は,iPS細胞と同様である.作製過程が異なるのみで,理論的

には生物学的差異は少ないと考えられる．一方，薬事的な観点からは，作製過程が異なることから，さまざまな留意点があげられる．ヒトES細胞はヒト胚から樹立されるため，株数はヒトiPS細胞に比較するときわめて少ない．ES細胞バンクないしはストックにおける，ヒト白血球抗原（human leukocyte antigen；HLA）がそろわないことから，再生医療等製品の投与において免疫抑制薬（immunosuppressant）が併用される場合がある．または，投与後に患者体内で投与された再生医療等製品が拒絶される場合がある．

iPS細胞由来の再生医療等製品と似た薬効の製品が流通することもありえるものの，その移植抗原にかかる点は異なると考えられる．また，iPS細胞による再生医療では，網膜，神経，心筋，血小板の製品が準備されているが，ES細胞では，肝，軟骨，間質の製品にとどまる．米欧では，ヒトES細胞に由来する神経，網膜色素上皮，膵β細胞を用いた治験が進行している．

将来的には，ヒトES細胞，iPS細胞といった多能性幹細胞に由来する再生医療等製品が多くなる．医薬品医療機器等法において新しく章立てされた再生医療等製品では，薬剤としての管理において試行錯誤を経ることになる．そのときに薬剤師としての貢献は大きい．

（梅澤明弘）

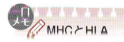

メモ MHCとHLA

MHCはmajor histocompatibility complexの略語であり，日本語では主要組織適合遺伝子複合体という．細胞表面に発現し自己・非自己の認識にかかわるタンパク質である（⇒1章4の語句〈p.37〉, 1章9の語句〈p.96〉, 2章8の語句〈p.247〉も参照）．ヒトのMHCはHLAという．ヒトのHLAでよく知られているものは，HLA-A, B, CそしてHLA-DP, DR, DQがある（⇒HLAについては，2章6の語句〈p.185〉参照）．

●引用文献

1) Bretzner F, et al. Target populations for first-in-human embryonic stem cell research in spinal cord injury. Cell Stem Cell 2011；8(5)：468-475.
2) 早川堯夫ほか．ヒトES細胞加工医薬品等の品質及び安全性の確保に関する指針案（中間報告）．再生医療 2010；9：166-180.

●参考資料

1. Schwartz SD, et al. Embryonic stem cell trials for macular degeneration：A preliminary report. Lancet 2012；379：713-720.

8 臓器移植

Summary
- 臓器移植は，単一または複数の臓器が不可逆的変化をきたした末期臓器障害患者に対する根治療法である．手術は，死体（脳死および心停止）または生体ドナーの臓器を同所または異所に移植することにより成立するが，移植に有効な免疫抑制薬の開発によりその治療効果が飛躍的に向上した．
- 臓器移植後に生じる病態のポイントは，拒絶反応を主体とする免疫反応とそれに対する過剰な制御によって生じる感染症の発生にある．
- 移植の歴史と免疫反応の基本的事項を概説したうえで，実際に使用されている免疫抑制薬を説明した．さらに免疫抑制薬の使用の結果生じる細菌，真菌，およびウイルスの感染症の特色と治療薬をまとめた．

Keywords▶ 臓器移植，拒絶反応，移植片対宿主病（GVHD），感染症，免疫抑制薬

1 基礎

1.1 免疫反応の基本的事項

臓器移植（organ transplantation）では，臓器をもらう側をレシピエント，与える側をドナーという．移植された臓器（グラフト）が攻撃される免疫反応を拒絶反応（rejection）とよび，放置するとグラフトは機能しなくなる可能性がある．拒絶反応の本体はドナーの移植抗原に対するレシピエントのT細胞の活性化という特異的反応（抗原認識）と，同時に誘導される非特異的炎症反応である．

直接認識と間接認識

移植抗原にT細胞が対応する場合，ドナー移植抗原自身がアロ抗原提示細胞としてレシピエントのT細胞と対応して直接認識する場合（直接認識）と，アロ抗原がレシピエントのマクロファージなどでいったん処理され，レシピエントの抗原提示細胞（antigen presenting cell：APC）の主要組織適合遺伝子複合体（major histocompatibility complex：MHC）上に表出されてから，レシピエントT細胞が対応する場合（間接認識）とがある．

アロ抗原提示細胞

アロ抗原はドナーがもっていない抗原のことである．抗原提示細胞は抗原処理をできる細胞であり，樹状細胞，マクロファージ，B細胞を含む．処理した抗原をMHC分子とともに細胞表面に提示し，T細胞を活性化する．

主要組織適合遺伝子複合体（MHC）

免疫反応に必要なタンパク質遺伝子情報を含む大きな遺伝子領域である．class Ⅰとclass Ⅱに分類され，CD8陽性細胞はクラスⅠを，CD4陽性細胞はクラスⅡを認識する．抗原提示により，感染病原体の排除や臓器移植の際の拒絶反応などに関与し，免疫にとって重要な働きをする．ヒトのMHCはヒト白血球抗原（human leukocyte antigen：HLA）とよばれる．

急性拒絶と慢性拒絶

移植後約1週間から起こる急性拒絶において，主に問題となるのは細胞性免疫である．レシピエントのドナーに対する既存抗体が存在する場合は，補体の活性経路が活性化する液性免疫反応も起こる．

一方，移植後3か月以降に発症する病態には，グラフトの線維化など徐々に臓器の働きが障害される病態があり，B細胞の関与による液性免疫が関与することもあるが，間接認識経路と考えられている．

移植抗原認識のメカニズム

直接認識，間接認識いずれの場合も，移植抗原の認識はT細胞受容体を介した主シグナルとしてレシピエントT細胞核内のIL (interleukin；インターロイキン) -2遺伝子のプロモーターへ伝えられる．その際，T細胞受容体以外に抗原提示細胞 (APC) とT細胞を接着させる分子が多数存在し，主シグナルとともに副シグナルを出す．移植抗原認識は，免疫反応の基本となる現象であるが，臓器移植に有利な反応 (免疫寛容) と有害な反応 (拒絶反応) のいずれかが決まる．

ナイーブT細胞は，ヘルパーT細胞 (helper T cell：Th) 1，Th2，Th17，濾胞性ヘルパーT細胞 (follicular helper T cell：Tfh)，制御性T細胞 (regulatory T cell：Treg細胞) の各T細胞へと分化し，それぞれ生理活性物質を分泌する．移植抗原に反応したTh1は，IL-2やINF (interferon；インターフェロン) -γなどを産生し，急性拒絶反応を引き起こす．Th2はIL-4やIL-5などを産生し，液性免疫を惹起する．

Treg細胞は，他の機能性T細胞とは異なり，惹起されたT細胞の働きを抑制する．免疫寛容状態は，このTreg細胞と反応性T細胞のバランスの中で成立すると考えられている．なお，Th17はIL-17，IL-22の産生により好中球を活性化させ，TfhはIL-4，IL-21の産生によるIgG (immunoglobulin G；免疫グロブリンG) 抗体を産生する．

1.2 免疫抑制薬の分子機構

免疫抑制は移植抗原に対する免疫応答のみの特異的抑制ではなく，非特異的な免疫抑制であり，感染防御免疫も抑制する．現在使用されている免疫抑制薬 (immunosuppressant) は，代謝拮抗薬，ステロイド，抗生物質，抗体医薬品に大別される．T細胞内シグナル伝達機構と免疫抑制薬の作用点を図1に簡単に示す[1]．

代謝拮抗薬

代謝拮抗薬としては，ミコフェノール酸モフェチル (MMF)，アザチオプリン，メトトレキサートがあげられる．本質的には，抗悪性腫瘍薬と類似した特性をもつが，細胞増殖そのものの抑制作用があり，ABO不適合移植における補助薬や慢性拒絶反応防止などに使用されている．

液性免疫と細胞性免疫

免疫には，抗体の関与の有無により液性免疫と細胞性免疫の2種類がある．液性免疫は，B細胞から分化した形質細胞が産生・分泌した抗体が抗原と反応する．一方，細胞性免疫は，標的細胞を傷害する細胞傷害性T細胞 (キラーT細胞) が活性化し，直接抗原と反応する．

免疫寛容

⇒1章6の語句〈p.76〉参照．

ナイーブT細胞

胸腺で分化成熟し，抗原に出合ったことのない未分化なT細胞がナイーブT細胞である．ナイーブT細胞は，抗原刺激により活性化されるが，その際の細胞外環境により，特有の機能をもつヘルパーT細胞などさまざまな種類に分化する．

ヘルパーT細胞，濾胞性ヘルパーT細胞，制御性T細胞

細胞表面のマーカー分子としてCD4を発現するヘルパーT細胞のなかでも，濾胞性ヘルパーT細胞は胚中心に局在するT細胞である．制御性T細胞はCD4のほかにCD25，Foxp3とよばれる転写因子を発現し，ほかのT細胞の活性を抑制するなどの機能がある．

免疫応答

⇒1章8の語句〈p.88〉参照．

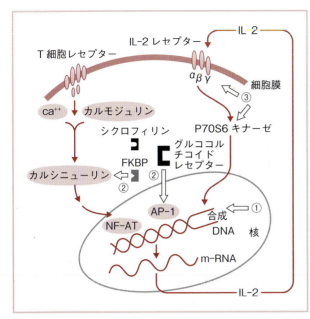

図1 T細胞内シグナル伝達機構と免疫抑制薬の作用点

(小林英司. 小児外科 2001；33：928-935[1]）より)
①DNA合成そのものを抑制する場合（例：アザチオプリン，ミコフェノール酸モフェチル），②イミノフィリンと作用した免疫抑制薬がカルシニューリンをブロックする場合（例：シクロスポリン，タクロリムス水和物），③IL-2レセプター（受容体）を介しP70S6キナーゼに作用する場合（例：ラパマイシン）がある．
FKBP（FK506-binding protein；FK506結合タンパク質），AP-1（activator protein 1），NF-AT（Nuclear factor of activated T-cell；活性化T細胞核内因子）．

プリン拮抗薬に分類されるアザチオプリンは，移植の黎明期である1960年代初頭から使用され，カルシニューリン阻害薬（calcineurin inhibitor：CNI）であるシクロスポリンが臨床導入されてからは，シクロスポリンとの併用が標準療法となり，臓器移植の成績が向上した．現在最も多く使用される免疫抑制薬としてはMMFがあげられる．

カルシニューリン阻害薬

シクロスポリン，タクロリムス水和物がこれに分類され，リンパ球の核内に存在するIL-2遺伝子の発現を誘導する細胞質内の転写因子であるカルシニューリンの働きを阻害する．

Column

タクロリムス水和物

タクロリムス（tacrolimus）は，藤沢薬品（現アステラス製薬）の研究により茨城県筑波山の土壌細菌から分離されたマクロライド系免疫抑制薬（Tsukuba macrolide immunosuppressant）から命名されている．海外での臨床試験を経て，1993年，肝臓移植時の拒絶反応抑制薬として認可され，後に腎臓，肺，骨髄などの移植に用いられた．さらに重症筋無力症，関節リウマチ，ループス腎炎，潰瘍性大腸炎，多発性筋炎・皮膚筋炎に合併する間質性肺炎へも適応が拡大された．開発コードナンバーはFK506であり，論文などではこちらの名称が使われることも多い．臓器移植用医薬品としての商品名はプログラフ®で，1993年に藤沢薬品から発売された．プログラフは，英語のprotect（保護する）とgraft（移植片）にちなんで命名された．

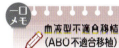

血液型不適合移植（ABO不適合移植）

ドナーとレシピエントの血液型が成績に影響する．血液型不適合（A→B/O，B→A/O，AB→A/B/O）移植では，抗血液型抗体がグラフトを認識して攻撃する抗体関連拒絶が起き，移植成績は不良であった．しかし，リツキシマブなどのB細胞をターゲットとする免疫抑制薬により，一致（A→A，B→B，O→O，AB→AB）や適合（不適合と一致以外）移植に近い良好な成績となってきている．

シクロスポリン，タクロリムス水和物はそれぞれシクロフィリン，FKBP（FK506-binding protein；FK506結合タンパク質）というイミノフィリン（細胞内タンパク質）と結合したうえでカルシニューリンに作用する．これらは免疫抑制法の基本薬であるが，作用するリンパ球内への流入出が作用発現と作用時間の面で重要である．

転写調節薬（副腎皮質ステロイド）

プレドニゾロン，メチルプレドニゾロン，メチルプレドニゾロンコハク酸エステルがこれに分類される．副腎皮質ステロイドの一つの糖質コルチコイドは，IL-2やIL-6産生，NK（natural killer；ナチュラルキラー）細胞活性の抑制，炎症局所へのマクロファージ・好中球・リンパ球の浸潤の低下などを誘引するため，幅広い免疫抑制作用や抗炎症作用がある．

その他の免疫抑制薬

細胞増殖シグナル阻害薬（mTOR〈mammalian target of rapamycin〉阻害薬）にラパマイシンとその標的TOR（target of rapamycin）やエベロリムス，リンパ球増殖抑制薬にグスペリムス塩酸塩，生物学的製剤（抗体医薬品）に抗胸腺細胞グロブリン（anti-thymocyte globulin：ATG）や抗ヒトIL-2受容体α鎖モノクローナル抗体が分類される．

エベロリムスは，心移植と腎移植が適応症として承認されており，高濃度では腫瘍細胞の増殖抑制効果もある．グスペリムス塩酸塩は，ABO血液型不適合腎移植の導入期に併用薬として使用されることがあり，腫瘍抑制効果も有する．抗体医薬品は，作製方法によりポリクローナル抗体とモノクローナル抗体に大別される．抗ヒト胸腺細胞ウサギ免疫グロブリンは，近年腎などの移植後の急性拒絶反応の治療薬として承認された．

> **一口メモ　mTOR**
> 哺乳類ラパマイシン標的タンパク質．細胞内シグナル伝達に関与するタンパク質キナーゼの一種である．細胞周期をG1期で停止させるため，細胞の分裂や成長，生存における調節因子としての役割を果たす．mTOR阻害薬は，がん細胞増殖や血管新生を抑える効果があるため，抗悪性腫瘍薬やステントの再狭窄防止としても使用されている．

2 臨床

2.1 移植医療の歴史と現状

1900年初頭，動物での腎臓移植においてグラフトが免疫反応によって拒絶されることが解明された．その後，臨床での移植も行われるなかで，免疫抑制薬の効果の確認や新規免疫抑制薬の開発により，臓器移植の成績が向上した（表1）．

日本における「臓器の移植に関する法律（臓器移植法）」は，本人の書面による意思表示を必須とするなど制約が厳しく，脳死臓器移植数が増えずに移植医療が停滞していた．現在でも肝臓や腎臓は生体ドナーからの移植が9割を占め，肺や小腸でも生体ドナーからの移植に頼らざるをえない[2]．

生体ドナーは健常者であり，十分な安全性を確保することが最重要となる．移

植成績の向上とともに世界各国でもドナー不足はますます深刻な問題となっている．

2008年，必要な臓器は自国内で確保する努力を求める指針を示したイスタンブール宣言[3]がなされた．心臓移植など海外渡航移植に頼っていた日本では2009年の臓器移植法[4]改正，2010年同法施行に至り，親族に優先的に臓器提供できる意思表示や，本人の意思確認が困難な場合にも家族の承諾により臓器提供が可能となった．さらに，15歳未満の者からの脳死下での臓器提供も可能となった．しかし，脳死ドナー数の増加は現在も頭打ちで，さらなる理解が必要とされている．

2.2 免疫反応の調節

移植された臓器や細胞がT細胞などの免疫細胞を有する場合，移植された宿主を攻撃する反応が生じる．この反応が病的症状である場合を移植片対宿主病（graft-versus-host disease：GVHD）とよび，移植された臓器や組織内のT細胞を消去することが重要とされる．

急性拒絶は，ドナー臓器のMHC class II抗原による抗原提示で細胞性免疫が駆動されるため，その防止目的で移植後は免疫抑制薬を投与する．できる限り組織適合性が適合したドナーを選び，また患者の免疫能を抑制することで拒絶反応を回避することが重要である．

免疫抑制薬の投与量の調節

移植臓器に対する拒絶機構は長期間継続し，通常グラフトが生着している限り免疫抑制薬の投与が行われる．しかし，一部の患者では免疫抑制薬の投与がなくても生着することがある．先に述べた，免疫寛容とよばれる現象があるが，グラフトが自己化して免疫反応がなくなったのではなく，制御性T細胞の出現によりバランスのなかでの"馴れ"が起きていると考えられている．近年，臨床的免疫寛容が成立し，免疫抑制薬を中止した肝移植レシピエントにおいて，肝機能異常は認めないにもかかわらず，肝生検による病理組織学的検討では肝線維化が認められたという報告がある[5]．臨床的には，免疫寛容と断定するのはリスクがあり，免疫抑制薬の減量や中止は，生検を行いつつ，低用量免疫抑制薬を維持する必要があると考えられている．

表1 臓器移植の歴史

1936年	世界初の腎移植（ウクライナ）
1956年	日本初の腎移植
1961年	アザチオプリンが実用的な免疫抑制薬であることを証明
1963年	世界初の肝移植（アメリカ）
1964年	日本初の肝移植
1967年	世界初の心移植（南アフリカ）
1968年	日本初の心移植
1978年	免疫抑制薬シクロスポリンを死体腎移植に使用
これ以降臓器移植の成績が飛躍的に向上	
1980年	角膜及び腎臓の移植に関する法律施行
1989年	日本初の生体肝移植
1997年	臓器移植法施行
2008年	イスタンブール宣言
2010年	改正臓器移植法施行

（Transplant Communication，転換点を迎える日本の臓器移植．http://www.medi-net.or.jp/tcnet/tc_1/1_2.html を参考に著者作成）

免疫抑制薬の TDM

　治療効果や副作用に関する因子をモニタリングしながら，副作用を回避し適正な薬効を得る目的で薬物の用法・用量を設定することを TDM（therapeutic drug monitoring；治療薬物モニタリング）という．免疫抑制薬の多くは血中濃度が効果や副作用と関連するところから TDM の対象とされている．免疫抑制薬であるシクロスポリンやタクロリムス水和物は，臓器移植が開始されたころから，薬物濃度依存的に効果や副作用が出現することや血中の薬物濃度を測定することができるようになったため，TDM の対象となってきた．

　拒絶反応は術後経過を大きく左右する合併症の一つであるが，術後経過とともに発生率が下がる傾向があるため，免疫抑制薬の投与量も術後経過とともに減量するのが一般的である．さらに，ヒトがもつ日内リズムによって，投与した時間帯により薬物の血中濃度が異なるものも多い．

2.3 感染症

　免疫抑制薬の臨床応用は飛躍的なグラフトの生着率向上をもたらしたが，移植直後から拒絶反応を抑制するための免疫抑制薬の投与量や種類が多いため，移植後は常に感染症（infectious disease, infection）と戦わなくてはならなくなった．

　臓器移植後の感染症は，免疫抑制薬の種類や投与量，移植後の時期，生体防御機能の程度などにより病態が異なる．細菌，ウイルス，真菌のそれぞれの感染に大別される感染症は，移植される臓器による特徴があるため，これらを総合して抗菌薬の使用などについて考える必要がある．

細菌感染症

　細菌の変遷と抗菌薬開発について，歴史的な事項を以下に簡便に整理した．

　1940 年代にペニシリン系抗菌薬が開発され，球菌にその効力を示した．1960〜1980 年代に入るとセフェム系抗菌薬が桿菌に強力に作用したが，球菌による感染が増える傾向になった．一方の菌を強力に叩くとほかの菌が増える現象を，菌交代現象とよぶ．セフェム系抗菌薬の大量使用が，耐性菌の出現を促したとされる．1960 年ごろメチシリンが開発された直後に出現したメチシリン耐性黄色ブドウ球菌（methicillin resistant *Staphylococcus aureus*：MRSA）は現在も院内感染で問題となる薬剤耐性菌の代表微生物である．1990 年代にバンコマイシンが開発されると，バンコマイシン耐性腸球菌（vancomycin resistant *Enterococus*：VRE）などの耐性菌が出現した．移植では予防的に多くの抗菌薬を使用するが，このような菌交代現象や耐性菌誘発を招く可能性が高いことに十分注意する必要がある．

　ペニシリン系やセフェム系の抗菌薬は β ラクタム系薬と総称され，感染症治療の中心となっている．これらの薬剤は細菌の細胞壁合成障害作用をもつが，細胞壁をもたない動物細胞には作用点がなく大量使用しても副作用がない．これらの

薬剤が有効性を示すには，細菌の増殖を阻止するのに必要な抗菌薬の最小濃度である最小発育阻止濃度（minimum inhibitory concentration：MIC）より高い濃度を必要とする．

一方，アミノグリコシド系の抗菌薬はタンパク合成系を阻害するため，MICより濃度が下がっても効果は続く（post administration effect：PAE）．有効性の指標はDNA合成阻害薬と同様に，血中濃度-時間曲線下面積（area under the blood concentraion-time curve：AUC）といわれている．AUCは血中濃度と時間の関係を示すものであり，薬物の生物学的利用能（bioavailability）の指標として用いられ，同時に薬物の効果を反映する目安とされている．

免疫抑制薬の進歩によって顆粒球減少症が減り，移植後細菌感染症の低下をもたらした．細菌感染症は周術期の発症が多く，手術手技との関連が多いため，予防投与は行わない．治療に際しては，起炎菌や感受性を考慮してできる限り短期間の抗菌薬使用にとどめることが重要である．

真菌感染症

免疫抑制薬が過剰投与されていた過去には発生頻度が高かったが，細菌感染症と同様に，最近の発生は減少した．臓器移植後は，日和見感染症として発症することが多い．日和見感染は，健康な状態では発症に至らない病原体が，免疫能が低下していることで発症する感染症である．

真菌感染症は主としてT細胞傷害によって生じるため，早期に対応することが必要であり，とくに副作用（薬物有毒反応）に注意を払いながら，免疫抑制薬の継続・中止・増減などを決めることが，きわめて重要になる．真菌感染症では，副作用の少ないフルコナゾールが使用されることが多いが，アムホテリシンBも基準薬として使用される．

膵臓はカンジダ属が主で，心臓は肝臓や腎臓などのほかの臓器とは異なりカンジダ属よりアスペルギルス属が多く占めるなど，移植臓器によって原因菌が異なる．そのため，各臓器に対する治療を考慮する必要がある．アスペルギルス属，カンジダ属両方に有効な治療薬は，細胞壁の主要多糖類の合成を阻害して抗真菌作用を示すミカファンギン，真菌の細胞膜の構成成分を阻害するイトラコナゾールやボリコナゾールがある．

ウイルス性感染症

免疫抑制薬の主流になったカルシニューリン阻害薬がヘルパーTリンパ球を選択的に阻害することから，移植患者の主な感染症はウイルス性感染症である．なかでもサイトメガロウイルス（cytomegalovirus：CMV）感染症が重要で，抗ウイルス薬投与，および免疫抑制薬量の適正化や減量を検討する必要がある．治療においては，ガンシクロビル，バルガンシクロビルがCMVのDNA合成を阻害する．ほかのウイルス性感染症も含め，臨床症状のみでは診断が困難な場合も

多いが，ウイルスに対する遺伝子診断が可能になり，治療の目安として利用されている．

2.4 薬剤師に期待される役割

移植医療は，外科に加えて内科，さらに患者が小児である場合には小児科，看護部，移植コーディネーターなど多くの診療科および関連部門が，さまざまな問題に対処する．その際，知識と経験に基づき，きめの細かいチーム医療を行うことが必要となる．

薬学系従事者は，免疫抑制薬の大部分が非選択的に作用するため，免疫系は感染や悪性新生物の拡大を抑えることを念頭に患者への服薬指導を行う必要がある．また，免疫抑制薬には高血圧，高血糖，肝機能障害などの副作用もあり，ほかの薬剤の代謝や作用に影響することもあるので，薬物相互作用についての知識も十分もっておく必要がある．薬学的知識は，臓器移植の免疫を理解するためにきわめて重要であり，薬剤師はチームの一員として，副作用モニタリングや患者への服薬指導などの薬学的管理を担う．

3 課題と展望

3.1 課題

日本の脳死体からの臓器提供数は，臓器移植法改正後もきわめて少ない．この限られた臓器は，医学的緊急度が高いとされる患者に優先的に移植されるため，慢性疾患の患者にとって臓器移植を受けることはきわめて困難な現状である．末期腎不全患者は移植の代替療法の透析療法があるため，待機（登録）中の死亡はほとんどないが，ほかの臓器では移植適応でありながら亡くなる方が多い．

3.2 展望

現在の臓器移植は，がん治療のような自己完結型治療ではない．すなわち，脳死ドナー，生体ドナーのいずれにしても，ヒトというドナーが必要である．臓器移植が必要とならないように，早期の治療法の開発が必要であるが，移植臓器そのものをつくり出す研究が進み，実用化されることが期待されている．

（芳賀純子，小林英司）

● 引用文献
1) 小林英司. 移植医療の免疫学—基本的事項と最新の知見. 小児外科 2001；33：928-935.
2) 日本移植学会, 2015臓器移植ファクトブック. 福嶌教偉. 我が国における臓器提供の現状と今後の課題. http://www.asas.or.jp/jst/pdf/factbook/factbook2015.pdf
3) 国際移植学会, 臓器取引と移植ツーリズムに関するイスタンブール宣言. http://www.asas.or.jp/jst/pdf/20080805.pdf

4) 厚生労働省.「臓器の移植に関する法律」の運用に関する指針（ガイドライン）――一部改正（案）新旧対照表. http://www.mhlw.go.jp/shingi/2010/04/dl/s0419-4d.pdf
5) 阪本靖介, 笠原群生. 小児肝移植医療における免疫抑制療法. Organ Biology 2013；20(2)：222-226.

9 バイオマテリアル技術を用いた再生医療

- 再生医療の基本アイデアは，細胞の増殖・分化能力を高め，自然治癒力を介して，生体組織を再生修復させることである．
- この再生医療は患者を治す再生治療と再生研究の2つから成る．再生研究には細胞能力を調べる細胞研究と，細胞能力を高める薬を開発したりする創薬研究がある．
- バイオマテリアルとは，体内で用いるあるいは細胞や生体成分と触れて用いるマテリアルであり，このバイオマテリアル技術を活用して細胞の周辺環境を創るための医工学分野を組織工学とよんでいる．
- 再生治療を実現するアプローチには，能力の高い細胞の移植，および細胞周辺環境を創り細胞を元気にする組織工学の2つがある．
- 組織工学を活用して移植細胞や体内細胞の能力を高めることで血管，骨，軟骨，皮膚疾患や難聴などの再生治療が実現している．

Keywords▶ バイオマテリアル，再生治療，再生研究（細胞研究，創薬研究），組織工学，ドラッグデリバリーシステム（DDS），細胞増殖因子，ケモカイン，バイオ人工臓器

1 再生医療におけるバイオマテリアル技術の重要性

1.1 再生医療の発展とその背景

イモリのしっぽが再生する現象をヒトで誘導し治療に役立てようとする試みが，再生医療である．その基本アイデアは，細胞の増殖・分化能力を高め（細胞を元気にし），自然治癒力を介して，生体組織を再生修復させることである．体に本来，備わっている自己の自然治癒力を高め病気を治すアプローチは，体にやさしい理想的な治療法となる．

この再生医療が現実味を帯びてきた背景に，2つの研究分野の進歩があることを忘れてはならない．1つ目の研究分野は，再生現象にかかわる細胞研究である．近年の目覚ましい研究進歩により，iPS細胞や成体幹細胞などの増殖と分化能力の高い元気な細胞の治療応用が可能になってきている．2つ目が組織工学（tissue engineering）とよばれている研究分野である．組織工学では，バイオマテリアル（生体材料）技術を活用することによって，細胞の増殖と分化を促すための細胞の局所周辺環境をつくり与える．

1.2 バイオマテリアルの再生医療への応用

バイオマテリアル（biomaterial）とは，体内で用いる，あるいは細胞，タンパク質，核酸，細菌などの生物成分と触れて用いるマテリアルである．これまでは，外科・内科治療のための材料や人工臓器およびドラッグデリバリーシステム（drug delivery system：DDS）と考えられることが多かったが，バイオマテリアルは，もっと広い領域に展開できるポテンシャルをもっている．

その代表例の一つが，バイオマテリアルの再生医療への応用である．細胞能力を介した再生医療では，細胞と相互作用するマテリアルの活用が必要不可欠となる．たとえば，細胞増殖・分化を促すための細胞足場（スキャホールド），細胞の増殖・分化作用をもつタンパク質や遺伝子などの生物活性を高めるDDS，細胞内へ物質を導入することによる細胞の生物機能の増強・改変などのバイオマテリアル技術を活用して，細胞のもつ生体組織の再生修復力を高めることなどがあげられる[1-8]．移植された細胞の周辺環境を整え，その体内での能力を高めたり体内に存在している細胞を活用することが，細胞能力を活用した再生医療の実現には必須である．

再生医療は，体内で細胞能力を高めて病気を治す再生治療と，細胞能力を調べたり（細胞研究），能力の高い細胞を用いて薬の活性や代謝を評価する（創薬研究）ことから成る再生研究の2つに分けられる．再生治療と再生研究のいずれの方法に対しても，バイオマテリアル技術が細胞の局所周辺環境を整え細胞能力を高めるために必要不可欠となっている．

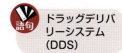

語句 ドラッグデリバリーシステム（DDS）

ある活性をもつ物質であるドラッグをバイオマテリアルと組み合わせることで，その活性を最大限に発揮させる技術や方法論のこと．DDSには，ドラッグの徐放化，ドラッグの体内寿命延長，ドラッグの吸収・透過促進，およびドラッグのターゲティングの4つの目的がある．対象となるドラッグには，治療薬だけではなく，診断薬，予防薬，化粧品，塗料などがあり，DDS技術を活用することでそれぞれの作用や効果が高まる．

2 バイオマテリアル技術を活用した再生医療アプローチ

2.1 細胞の局所周辺環境の整備

体は細胞とその局所周辺環境の2つから成っている（図1）．細胞の局所周辺環境のイメージを理解しやすくするために細胞をヒトにたとえてみる．いかに丈夫なヒトでも，家や食べ物がなければ弱ってしまう．これは細胞においても同様である．いかに能力のある元気な細胞でも，細胞の周辺を埋めている細胞外マトリックス（タンパク質や多糖がその主成分）や細胞増殖因子（growth factor）に代表されるタンパク質などがなければ本来の能力を発揮することは難しい．細胞が元気な場合には，細胞は細胞外マトリックスも細胞増殖因子も自分でつくり，細胞自身は元気になっていく．しかしながら，病気や生体組織に損傷がある場合には，細胞は弱っていて，それらの成分をつくる能力が低下している．そこで，いかに元気な細胞を体外で準備できたとしても，何の工夫もなく，単に細胞のみを体内に移植するだけでは，病気の体では細胞周辺環境が整っておらず，細胞能力による自然治癒力を介した再生治療効果は必ずしも期待できない．そこで，細

細胞外マトリックス（図1参照）

細胞自身が産生する細胞間隙を埋めている物質のこと．細胞の家にあたるものである．コラーゲン，ラミニン，フィブロネクチンなどのタンパク質，およびヒアルロン酸，硫酸化多糖などの多糖類などから成る．細胞と相互作用することで細胞の増殖分化を制御している．加えて，細胞増殖因子（細胞の食べ物にあたる）と相互作用し，その細胞への生物作用をコントロールする役割ももっている．

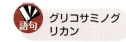

図1 生体組織
細胞とその局所周辺環境から成っている．局所周辺環境が整っていなければ細胞は元気にならない．

> **語句** グリコサミノグリカン
> ⇒1章6の語句〈p.69〉参照．

胞と触れて用いるマテリアルであるバイオマテリアルの技術を活用して，細胞能力を高める試みが報告されている．

　欠損部位周辺組織に存在する細胞の再生能力が高い場合には，欠損部へ細胞の家にあたる三次元の生体吸収性のスポンジを与えるだけで，欠損組織の再生治療は可能となる[1,4-7]．しかしながら，周辺組織の細胞力が低いあるいは望めない場合には，スポンジのみでは生体組織の再生修復は期待できない．そこで，細胞や細胞増殖因子の利用が必要となる[1,4-7,9]．能力の高い細胞を用いた再生医療については別項を参照していただきたい．ここで1点明記しておきたいのは，移植治療のために十分な数の質のよい細胞を調製するための細胞培養にもバイオマテリアル技術の活用が不可欠となることである．

2.2 ドラッグデリバリーシステム（DDS）の再生医療への応用

　細胞増殖因子を体内でうまく細胞に働かせるためにはDDS技術が必要不可欠となる．DDSは，ドラッグ＝治療薬＝薬物治療という固定概念にとらわれ，これまで薬物治療のための技術として考えられていることが多かった．しかしながら，DDSとは，体外・体内に関係なく，不安定かつ作用部位の特異性もないドラッグ（ある作用をもつ物質）の働きをバイオマテリアルと組み合わせてコントロールし，最大の生物効果を得るための自然科学分野における普遍性の高い技術・方法論である[2-4,7]．再生医療のためのドラッグは，細胞の増殖分化を促す物質であり，それを細胞に届ける技術や方法論はまさにDDSである．たとえば，DDS技術によって細胞増殖因子を細胞に効率良く作用させ，細胞能力を高めることができれば，再生治療は実現する[4-7,9]．

　また，塩基性線維芽細胞増殖因子（basic fibroblast growth factor：bFGF）の徐放化技術などでは，虚血性疾患に対する血管誘導治療，骨・軟骨・脂肪・皮膚真皮および胸骨と胸骨周辺軟組織の再生治癒促進治療を可能としてきた．すでに，

血管誘導治療のヒト臨床試験が始まり，高度先進医療制度の下，よい成績が得られている[9,10]．bFGF徐放化による糖尿病性皮膚潰瘍，顔面神経，および骨頭壊死症などの再生誘導治療の臨床試験も良い治療効果が認められている．インスリン様増殖因子（insulin-like growth factor：IGF）-1の徐放化による難聴治療の臨床試験においても，良い治療効果が得られている[11]．

通常，細胞の能力は試験管内で評価されており，体内でその能力が発揮されているかどうか不明な点も多い．いかに優れた能力をもつ細胞でも，栄養および酸素の供給がなければ，体内ではその生存も機能発現も期待できない．移植細胞の体内での機能維持ならびに治療効果，これを解決する方法としては，たとえば，徐放化bFGFによる血管誘導技術がある[4-9]．また，徐放化bFGFによる血管誘導技術は，細胞培養で調製した表皮-真皮2層皮膚様組織の生着率と治療効率を有意に向上させ，さらに，アポトーシスを抑制する肝細胞増殖因子（hepatocyte growth factor：HGF）の徐放化が移植細胞の体内機能を向上させた．

2.3 外科的再生治療と内科的再生治療

これまでに述べてきたような，難治性慢性線維化疾患に対する再生医療，体内の欠損部に足場やDDS化生体シグナル因子を用いて外科的に細胞の再生環境をつくる「外科的再生治療」とは異なり，内科的な薬物治療によって線維化組織を消化分解することで，臓器内に再生修復の場を確保し，周辺の正常組織の細胞力を介して，難治性慢性線維化疾患の治療を行う「内科的再生治療」の試みも始まっている[12,13]．従来型の「外科的」と「内科的」のいずれも，生体の潜在的な細胞の能力を高め自然治癒力を引き出し，それを利用して病気の治療のきっかけを与えるという点で共通している．細胞増殖因子，プラスミドDNA，およびsmall interfering RNA (siRNA) のDDS化により，線維化疾患の発症や悪化の抑制が可能となってきている[2,12]．このように，外科治療だけでなく，内科治療においても，組織工学技術を活用することによって，再生治療が現実のものとなってきている．

2.4 バイオ人工臓器の体内機能の向上

細胞とバイオマテリアルを組み合わせて肝臓や膵臓のような代謝臓器の機能を代替する試みは，古くから「バイオ人工臓器（bioartificial organ）」とよばれている．たとえば，膵臓の内分泌細胞の塊Langerhans（ランゲルハンス氏）島（以下，ラ氏島）をアガロースハイドロゲルにカプセル化する人工臓器が開発されている．ハイドロゲルにより，ラ氏島は抗体や免疫細胞との接触が抑制され，免疫拒絶は受けない．一方，グルコースやインスリンはハイドロゲルを透過するため，インスリン分泌活性は維持される．しかしながら，移植されたラ氏島の体内環境が悪く，機能が低下することが問題となっている．これを解決する方法として，前述したDDS技術による血管新生や足場技術によるラ氏島や肝細胞の周辺環境の整

語句 プラスミドDNA

細胞内の核以外の細胞質中にあるDNAのこと．大腸菌のような細菌の中で染色体とは別に存在する環状二本鎖DNAで，細胞分裂や染色体DNAの合成とは無関係に増殖できる．組換えDNA実験において，プラスミドにほかのDNA断片を組み込ませ，プラスミドの自立的増殖性を利用したベクター（目的とする異種遺伝子DNAを宿主に運搬するDNA，DNAの運び屋）として用いられる．

siRNA (small interfering RNA)

21-23塩基対から成る低分子二本鎖RNAのこと．siRNAはRNA干渉（RNAi）とよばれる現象に関与し，mRNAの破壊により配列特異的に遺伝子発現を抑制する．線虫や植物で見つかったRNA干渉が，合成siRNAでヒト細胞においても起こることがわかり，現在，遺伝子をノックダウンする方法として，生物学および医学分野の基礎研究や臨床への応用も期待されている．

バイオ人工臓器

肝臓細胞や膵臓ランゲルハンス氏島などとバイオマテリアルを組み合わせることで肝臓や膵臓などの臓器機能の代替を行う人工臓器のこと．組織工学技術の進歩により機能細胞の能力を高めることが可能となれば，より効率の良い「バイオ人工臓器」が実現できる．

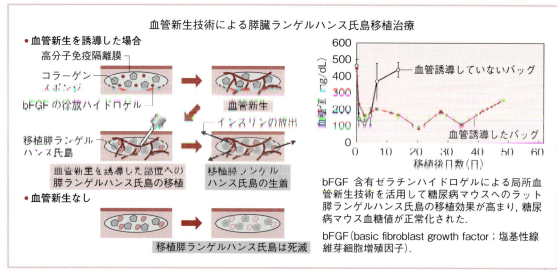

図2 バイオマテリアル技術を活用したバイオ人工臓器の体内機能の向上

備が考えられる（図2）．今後，iPS 細胞からインスリン分泌細胞が得られるようになったとしても，その細胞を体内で機能させるためのバイオマテリアル技術との組み合わせがなければ，バイオ人工臓器としての治療効果は必ずしも期待できないであろう．

　天然の足場である細胞外マトリックスは，細胞の接着と増殖のための足場と細胞増殖因子の供給の2つの役割をもっている．現在，この2つの役割を同時にもつ機能性細胞足場がデザインされ，その優れた機能が報告されている[14]．骨形成因子（bone morphogenetic protein：BMP）-2，bFGF あるいは多血小板血漿（platelet rich plasma：PRP）を徐放できる機能性細胞足場の活用によって，さまざまな生体組織の再生修復が可能となっている．

2.5 体内幹細胞の動員・機能の増強

　前述のように，再生修復を期待する部位周辺に細胞が存在する場合には，細胞に足場あるいは細胞増殖因子を与えることで生体組織の再生修復は可能となる．しかしながら，細胞が存在しないときには，その必要部位に細胞を呼び寄せることが不可欠となる．近年，ケモカイン（chemokine）などの液性因子が体内幹細胞の動員を高め，生体組織の再生修復を促進できることが報告されている．たとえばストローマ細胞由来因子（stromal cell-derived factor：SDF）-1，BMP-2 や顆粒球コロニー刺激因子（granulocyte-colony stimulating factor：G-CSF）などの局所徐放が幹細胞を動員し，血管新生や骨再生が誘導されることがわかっている[15]．また，SDF-1 で幹細胞を動員した後，その細胞に BMP-2 を与え，細胞力を高めることで，BMP-2 の単独徐放に比較して，有意に高い骨再生修復が認められた[13]．

ハイドロゲル

水溶性高分子を架橋（橋かけ）することで水不溶化された水を含む物質の総称．用いる高分子の種類により体内で分解吸収する性質をもたせることができる．水不溶性の高分子に比べて生体適合性が高く，ドラッグの徐放化担体や細胞の足場として用いられている．

ケモカイン

細胞の移動を促す作用をもつペプチド，タンパク質のこと．リンパ球などの免疫細胞の体内移動に関与している物質として発見されたが，体内の幹細胞を移動（動員）させる作用をもつことがわかってきた．この動員作用を活用すれば体内で幹細胞を必要部位に集積させることができる．

2.6 今後の課題

このように，バイオマテリアル技術との組み合わせによって，移植細胞の機能の増強，あるいは体内幹細胞の動員，機能の増強が実現している．今後，能力の高い細胞あるいはそれらの細胞からのシートおよび三次元構造体が利用できるようになると予想される．しかしながら，それらの機能は，ほとんどが生体外で評価されている．生体内に埋入したときに，それらが体内で効率良く機能できるための仕組みと工夫をしっかりと考えることがきわめて重要となる．そうしなければ，再生治療の具体化はきわめて難しい．

3 薬剤師に期待される役割

これまでの低分子薬を中心とした薬物治療に加え，細胞の増殖分化能力を高める細胞増殖因子やケモカインなどのタンパク質薬，あるいはDNAやsiRNAなどの核酸医薬品，さらには，細胞も薬として考える時代となってくる．このように薬の概念はますますひろがっていくであろう．このような状況のなかで，患者に薬の作用をわかりやすく伝えることが必要不可欠となる．今後，再生医療が現実的になってくるとともに，患者へのわかりやすい説明をすることが大切となり，薬剤師の役割はますます重要となってくるであろう．

4 バイオマテリアル技術を活用した再生医療の未来に向けて

一般には，細胞移植＝再生医療というイメージが強い．これが間違っていると言っているわけではない．一方で，細胞に加えて，細胞を元気にするための細胞の局所周辺環境をつくり与えるバイオマテリアル技術も発展してきている．また，DDSや足場バイオマテリアル技術を活用することで，さまざまな組織の再生治療の可能性が確かめられ，すでに，その成果の一部は患者まで届いている．再生医療の早期実現を望むならば，このような現状をしっかりと見極めて，細胞とバイオマテリアルの両方がうまく発展していくことがきわめて重要である．

現在，細胞を人工的に創ることができる企業は存在しない．これに対してバイオマテリアルは，これまでにも人工臓器やDDSとして事業化されている．事業化できるということは，再生医療の最終目的である研究成果を世の中に届けるという点で，きわめて大切なポイントである．バイオマテリアル技術や組織工学の再生医療への大きな貢献を今一度，認識していただきたい．再生医療の目的は再生メカニズムの解明ではない．患者は新しい治療を待っている．

（田畑泰彦）

● 引用文献

1) 田畑泰彦編. 再生医療のためのバイオマテリアル. 再生医療の基礎シリーズ. コロナ社;2006.
2) 原島秀吉, 田畑泰彦編. ウイルスを用いない遺伝子導入法の材料, 技術, 方法論の新たな展開—先端生物医学研究・医療のための遺伝子導入テクノロジー. メディカルドゥ;2006.
3) 田畑泰彦. 絵で見てわかるナノDDS—マテリアルから見た治療・診断・予後・予防, ヘルスケア技術の最先端. メディカルドゥ;2007.
4) 田畑泰彦編. 進みつづける細胞移植治療の実際—再生医療の実現に向けた科学・技術と周辺知識の理解(上下巻). メディカルドゥ;2008.
5) Tabata Y. Biomaterial technology for tissue engineering applications. J R Soc Interface 2009;6(Suppl 3):311-324.
6) 田畑泰彦編. ますます重要になる細胞周辺環境(細胞ニッチ)の最新科学技術—細胞の生存, 増殖, 機能のコントロールから創薬研究, 再生医療まで. メディカルドゥ;2009.
7) 田畑泰彦. 自然治癒力を介して病気を治す. 体にやさしい医療「再生医療」—細胞を元気づけて病気を治す. メディカルドゥ;2014.
8) 田畑泰彦, 塙 隆夫編. バイオマテリアル—その基礎と先端研究への展開. 東京化学同人;2016.
9) 松本邦夫, 田畑泰彦編. 細胞増殖因子と再生医療. メディカルレビュー社;2006.
10) Kumagai M, et al. Safety and efficacy of sustained release of basic fibroblast growth factor using gelatin hydrogel in patients with critical limb ischemia. Heart Vessels 2016;31(5):713-721.
11) Nakagawa T, et al. A randomized controlled clinical trial of topical insulin-like growth factor-1 therapy for sudden deafness refractory to systemic corticosteroid treatment BMC Med 2014;12:219.
12) 山本雅哉, 田畑泰彦. 慢性疾患治療. 田畑泰彦編. 再生医療へのブレークスルー—その革新技術と今後の方向性. メディカルドゥ;2004, p.266-272.
13) Ratanavaraporn J, et al. Synergistic effects of the dual release of stromal cell-derived factor-1 and bone morphogenetic protein-2 from hydrogels on bone regeneration. Biomaterials 2011;32(11):2797-2811.
14) Yamamoto M, et al. Combination of BMP-2-releasing gelatin/β-TCP sponges with autologous bone marrow for bone regeneration of X-ray-irradiated rabbit ulnar defects. Biomaterials 2015;56:18-25.
15) Okamoto S, et al. Positive effect on bone fusion by the combination of platelet-rich plasma and a gelatin β-tricalcium phosphate sponge: A study using a posterolateral fusion model of lumbar vertebrae in rats. Tissue Eng Part A 2012;18(1-2):157-166.

⑩ 将来展望

Summary
- 体性幹細胞は体内に存在する幹細胞であり，その安全性・効果の知見が蓄積しており，今後も再生医療をリードしていくことが期待されている．
- iPS細胞を利用した細胞療法では，自分自身の細胞から自分自身の組織を再生し，治療に用いるという再生医療の究極の目的が達成されようとしている．iPS細胞を利用した再生医療を大きく発展させるためには十分な安全性評価が必要である．
- 多能性幹細胞から立体構造をもつ組織・臓器の構築を作製する試みがさかんに行われており，再生医療への応用が期待されている．

Keywords ▶ 体性幹細胞，造血幹細胞，間葉系幹細胞，多能性幹細胞，オルガノイド

1 はじめに

「再生医療」は組織の再生を必要とするさまざまな重篤疾患や組織傷害に苦しむ患者にとって最善の医療であり，近年大きく発展している分野である．2006年の人工多能性幹細胞（iPS細胞）開発によって自分自身の細胞から自分の治療に用いる組織をつくり出すことができるという再生医療の究極の目的が現実となり，2014年には世界で初めてiPS細胞から作製した網膜色素シートが患者に移植された．このようにiPS細胞を利用した再生医療は日本が世界をリードし，今後大きく発展していくことが予想される．

しかしながら，iPS細胞はその作製に遺伝子操作が必要であり，細胞の性質が未知な部分もある．したがって，iPS細胞を利用した再生医療を大きく発展させるためには十分にその安全性と効果を検証することが重要である．一方で，さまざまな組織に分化可能な体性幹細胞（somatic stem cell）は生体内に存在する幹細胞であるため，安全面，倫理面で優れている．また，体性幹細胞を利用した多くの治療がすでに行われており，その効果，安全性の知見が蓄積していることから，今後も再生医療をリードしていく存在であると予想される．

2 体性幹細胞を用いた再生医療

造血幹細胞（hematopoietic stem cell：HSC），間葉系幹細胞，神経幹細胞などの体性幹細胞を利用した再生医療の研究は近年さかんに行われているが，なかでもHSCの移植治療が再生医療を牽引していることは論をまたない．

2.1 造血幹細胞

HSC移植は一部の重篤な造血器疾患においてその有効性が証明され，多くの医療機関で実施されている．先進国では骨髄バンクの整備が進み，移植の恩恵に預かれる患者が多いのは事実だが，最も効果的な治療のためにはドナー細胞の選択が重要であり，これを勘案するとドナーが潤沢しているとは断言できない．近年このドナー不足を解消するための新たな移植治療が行われ始めている．

たとえば，HLA（human leukocyte antigen；ヒト白血球抗原）半合致移植（ハプロタイプ移植）ではHLA1抗原不適合血縁ドナーからの移植が行われ，HLA適合非血縁者ドナーからの移植と比較し，GVHD（graft-versus-host disease；移植片対宿主病）発症率は低く，生存率は同程度であることが報告された[1]．したがって，両親，兄弟姉妹がドナーとなりうるHLA半合致移植はドナー不足解消には圧倒的に有利であり，今後の発展が期待される．

また，基礎研究においてもドナー不足を解決するために，HSCを体外で増幅させる研究や，多能性幹細胞（pluripotent stem cell）からのHSC誘導の試みがさかんに行われており，今後の研究の進展が待たれる．

2.2 間葉系幹細胞

間葉系幹細胞（mesenchymal stem cell：MSC）は骨髄や脂肪組織より採取できる体性幹細胞であり，体性幹細胞でありながら，脂肪細胞，骨細胞，軟骨細胞，神経細胞，心筋細胞など複数の組織細胞に分化可能であることが報告されている[2]．これまでに，骨再生，軟骨再生，血管新生，心筋シートなどが作製され，多くの臨床研究が行われており，現在最も注目されている幹細胞であろう．

さらに，近年，これら組織への多分化能を利用した再生医療のほかにMSCは免疫調整機能を有していることが明らかになった．骨髄移植後の難治性GVHDに対してMSCを投与すると劇的な改善がみられることから，アメリカでは骨髄MSCは製品化された．日本においてもテムセル®HS注としてJCRファーマによって開発され，再生医療等製品として承認された（表1）．今後はMSCから分化誘導した細胞が数多く製品化されるとともに，その免疫制御能を利用した治療も大きく拡大していくものと期待される．

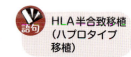

HLA半合致移植（ハプロタイプ移植）

ハプロタイプとは単一染色体上のHLA遺伝子座を意味する．すなわち両親どちらかから受け継いだHLA遺伝子座を示す．このどちらか片方のHLA遺伝子座が合致した移植をハプロタイプ移植（HLA半合致移植）という．

多能性幹細胞

⇒本章6の語句〈p.181〉参照．

表1 2016年（平成28年）3月現在承認されている再生医療等製品

販売名	一般的名称	製造販売業者
ジェイス®	ヒト（自己）表皮由来細胞シート	ジャパン・ティッシュ・エンジニアリング
ジャック®	ヒト（自己）軟骨由来組織	ジャパン・ティッシュ・エンジニアリング
テムセル®HS注	ヒト（同種）骨髄由来間葉系幹細胞	JCRファーマ
ハートシート®	ヒト（自己）骨格筋由来細胞シート	テルモ

3 多能性幹細胞を用いた再生医療

3.1 ES細胞

1998年にジェームス・トムソン（James Thomson）らによって多能性幹細胞である胚性幹細胞（ES細胞）がヒト受精卵から樹立されて以来，世界中で競って臓器や組織への in vitro 分化法の開発の研究が行われている．しかしながら，ES細胞の特徴であるテラトーマ（奇形腫）形成に対する安全性や動物実験におけるその有効性を示すことに莫大な費用がかかることから臨床応用はあまり進んでいない．

Ocata Therapeutics はヒト ES 細胞を網膜色素上皮（retinal pigment epithelium：RPE）細胞に分化させ，加齢黄斑変性と Stargardt（シュタルガルト）病に対する臨床安全性試験を行った[3]．その結果72％の患者で網膜上皮の再生が確認され，手術と免疫抑制薬によるもの以外の有害事象はみられなかった．これが世界初の多能性幹細胞を用いた臨床試験であり，ここで治療の安全性を示すことができたことは今後の多能性幹細胞を用いた治療が発展していくうえで非常に有意義であった．その後，ES細胞由来のRPEを用いた加齢黄斑変性の治療は韓国，イギリス，イスラエルなどでも行われ，それぞれ安全性を確認している．RPE以外にも1型糖尿病に対するES細胞から分化した膵前駆細胞の移植，心疾患に対するES細胞由来心筋前駆細胞移植，脊髄損傷患者へのオリゴデンドロサイト前駆細胞移植などが施行されている（表2）．

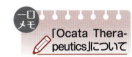

一口メモ　「Ocata Therapeutics」について
Ocata Therapeutics は2016年2月にAstellas Institute for Regenerative Medicine (AIRM) と名称変更している．

表2 2016年4月1日現在までに実施された多能性幹細胞を用いた臨床試験

対象疾患名	実施責任組織	細胞	Phase
加齢黄斑変性	Regenerative Patch Technologies, LLC（アメリカ）	ヒトES細胞由来RPE細胞	Phase I/II
	Chabiotech CO., Ltd（韓国）	ヒトES細胞由来RPE細胞	Phase I/II
	Cell Cure Neurosciences Ltd（イスラエル）	ヒトES細胞由来RPE細胞	Phase I/II
	Ocata Therapeutics（アメリカ）	ヒトES細胞由来RPE細胞	Phase I/II
	Pfizer Inc.（イギリス）	ヒトES細胞由来RPE細胞	Phase I
	理化学研究所（日本）	自己iPS細胞由来RPE細胞	Phase I/II
シュタルガルト病	Ocata Therapeutics（アメリカ）	ヒトES細胞由来RPE細胞	Phase I/II
	Chabiotech CO., Ltd（韓国）	ヒトES細胞由来RPE細胞	Phase I
近視性黄斑変性	University of California, Los Angeles（アメリカ）	ヒトES細胞由来RPE細胞	Phase I/II
虚血性心疾患	Assistance Publique-Hôpitaux de Paris（フランス）	ヒトES細胞由来CD15＋Isl-1＋Progenitors	Phase I
1型糖尿病	ViaCyte, Inc.（アメリカ）	ヒトES細胞由来膵前駆細胞	Phase I/II
脊髄損傷	Asterias Biotherapeutics（アメリカ）	ヒトES細胞由来オリゴデンドロサイト	Phase I/II

RPE (retinal pigment epithelium；網膜色素上皮)．

しかしながら，ES 細胞は受精後の初期胚である胚盤胞から作製されるため，患者自身から作製することはできず，アロジェニック（同種異系）間またはハプロタイプ（HLA 半合致）移植のための治療ツールとなる．

3.2 iPS 細胞

一方で，2006 年，ES 細胞とほぼ同等の能力をもつ iPS 細胞が開発されたことで，自分自身の細胞から移植用の組織を作製するという究極の再生医療への道が開いた．iPS 細胞を利用した臨床試験に関しては日本が世界をリードしており，加齢黄斑変性の患者には患者自身の iPS 細胞から誘導された RPE 細胞シートが移植され，その安全性が確認された（**表 2**）．そのほかにも，これまでにさまざまな細胞が iPS 細胞から分化誘導され，細胞治療の臨床試験が開始されつつある．パーキンソン病に対するドパミン産生細胞，脊髄損傷の患者のための神経細胞，血小板減少症のための血小板，心不全のための心筋細胞などが iPS 細胞から誘導された細胞による次の細胞治療の候補であると考えられる．また，疾患特異的 iPS 細胞を利用して疾患を再現し，創薬スクリーニングや個人の病態に対応したオーダーメイド医療に応用する試みも行われ始めている．

このように iPS 細胞はさまざまな用途で再生医療に貢献することが期待されており，十分な安全性評価が行われた後，iPS 細胞から分化誘導した細胞医薬品が再生医療等製品に列挙される日も遠くないと思われる．

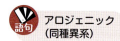

アロジェニック（同種異系）

同じ動物種であるが，異なる遺伝子をもつ個体を示し，同種で移植を行うと拒絶反応が起こるため，免疫抑制薬が必要である．移植による拒絶反応が起こらない同種同系はシンジェニックといい，ヒトでは一卵性双生児がそれにあたる．

4 三次元組織の構築と次世代の再生医療

前述のとおり，これまでにさまざまな細胞が ES/iPS 細胞から分化誘導され，細胞治療の臨床試験が開始されつつある．一方で，肺や腎臓といった三次元の複雑な組織構造が機能に重要な器官の疾患は細胞移植では解決できないのが現状である．

重篤な慢性臓器疾患に対する臓器移植は疾患の完全治癒のためには非常に有効な手段であるが，一方で臓器移植における慢性的なドナー不足や移植後の拒絶の問題は非常に深刻である．このような現状を打破するためには再生医学による臓器再生が非常に重要となる．

近年，オルガノイド（organoid）とよばれる臓器様の微小な細胞塊が開発された．オルガノイドは多能性幹細胞由来組織前駆細胞の自己組織化能を利用して作製した三次元構造をもつ細胞塊であり，さまざまな組織の特異的機能である排泄機能，濾過機能，神経活性，収縮機能，分泌機能などをもっている．これまでに，甲状腺，膵臓，肝臓，腸，眼胞などのオルガノイドが多能性幹細胞から作製されている．これらオルガノイドは iPS 細胞から *in vitro* で作製可能であり，個人に対応した薬剤スクリーニング，病態解析などに有用である．さらに大量生産が可能になれば，移植治療に用いることもできるであろう．また，iPS 細胞から動物体内

に臓器を作製する方法（胚盤胞補完法）は機能的にも構造的にも生体内の臓器と同等な臓器を作製できる方法であり，移植治療への応用が期待されている．

5 薬剤師に期待される役割

2014年11月に旧薬事法は「医薬品，医療機器等の品質，有効性及び安全性の確保等に関する法律（医薬品医療機器等法，薬機法）」へと名称を変え，「再生医療等製品」というカテゴリーが新たに加わり，これまでの医薬品とは異なる，細胞や組織を含む製品が定義された．

前述のように現在4種のみが承認されているが，今後MSCやiPS細胞から誘導された製品が次々に承認されることが予想される．したがって，これらの製造販売に携わる薬剤師はこれまで以上に，医学，発生学，幹細胞生物学に関する知識を習得し，「再生医療」という新たなフィールドでおおいに活躍することが望まれている．

（山口智之）

引用文献

1) Ciurea SO, et al. Haploidentical transplant with posttransplant cyclophosphamide vs matched unrelated donor transplant for acute myeloid leukemia. Blood 2015 ; 126 (8) : 1033-1040.
2) Spees JL, et al. Mechanisms of mesenchymal stem/stromal cell function. Stem Cell Res Ther 2016 ; 7 (1) : 125.
3) Schwartz SD, et al. Human embryonic stem cell-derived retinal pigment epithelium in patients with age related macular degeneration and Stargardt's macular dystrophy : follow-up of two open-label phase 1/2 studies. Lancet 2015 ; 385 (9967) : 509-516.

確認問題

確認問題

問1 生物由来製品に関する記述のうち，正しいのはどれか．2つ選べ．

1. 遺伝子組換え技術を応用して製造される生物由来製品の添付文書には，その旨（遺伝子組換え）を記載しなければならない．
2. 製造業者が自らその製造を実地に管理しようとするときには，都道府県知事に届け出なければならない．
3. 生物由来製品の感染症に関する知見に基づいて，製造販売者は，その製品の評価を定期的に報告する制度がある．
4. 生物由来製品を廃棄する場合は，事前に都道府県知事に届け出なければならない．

問2 法令により，生物由来製品の直接の容器に記載しなければならない事項はどれか．

1. 製造年月日
2. 有効期限
3. 主な添加物
4. ロット番号
5. 調剤した薬剤師の氏名

問3 バイオテクノロジー応用医薬品（バイオ医薬品）に関する記述のうち，正しいものはどれか．2つ選べ．

1. 医薬品は，ホルモン類，サイトカイン類，酵素類，抗体類などに分類される．
2. 日本医薬品一般的名称（JAN）では，遺伝子組換えにより製造される医薬品には，その名称に（遺伝子組換え）を付けるルールになっている．
3. 臨床評価に関して，バイオ医薬品には他の医薬品とは異なる特別な規制要件があり，臨床に関するICHガイドラインもバイオ医薬品に特化したものである．
4. 薬物動態の非臨床評価においては，単回投与や反復投与時の血中濃度推移や生体内分布の評価と，代謝に関する評価が行われる．
5. バイオ後続品（biosimilar）とは，先行バイオ医薬品と同等／同質の品質，安全性，有効性を有する医薬品として開発された医薬品で，品質特性が先行医薬品と同一であることが求められている．

解答・解説

正解▶1, 3
解説▶特定生物由来製品に関する法規，制度の問題で，製造販売者に関する制度についての知識を問う問題である．2は厚生労働大臣の承認が必要だが，都道府県知事への届出は不要．4も適切な廃棄を行う必要はあるが，事前の届出は不要．

正解▶4
解説▶生物由来製品の直接の容器，包装には，枠囲い黒字で「生物」あるいは「特生物」（特定生物由来製品）と記載し，ロット番号（製造番号・記号）を合わせて表示することが義務づけられている．

正解▶1, 2
解説▶3. 臨床評価に関して，バイオ医薬品に特有の規制要件はなく，臨床に関するICHガイドラインもバイオ医薬品に特化したものではない．4. バイオ医薬品の代謝はアミノ酸への分解であるため，代謝評価は実施されないことが多い．5のバイオ後続品は，品質特性が先行医薬品とまったく同一であることを意味するものではない．

問4 バイオ医薬品に関する記述のうち，正しいものはどれか．2つ選べ．

1. インスリン アスパルトは，ヒトインスリンB鎖の一部のアミノ酸を置換したインスリンアナログであり，アミノ酸改変によりインスリン六量体の安定性が増している．
2. インターフェロンαは，B型あるいはC型肝炎ウイルス増殖抑制作用や抗腫瘍作用を有し，インターフェロン製剤に共通する副作用として，小児の異常行動と劇症肝炎がある．
3. エポエチン アルファは，遺伝子組換えヒトエリスロポエチンであり，人工透析による腎性貧血，未熟児貧血および再生不良性貧血に用いる．
4. 免疫チェックポイントとは，免疫応答が過剰に働くことを抑制するチェック機構のことであり，抗PD-1抗体（ニボルマブ）は，がん細胞の標的となるキラーT細胞表面のPD-1の刺激を抑制することにより，免疫チェックポイントを阻害する．
5. HER2はヒト上皮増殖因子受容体ファミリーに属するチロシンキナーゼであり，ヒト化抗体のトラスツズマブは，HER2過剰発現が確認された乳がんおよび胃がんに用いられる．

正解▶ 4，5
解説▶ 1．アミノ酸改変により六量体の安定性が低下し，超速効型になっている．2．インターフェロン製剤に共通する副作用としては，間質性肺炎と自殺企図がある．問題文はオセルタミビルの副作用．3．再生不良性貧血には免疫抑制薬などが用いられる．

問5 臓器移植の拒絶反応に用いられる薬物の記述のうち，正しいものはどれか．

1. グスペリムスは，抗CD25モノクローナル抗体である．
2. タクロリムスは，カルシニューリンを阻害し，T細胞におけるインターロイキン-2の産生を抑制することにより，免疫反応を抑制する．
3. シクロスポリンは，ほ乳類ラパマイシン標的タンパク質（mTOR）阻害作用に基づく免疫抑制により，腎移植に用いられる．
4. 急性拒絶反応治療薬の第一選択薬としては，ミコフェノール酸モフェチルが用いられる．
5. 抗ヒト胸腺細胞ウサギ免疫グロブリンは，主に慢性拒絶反応の治療に用いられ，急性拒絶反応への有効性は期待できない．

正解▶ 2
解説▶ 1のグスペリムスは腎移植後の拒絶反応に用いられる低分子薬．3のシクロスポリンは，タクロリムスと同様にカルシニューリンを阻害する．4の急性拒絶反応には，まずステロイドの大量投与が行われることが多い．ミコフェノール酸モフェチルは代謝拮抗薬で拒絶反応抑制に用いられるが，第一選択薬ではない．5の抗ヒト胸腺細胞ウサギ免疫グロブリンは急性拒絶反応に用いられる．

問6 再生医療に関する記述のうち正しいものはどれか．2つ選べ．

1. 体性幹細胞は，体内に存在するさまざまな細胞に分化しうる細胞の総称であり，循環器領域では，c-kit陽性細胞に心筋細胞への分化能があることが知られている．
2. ヒトES細胞は，受精後1日以内のヒト胚胎盤内の内部細胞塊から取り出された細胞を培養して得られ，高い増殖能を有するとともに多分化能を有する．
3. iPS細胞は，体性細胞に山中因子（Oct3/4, Sox2, Klf4, c-Myc）を導入して誘導され，心筋細胞，軟骨細胞，神経細胞，網膜細胞などのさまざまな細胞に分化し，いわゆる多分化能を有することが知られている．
4. 再生医療等安全性確保法では，再生医療を第一種から第三種にまで分類しており，そのうち，第一種にはヒトに未実施であり高リスクと判断されるものが含まれ，iPS細胞が当てはまるが，ES細胞は除外されている．
5. 再生医療等製品については，品質が均一であり，治験により有効性が推定され，安全性が確認されれば，早期に暫定的な製造販売承認が得られる．

正解▶ 1, 3
解説▶ 2. 受精後5〜7日経過した細胞塊から採取される．4. ES細胞も第一種に当てはまる．5. 再生医療等製品では，生きた細胞を用いるため，品質が不均一になることがあり，均一性を条件にすると有効性の確認，評価に時間がかかるため，不均一な製品に期限付き製造販売承認を与えることを可能にした．

問7 造血幹細胞移植における特有の合併症として知られる移植片対宿主病（GVHD）に関する記述のうち，正しいものはどれか．2つ選べ．

1. レシピエントのリンパ球が，ドナーの血液幹細胞を攻撃して生着不全を起こす反応である．
2. ドナーのリンパ球が，レシピエントの組織を攻撃して起こる疾患である．
3. 移植後数日で発症することが多い．
4. 予防として，移植前日から免疫抑制薬注射剤の持続投与を開始する．
5. 発症を予防するために，移植する造血幹細胞に対して放射線照射を行うことが多い．

正解▶ 2, 4
解説▶ GVHDは，移植されたドナーの造血幹細胞に由来するリンパ球がレシピエントを攻撃する反応なので，2が正しく，1は誤り．3は，急性の拒絶反応は移植後1〜2週で発症するので誤り．5の移植する細胞に放射線照射を行うことはない．

問8 iPS細胞から作製した細胞・組織製品の再生医療への適用が期待される疾患に関する記述について，誤っているものはどれか．

1. 加齢黄斑変性では，黄斑の脈絡膜からの血管新生などによって網膜色素上皮（RPE）が変性し，二次的に視細胞が細胞死を引き起こすため，iPS細胞から分化誘導したRPEの移植が試みられている．
2. パーキンソン病は，中脳黒質-線条体のノルアドレナリン神経細胞が選択的に脱落し，運動障害を生じる難治性の神経変性疾患であり，ES細胞から作製されたカテコラミン神経細胞の移植が試みられて

正解▶ 2
解説▶ 2のパーキンソン病は中脳黒質のドパミン神経細胞の選択的な変性・脱落を特徴とする運動疾患である．ただし，疾患が進行すると橋（脳幹の一部）や交感神経系のノルアドレナリン神経細胞も

いる．
3. iPS 細胞から作製した神経幹細胞を脊髄損傷を引き起こした実験動物に移植することにより，移植した細胞が神経細胞に分化し，運動機能の回復に寄与することがわかってきた．
4. 拡張型心筋症は遺伝的素因で心筋細胞が死滅し，線維素に置き換わり，心筋収縮力が減退する疾患であり，残存心筋細胞の少ない重症心筋症に対しては，心筋細胞供給とサイトカインのパラクライン効果を併せもつ iPS 細胞由来心筋細胞シートを用いた治療が期待されている．
5. 血小板減少症では，献血ドナーからの血小板を頻回投与するが，抗 HLA/HPA 抗体が出現し，血小板輸血不応とよばれる状態になるため，HLA/HPA 型をバンク化した iPS 細胞から作製した血小板による治療が期待される．

変性することが知られている．
5. HLA (human leukocyte antigen：ヒト白血球抗原)，HPA (human platelet antigen：ヒト血小板抗原)．

付録

付録　日本の定期／任意予防接種スケジュール

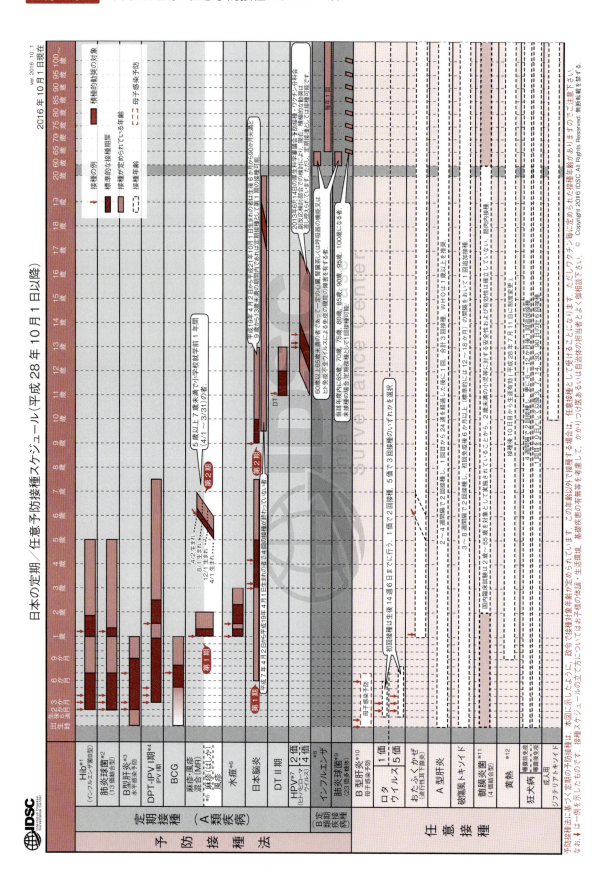

付 録

* 1　2008年12月19日から国内での接種開始。生後2か月以上5歳未満の間にある者が行う。標準として生後2か月以上7か月未満で接種を開始すること。接種方法は、生後12か月に至るまでの場合は、27日以上の間隔で3回以上皮下接種（医師が必要と認めた場合には20日間隔で接種可能）。接種開始が生後7か月以上12か月未満の場合は、通常、生後12か月に至るまでの間に27日以上の間隔で2回皮下接種（医師が必要と認めた場合には20日間隔で接種可能）。初回接種から7か月以上あけて、1回皮下接種（追加）。接種開始が1歳以上5歳未満の場合、通常、1回皮下接種。

* 2　2013年11月1日から7価結合型に替わって定期接種に導入。回数は合計4回接種。接種開始が生後2か月以上7か月未満の場合、生後12か月に至るまでの間に27日以上の間隔で3回接種。追加免疫は通常、生後12〜15か月に1回皮下接種。接種もれ者には、次のようなスケジュールで接種。接種開始が生後7か月以上12か月未満の場合：27日以上の間隔で2回接種したのち、60日間以上あけてかつ1歳以降に1回追加接種。1歳：60日間以上の間隔で2回接種。2歳以上6歳未満：1回接種。

* 3　2016年10月1日から定期接種導入。2016年4月1日以降に生まれた者が対象。母子感染予防はHBグロブリンと併用して健康保険で受ける（任意接種＊10の欄参照）。

* 4　D：ジフテリア、P：百日咳、IPV：不活化ポリオを表す。IPVは2012年9月1日から、DPT-IPV混合ワクチンは2012年11月1日から定期接種に導入。回数は4回接種だが、OPV（生ポリオワクチン）を1回接種している場合、IPVをあと3回接種。OPVは2012年9月1日以降定期接種としては使用できなくなった。2015年12月9日から、野生株ポリオウイルスを不活化したIPV（ソークワクチン）を混合したDPT-cIPVワクチンの接種開始。従来のDPT-IPVワクチンは、生ポリオワクチンであるセービン株を不活化したIPVを混合したDPT-sIPVワクチン（2015年12月9日追記）。DPTワクチンは2016年7月15日に有効期限が切れたことから、現在、国内において使用可能なDPTワクチンは流通していない。

* 5　原則としてNRワクチンを接種。なお、同じ時期に麻疹ワクチンまたは風疹ワクチンのいずれか一方を受けた者、あるいは特に単抗原ワクチンの接種を希望する者は単抗原ワクチンの接種可能。

* 6　2014年10月1日から定期接種導入。

* 7　互換性に関するデータがないため、同一のワクチンを3回接種にて筋肉内に接種。接種間隔はワクチンによって異なる。

* 8　6か月〜13歳未満：毎年2回（2〜4週間隔）。13歳以上毎年1回ないし2回（1〜4週間隔）。定期接種は毎年1回、3歳未満は1回0.25 mL、3歳以上は1回0.5 mLを接種する。

* 9　2014年10月1日から定期接種導入。脾臓摘出患者における肺炎球菌感染症予防には健康保険適用有り。接種年齢は2歳以上。

* 10　健康保険適用有：【HBワクチン】通常、0.25 mLを1回、生後12時間以内以降できるだけ早期に皮下接種（被接種者の状況に応じても生後12時間以降とすることも可能。その場合であっても生後できるだけ早期に行う）。更に、0.25 mLを初回接種の1か月後及び6か月後の2回、皮下接種。ただし、能動的なHBs抗体が獲得されていない場合には追加接種。【HBIG（原則としてHBワクチンとの併用）】初回注射は0.5〜1.0 mLを筋肉内注射。時期は生後5日以内（なお、生後12時間以内が望ましい）。また、追加注射には0.16〜0.24 mL/kgを投与。

* 11　2015年5月8日から国内での接種開始。血清型A、C、Y、Wによる侵襲性髄膜炎菌感染症を予防する。発作性夜間ヘモグロビン尿症における溶血性尿毒症症候群における血栓性微小血管障害の抑制等にエクリズマブ（製品名：ソリリス点滴静注）を投与する場合は健康保険適用有り。2013年10月18日から初回の接種時期変更。

* 12　一般医療機関での接種は行わておらず、検疫所での接種。

【著者注】
日本の定期／任意予防接種スケジュールは適宜、改訂されるため、国立感染症研究所（NIID）のホームページ等より最新の情報を確認のこと。
（http://www.nih.go.jp/niid/ja/vaccine-j/2525-v-schedule.html）

277

索引

和文

あ

アガルシダーゼ アルファ	68
アガルシダーゼ ベータ	68, 69
悪性黒色腫	8, 39, 83, 126, 172, 174
悪性リンパ腫	219
アクチビン A	234
アザチオプリン	248
足場	137, 155, 257
アジュバント	88
アストロサイト	205, 206
アスホターゼ アルファ	75
アダリムマブ	8, 84
アデノウイルスベクター	122, 124, 236
アデノシンデアミナーゼ欠損症	121
アデノ随伴ウイルス	122
アナフィラキシー	34, 58
アナフィラキシーショック	23, 29, 76
アバタセプト	9
アプタマー	108, 113, 116
アフリベルセプト	9, 192
アポトーシス	109, 215, 222, 259
アミンホルモン	19
アムホテリシン B	253
アルカリホスファターゼ	7, 65, 75
アルグルコシダーゼ アルファ	72
アルブミン	5, 7, 52, 53, 56, 61
アロ抗原提示細胞	247
アロジェニック	266
アンチセンスオリゴヌクレオチド	108, 109, 114

い

異種抗体	78
移植片対宿主病	51, 155, 177, 251, 264
イズロン酸-2-スルファターゼ	70
イデュルスルファーゼ	71
遺伝子組換え製剤	52, 53
遺伝子治療用製品	120, 126, 155
イトラコナゾール	253
イブリツモマブ チウキセタン	8, 81
イミグルセラーゼ	67
医薬品医療機器等法	16, 51, 150, 193, 244
インスリン	4, 6, 20
インスリン アスパルト	22, 23
インスリン グラルギン	22, 24
インスリン グルリジン	22, 23
インスリン デグルデク	22, 24
インスリン デテミル	22, 24
インスリン ヒト	22
インスリン リスプロ	22, 23
インスリン様成長因子	27
インターフェロン	4, 6, 7, 36, 39
インターフェロン アルファ-2b	39
インターフェロン アルファ（BALL-1）	39, 40
インターフェロン アルファ（NAMALWA）	39, 40
インターフェロン ガンマ-1a	39, 42
インターフェロン ベータ-1a	39, 42
インターフェロン ベータ-1b	39, 42
インターロイキン	4, 6, 39, 43, 96
インターロイキン-2	39, 43
インターロイキン-6	84
インフリキシマブ	8, 84
インフルエンザ菌 b 型ワクチン	91
インフルエンザワクチン	90

う

ウイルス血症	41
ウイルス性感染症	253
ウイルスベクター	121, 131, 172, 228
ウイルスマーカー	60

え

液性免疫	248
エクソソーム	138
エタネルセプト	9, 84
エピソーマルベクター	146
エフェクター細胞	78, 177
エフトレノナコグ アルファ	9
エフラロクトコグ アルファ	9
エベロリムス	250
エポエチン アルファ	39, 45
エポエチン カッパ	39, 45
エポエチン ベータ	39, 45
エポエチン ベータ ペゴル	39, 45
エポエチン製剤	15
エリスロポエチン	4, 39, 43, 49
エリスロポエチンアナログ	39
エロスルファーゼ アルファ	71
塩基性線維芽細胞増殖因子	258
エンドクリン	38
エンドサイトーシス	7
エンドヌクレアーゼ	37

お

黄体形成ホルモン	29
オートクリン	38
オーファンドラッグ	156
オキサリプラチン	219
オファツムマブ	8, 82
オリゴデンドロサイト	205, 240, 265
オルガノイド	266

か

開始コドン	43
潰瘍性大腸炎	84
核酸	52
核酸医薬品	2, 108, 193
拡張型心筋症	212
カクテルワクチン	98
家族性リポタンパクリパーゼ欠損症	126
顆粒球コロニー刺激因子	4, 46, 260
カルシニューリン阻害薬	248, 249
ガルスルファーゼ	72
カルタヘナ法	131, 132
カルペリチド	28
加齢黄斑変性	121, 152, 185, 188, 192, 194, 240, 265

278

川崎病 61
がん 2, 84, 121, 127
がん遺伝子 130, 209
がん化 209, 214
がん原性試験 13
がん抗原 96, 174
肝硬変 74, 164, 165
肝細胞 184, 233
肝細胞増殖因子 131, 235, 259
ガンシクロビル 253
間質性肺炎 14
がん精巣抗原 98
感染症 84, 86, 121, 177, 252
がん特異的抗原 102
がんミサイル療法 8
がん免疫療法 171
間葉系幹細胞 162, 198, 263, 264
がん抑制遺伝子 122, 124

き

奇形腫 241
キメラ抗原受容体 85, 130, 172, 175
急性リンパ性白血病 130, 176
凝固因子 218
巨核球 218
虚血性心疾患 152, 168
拒絶反応 247
ギラン・バレー症候群 61
筋芽細胞シート 141
筋ジストロフィー 115, 132, 242

く

グスペリムス塩酸塩 250
組換えタンパク質 8
組換えタンパク質医薬品 2
組換えワクチン 5
グリコサミノグリカン 69, 70
グルカゴン 6, 20, 29
グルカゴン様ペプチド-1 4, 31
グルコセレブロシダーゼ 67
クロストリジウム　ヒストリチクム 76
グロブリン 7

け

経口ワクチン 88
経皮ワクチン 88, 89
経鼻ワクチン 88, 89

血液凝固因子 4, 6, 7, 52, 53, 61
血液凝固因子製剤 61
血液凝固線溶因子 7
血液製剤 55
結核 14
血管新生 141
血管内皮前駆細胞 162
血管内皮増殖因子 82, 131, 192, 222
血漿製剤 61
血小板製剤 57, 60, 220
血小板造血増殖刺激因子製剤 221
血小板輸血 220
血漿フォンヴィレブランド因子 60
血漿分画製剤 7, 51, 53, 56, 62, 63
血友病 53, 121, 129, 132
ゲノム 132, 146, 229
ゲノムシーケンス 146
ゲノム創薬 118
ゲムツズマブ　オゾガマイシン 8

こ

抗CCR4抗体 8
抗CD20抗体 8
抗EGFR抗体 14
抗HER2抗体 8
抗PD-1抗体 8
抗TNFα抗体 8, 14
抗悪性腫瘍薬 8, 36, 50, 219
抗インターロイキン抗体 5
抗ウイルス抗体 5
抗ウイルス薬 36
抗菌薬 252
抗原 80, 87
抗原結合部位 79
抗原決定基 78
抗原・抗体検査 51
抗原受容体遺伝子 172
抗原提示細胞 248
抗骨関連分子抗体 5
抗腫瘍抗体 5, 8
甲状腺機能亢進症 26
抗心血管調節抗体 5
合成血液 52
光線力学的療法 193
酵素 3, 6, 7, 245
後続品 45
酵素補充療法 66, 76
抗体 80

抗体医薬品 3, 48, 79, 84, 245, 250
抗体可変領域 79
抗体薬物複合体 8, 13
好中球減少症 47
後天性免疫不全症候群 55
高トリグリセリド血症 34
国際一般名 3
黒色表皮腫 27
骨格筋筋芽細胞シート 212
骨髄異形成症候群 46, 219
骨髄移植 66
骨髄幹細胞 162, 164, 167, 169
骨折 67
骨粗鬆症 242
コラゲナーゼ 65, 75, 76
ゴリムマブ 8
コロニー刺激因子 4, 39, 46

さ

細菌感染症 252
再興感染症 87
最小発育阻止濃度 252
最小予測生物学的影響量 15
再生医療研究の倫理的・法的・社会的課題 145
再生医療推進法 149, 152, 193
再生医療等安全性確保法 150, 156, 193, 244
再生不良性貧血 15, 47, 219
サイトカイン 3, 36, 80, 122, 138, 177, 213, 234, 245
サイトカイン放出症候群 14, 130, 172
サイトメガロウイルス 114, 253
細胞移植治療 140, 197, 198
細胞外マトリックス 137, 235, 257
細胞傷害性T細胞 82, 96, 103
細胞性免疫 247
細胞増殖因子 257, 259
細胞増殖シグナル阻害薬 250
細胞培養医薬品 2
細胞培養加工施設 244
細胞免疫療法 171
酸性α-グルコシダーゼ 72
産生細胞 38

し

ジェネリック医薬品 17
自家移植 201

子宮頸がん予防ワクチン	91
シクロスポリン	249
持効型インスリンアナログ	20, 24
自己骨髄細胞投与療法	166
自己免疫疾患	2, 83
自殺遺伝子	122
次世代シーケンサー	100, 174, 210
次世代ワクチン	88
シトクロム P450	233
脂肪萎縮症	34
脂肪肝	34
重症急性呼吸器症候群	87
自由診療	154, 157
絨毛性性腺刺激ホルモン	29
腫瘍壊死因子α	83
腫瘍原性	215
腫瘍抗原特異的 T 細胞受容体遺伝子導入 T 細胞療法	173, 178
腫瘍浸潤リンパ球	99
主要組織適合遺伝子複合体	37, 96, 247
腫瘍崩壊症候群	73, 173, 177
腫瘍マーカー	238
腫瘍溶解性ウイルス	121, 125, 130
循環過負荷	58
小児用混合ワクチン	93
上皮成長因子	49
除菌療法	220
褥瘡	39, 48
食道がん	99
腎がん	39
心筋梗塞	212, 242
心筋細胞	139, 184
心筋細胞シート	213
心筋症	242
神経幹細胞	167, 197, 204, 263
神経幹細胞移植	204, 206, 210
神経分化誘導法	190
新興感染症	87
人工臓器	261
心臓移植	136
心不全	136, 212
心房性ナトリウム利尿ペプチド	4, 20, 27
蕁麻疹	58

す

スキャホールド	137, 155, 257
ステロイドホルモン	19

ストローマ細胞由来因子	260
スプライシング	100

せ

成長ホルモン	4, 6, 20, 25
生物学的製剤基準	51
生物由来原料基準	16
生物由来製品	16, 55
生命倫理	144
脊髄損傷	203, 242
セツキシマブ	8, 82
赤血球製剤	57, 59
セベリパーゼ アルファ	73
セラピューティック・ミスコンセプション	149
セルトリズマブ ペゴル	8
セルモロイキン	39, 43
線維芽細胞増殖因子	47, 235
先進医療	154, 157, 159, 164
先天性免疫不全症	128

そ

臓器移植	66, 247
臓器移植法	251
造血幹細胞	124, 162, 218, 263, 264
造血前駆細胞	218
造血ホルモン	49
造血薬	36
造腫瘍性	160, 240, 241
創傷治癒促進薬	36
増殖因子	3, 7, 36, 47, 80, 234
増殖阻害因子遺伝子	122
組織工学	136, 256
組織プラスミノーゲンアクチベーター	7, 14
速効型インスリン	20, 22
ソマトメジン C	20, 27
ソマトロピン	25

た

ターナー症候群	26
代謝拮抗薬	248
体性幹細胞	141, 150, 163, 263
ダイレクトリプログラミング	197
他家移植	201
タクロリムス水和物	249
多剤耐性結核	87
多能性幹細胞	137, 144, 159, 163, 181, 190, 197, 209, 224, 230, 240, 263
多発性骨髄腫	39
多分化能	141, 181, 205, 241
ダルベポエチン アルファ	39, 45
ダルベポエチン アルファアナログ	39

ち

チャイニーズハムスター卵巣細胞	30
超速効型インスリンアナログ	7, 23
腸閉塞	32, 74
治療薬物モニタリング	251
治療用ワクチン	86

て

定期接種	92
低血糖	23
低身長症	26
低ホスファターゼ症	75
デオキシリボヌクレアーゼ	74
デコイオリゴヌクレオチド	113, 118
テセロイキン	39, 44
デュラグルチド	32
テラトーマ	241
テリパラチド	33

と

糖質コルチコイド	250
同種造血幹細胞移植療法	177
糖尿病	2, 25, 34, 242
ドーピング	28
トキソイド	87
毒性評価	237
特定細胞加工物	157, 158, 244
特定生物由来製品	53, 55, 56, 63
特発性血小板減少性紫斑病	61, 219
トシリズマブ	84, 177
ドナー	247
ドナーリンパ球輸注療法	177
ドパミン神経細胞移植	197
ドライバージーン	100
トラスツズマブ	8, 80, 82
トラスツズマブ エムタンシン	8
ドラッグデリバリーシステム	76, 108, 257
トラフェルミン	10, 39, 48
ドルナーゼ アルファ	10, 74
トロンボモジュリン	5

な

ナチュラルキラー細胞	9, 38
ナトリウム利尿ペプチド	27
生ワクチン	87
ナルトグラスチム	39, 46, 47

に

ニボルマブ	8, 83
日本医薬品一般的名称	3
乳がん	99
ニューロン	205, 206, 208
尿酸	7
尿酸オキシダーゼ	4, 65, 73
任意接種	92

ね

ネオアンチゲン	100, 101, 106
熱傷	48
ネフローゼ症候群	26

の

囊胞性線維症	74

は

パーキンソン病	121, 188, 196, 242
バイオインフォマティックス	174
バイオ後続品	17
バイオ人工臓器	259, 260
バイオセーフティー	131
バイオバンク	146
バイオマーカー	106
バイオマテリアル	256
肺がん	101
胚性幹細胞	145, 181, 207, 224
梅毒	51
胚盤胞補完法	267
ハイブリドーマ	78
白血病	39, 219, 242
パニツムマブ	8
ハプロタイプ	266
パラクリン	38
パリビズマブ	84
バルガンシクロビル	253
パルボウイルスB19	51
バンコマイシン耐性腸球菌	252
ハンチントン病	188

ひ

非ウイルスベクター	125
ヒトT細胞白血病ウイルス	51
ヒトインスリン	20
非特異的エフェクター細胞療法	172
ヒト白血球抗原	82, 101, 185, 213, 220, 246, 264
ヒト免疫不全ウイルス	47, 51
皮膚潰瘍	39
標的抗原	8, 81, 172
標的細胞	38
貧血	67

ふ

ファージディスプレイ	80
フィルグラスチム	39, 46
風疹	87
フォリトロピン　ベータ	30
不活化ポリオワクチン	91
不活化ワクチン	87
副甲状腺ホルモン	4, 20, 32
副甲状腺ホルモンアナログ	20
副作用モニタリング	254
副腎白質ジストロフィー	129
副腎皮質ステロイド	221, 250
服薬指導	254
プラスミド	131, 259
プラスミドベクター	121, 125, 228
フルコナゾール	253
プレドニゾロン	250
ブレンツキシマブ　ベドチン	8, 215
プロテオミクス	98
分化抗原	99
分子標的治療薬	215

へ

閉塞性動脈硬化症	168
ペガプタニブ	115
ペグインターフェロン　アルファ-2a	39
ペグインターフェロン　アルファ-2b	39
ベクター	120, 127, 138, 146
ペグビソマント	26
ペグフィルグラスチム	39, 46, 47
ベバシズマブ	82, 192
ペプチド	4, 6
ペプチド腫瘍内局注療法	103
ペプチドワクチン療法	102
ベラグルセラーゼ　アルファ	68
ペルツズマブ	8, 82

ほ

補助人工心臓	136
補体依存性細胞傷害	80
ホメオスタティック	173
ボリコナゾール	253
ホリトロピン　アルファ	30
ホルモン	3, 6, 19, 49, 80

ま

マクロファージ	38
麻疹	87
麻疹風疹混合ワクチン	91
慢性肉芽腫症	43, 128

み

ミカファンギン	253
ミコフェノール酸モフェチル	248

む

ムコ多糖症	69, 71
無毒性量	15

め

メカセルミン	27
メチシリン耐性黄色ブドウ球菌	252
メチルプレドニゾロン	250
メチルプレドニゾロンコハク酸エステル	250
メトトレキサート	84, 248
メトレレプチン	34
メラノーマ	96, 101, 126
メラノサイト	99
免疫応答	76, 88, 98, 248
免疫寛容	76, 248, 251
免疫グロブリン	53, 78
免疫原性	14, 35, 98, 113
免疫チェックポイント	82, 83
免疫調節抗体	5, 8
免疫調節薬	8
免疫変調	58
免疫抑制分子阻害抗体	101
免疫抑制薬	209, 215, 221, 246, 248
免疫療法	87

も

網膜	189, 192
網膜色素上皮細胞	265
網膜色素変性	188, 189
網羅的遺伝子解析法	97
モガムリズマブ	8, 80
モノクローナル抗体	6, 8

や

薬害エイズ災禍	53, 55
薬物代謝酵素	233, 237
薬物毒性評価	184
薬物誘発性肝障害	237
薬機法	150

ゆ

融合遺伝子産物	100
輸血	57
輸血管理料	56
輸血用血液製剤	51, 53, 59
ユニバーサルインフルエンザワクチン	88

よ

予防接種	92
予防接種健康被害救済制度	93
予防用ワクチン	86

ら

ラスブリカーゼ	74
ラニビズマブ	192
ラムシルマブ	82
ラロニダーゼ	69
卵胞刺激ホルモン	4, 6, 20, 29, 49

り

リウマチ	84
リソソーム酵素	4, 7, 65
リソソーム酵素リパーゼ	72
リソソーム病	7, 65, 76
リツキシマブ	8, 80, 81
リバースジェネティクス	111
リプログラミング	182
リラグルチド	32
リンカー	8
臨時接種	92
リンパ球増殖抑制薬	250

れ

レーバー先天性黒内障	129
レギュラトリーサイエンス	10, 159, 160
レシピエント	247
レトロウイルスベクター	122, 131, 184
レノグラスチム	39, 46, 47
レプチン	4, 20, 34
レンチウイルスベクター	124, 128, 130, 184

ろ

ロタウイルスワクチン	91
ロミプロスチム	9

わ

ワクチン	2, 86
ワクチンギャップ	91
ワクチン予防接種スケジュール	93

欧文

A

AAV	122
ABM*i*	166
ABO血液型不適合輸血	57
ABO不適合移植	248
ADA欠損症	125, 128
ADC	8
ADCC	80, 84
AIDS	55, 132
ALD	129
ANP	27
APC	248
ASO	109, 116
AUC	253

B

Behcet病	84
bFGF	39, 258
BMP	235, 260
BRM作用	38, 43
Buerger病	131, 168
B型肝炎	39, 41, 51, 166

C

CAR	172, 175
Castleman病	84
CD20	81
CD28	83
CDCC	80
cDNA発現クローニング法	97
CDR	79
CHO細胞	45, 71, 72, 74, 75, 79
CMV	114
CNI	248
Crohn病	84
CRS	130, 172, 177
CTL	96, 103, 104
CTLA-4	82, 83
CYP	233, 235
C型肝炎	39, 41, 51, 166
C型ナトリウム利尿ペプチド	27

D

DDS	35, 76, 108, 114, 257, 261
DNA修復異常症	231
DNA分解酵素	4, 7, 65, 74

E

EBウイルス	185, 225
EGF	49
EGFR	82
EGFシグナル阻害薬	50
ELSI	145
EPC	162, 163, 167
EPO	38
ES細胞	145, 150, 158, 163, 181, 188, 197, 207, 224, 240, 265

F

Fabry病	68
FACS	215
Fanconi貧血	219, 231
FcRn	32
Fc融合GLP-1アナログ	20
FGF	38, 48, 235
FSH	29, 49

G

G-CSF	38, 39, 46, 260
G-CSF類縁体	39

Gaucher 病		67
GCTP		159
GFP/CCL₄ モデル		165
GHBP		25
GLP-1		20, 31
GLP-1 アナログ		20
GVHD	51, 58, 155, 164, 177, 251, 264	

H

HAMA	78
HBV	51, 166
hCG	29
HCV	51, 166
HER2	82, 100
HGF	131, 235, 259
Hirschsprung 病	74
HIV	47, 51, 55, 124, 132
HLA	82, 101, 185, 213, 220, 246, 264
HPA	220
HPC	218
HPP	75
HSC	162, 167, 218, 263
HT1080 細胞	68
hTERT	100
HTLV-1	51
Hurler-Schel 症候群	69
Hurler 症候群	69

I

ICH	10, 158, 193
ICOS	83
IGF-1	20, 25, 259
IgG	9
IL	43, 96
INN	3, 6
iPS 細胞	137, 144, 150, 158, 163, 181, 188, 197, 209, 224, 240, 256, 260
ITP	219

J

JAN	6

L

Leber 先天性黒内障	121
LH	29

M

MABEL	15
MAGE	96, 101, 174
Maroteaux-Lamy 症候群	72
MHC	37, 96, 247
MIC	252
miRNA	108, 111, 116
MMF	248
MoAb	78, 81
Morquio 症候群	71
MPS	69
mRNA	114
MRSA	252
MSC	162, 163, 167, 264
mTOR 阻害薬	250

N

N-アセチルガラクトサミン-4-スルファターゼ	71
N-アセチルガラクトサミン-6-スルファターゼ	71
NAT	51
NF-κB	118
NOAEL	15

O

OPC	207, 209

P

PAD	168
PD-1	82, 83
PDT	193
PEG	20, 25, 39
Pompe 病	72
PTH	32, 33

R

RAS	82
RISC	111
RNA 干渉	110
RPE	265
RSV	84

S

SARS	87
Schel 症候群	69
SDF	260
SELEX 法	113
SEREX 法	97
SFEB 法	190
shRNA	122
siRNA	108, 111, 115, 259
Stargardt 病	240, 265

T

t-PA	4, 7, 14
TACO	58
TAD	58
TAGVHD	58
TCR	172
TDM	251
TIL	99, 100
TNFα	83
TNSALP	75
TRALI	58
TRIM	58

V

VEGF	82, 115, 131, 192, 222
VPD	87, 91
VRE	252
VWF	60

W

WAS	128
Wiscott-Ardrich 症候群	124
Wolman 病	73

X

X-SCID	128

記号

α-L-イズロニダーゼ	69
αフェトプロテイン	238
α-ガラクトシダーゼ A	68

中山書店の出版物に関する情報は，小社サポートページを御覧ください．
https://www.nakayamashoten.jp/support.html

臨床薬学テキストシリーズ
バイオ医薬品と再生医療

2016年12月15日　初版第1刷発行 ©　　〔検印省略〕

監修─────乾　賢一
担当編集───赤池昭紀
ゲスト編集──長船健二
　　　　　　直江知樹
　　　　　　濱田哲暢

発行者────平田　直
発行所────株式会社 中山書店
　　　　　　〒112-0006　東京都文京区小日向4-2-6
　　　　　　TEL 03-3813-1100（代表）　振替 00130-5-196565
　　　　　　https://www.nakayamashoten.jp/

装丁─────花本浩一（麒麟三隻館）
印刷・製本──三松堂株式会社

Published by Nakayama Shoten Co., Ltd.　　　　　　　Printed in Japan
ISBN 978-4-521-74449-0
落丁・乱丁の場合はお取り替えいたします

・本書の複製権・上映権・譲渡権・公衆送信権（送信可能化権を含む）は株式会社中山書店が保有します．

・JCOPY ＜（社）出版者著作権管理機構 委託出版物＞
本書の無断複写は著作権法上での例外を除き禁じられています．複写される場合は，そのつど事前に，（社）出版者著作権管理機構（電話 03-3513-6969，FAX 03-3513-6979，e-mail: info@jcopy.or.jp）の許諾を得てください．

本書をスキャン・デジタルデータ化するなどの複製を無許諾で行う行為は，著作権法上での限られた例外（「私的使用のための複製」など）を除き著作権法違反となります．なお，大学・病院・企業などにおいて，内部的に業務上使用する目的で上記の行為を行うことは，私的使用には該当せず違法です．また私的使用のためであっても，代行業者等の第三者に依頼して使用する本人以外の者が上記の行為を行うことは違法です．